緩和医療
がんの痛みは必ずとれる
在宅緩和ケアの現場から

さくさべ坂通り診療所
大岩孝司　鈴木喜代子

palliative care

中山書店

はじめに

　本書は，筆者らが在宅緩和ケア医・ケアチームのスタッフとして現場で積み上げてきた緩和ケアにおける問題を整理し，ケアとしてのあり方を問いなおした本である．

　緩和ケアは命を脅かす疾患に罹患し治癒が望めない人達を対象としている．その理念は「あらゆる医療の根幹をなすものである」ので，がんに限定するのではなく，より広い疾患が対象であるという考えが強くなってきている．しかし，実質的にはがんの最終段階における患者を対象に積み重ねられてきたなかで，緩和ケアという言葉を使う場面が広がっているので，その意味する内容が分かりにくくなっている．疾患をがんに限ってみても，「診断がついてからの緩和ケア」「早期の緩和ケア」「最後の段階の緩和ケア」という言葉があるし，がん以外にも心不全をはじめ高齢者の非がんなどが対象になっている．

　緩和ケアが，「あらゆる医療の根幹」であるならば，対象とする疾患が広がっている現状は必然であるが「医療の根幹」とは何かという認識が共有されているとはいえない．

　日本にホスピス運動が紹介されて60年になる．使う言葉もホスピスから緩和ケアに変わり，日本ではがん対策基本法の制定[1]で緩和ケアが国策医療となって10年経ち，緩和ケアに関わるスタッフも増え，いろいろな意味で緩和ケアの見直しが必要である．

　「緩和ケアとは何か」を再構築するために，緩和ケアのグローバルスタンダードであり，全ての緩和ケアスタッフにその理念が共有されているWHOの緩和ケアの定義[2]を改めて検証すると共に，ホスピス・緩和ケアの母といわれるシシリー・ソンダースの論考を辿った．

　がんの痛みは，がんに対する必要以上の恐れを抱かせている最も大きな症状であり，社会的なトラウマになっているとさえいえる．しかし，がんの痛みの緩和は，60年前に解決されていたという事実をご存じだろうか．

　シシリー・ソンダースは1960年代に「痛みのコントロールはほとんど常に可能だということ，つまり患者は覚醒した状態で自分自身でありながらも，心も体も快適な状態に保つことが出来るということである．」「しかるべき医学的，および看護のケアさえ行われれば，対処できないような身体的苦痛はほとんどない」[3]と，痛みの問題はほぼ解決したといえる成果を上げた．

　日本では，2007年にがん対策基本法ができて一挙に緩和ケアの体制が整備されたが，同時に急速な膨張で一般の医療のあり様を昇華できず混迷を深めている．実際に「身体的苦痛や精神心理的苦痛の緩和が十分に行われていないがん患者が3〜4割ほどいる」という深刻な状況にある[4,5]．

　この50〜60年の医療のめざましい進歩，顕著な緩和ケアの広がりの中で何故ソンダースの遺産を引き継げていないのか，何が起こっているのか．現象的にみれば，ソンダースのホスピス緩和ケアの実践プロセスの優れた内容が，この間の緩和ケアの歩みに

好ましい方向で反映されていないのではないか.

　ここでソンダースの言葉を2～3取り上げてみる.

　「私たちはその人全体を考慮するべきなので,痛みの治療だけを取り上げて治療することは可能ではない」[6]「トータルペインのほとんどは,鎮痛剤なしでも消すことができる.同時に,体の症状に対して注意を払うことにより多くの不安や抑うつを軽減することができる.……しかし,彼らが言おうとしていることを聞き取ることは学ばなければならない」[7]「話を聞くこと自身が,多くの症状に対して治療効果がある……不安とか抑うつは薬剤によっても改善するが,最も有効なのはよく話を聞くことである」[8].

　読者の皆様はどう思われただろうか.いずれも1960年代の論考である.当時すでに緩和ケアは痛みに代表される症状だけを取り上げるのではなく,トータルペインの基盤を確立し,さらには患者の話を聞くこと(ナラティブ)の重要さを認識し実践していた.ソンダースは晩年に至るまで同様の内容を繰り返し語っており,このことが,がんの痛みが解決できていたとする大きな要因である.ソンダースの論文集を読むとソンダースはまさにナラティブの人であり,その実践はNBM(Narrative Based Medicine)そのものであると実感した.

　現在緩和ケアに関わっている全てのスタッフが,緩和ケアの医療的な基盤はトータルペイン,全人的ケアであると理解している.ソンダース自身はケアの現場で患者から学び,「セントジョゼフでは1,100人のノートが解析され,1958～1967年の形成期に必要な領域に関わる多くの人々との集まりで一緒に行われたコメントの多数の録音が,今日ここに私たちがあるすべてである.これは,素晴らしい緩和医学のオックスフォード教科書と世界中で利用可能な他の多くのテキストに実を結んだ.」[9]と述べている.このことからも個人の資質であると偶像化して済ますことはできない.一人一人の患者の解析と患者の録音記録の整理という膨大な検証の積み重ねの結果なのである.だからこそ,その論考は現在においても緩和ケアの普遍的な真理を尽くしているのである.

　現実にソンダースが提唱したトータルペイン,全人的ケアはWHOの緩和ケアの定義に色濃く反映されていて,世界中の緩和ケアの基盤になっている.しかし,緩和ケアの基軸となるトータルペイン,全人的ケアの概念形成は必ずしも共有されていないこと,トータルペインあるいは全人的ケアを実践するプログラムがなく概念の世界にとどまり,緩和ケアのプロセスを共有できていないという根源的な問題がある.

　実際に,緩和ケアの成書のほとんどが薬の使い方に多くのページを割いていて,医療的な対応が薬物療法に偏りすぎている.身体症状だけでなく精神症状の緩和においても,トータルペイン,ナラティブに関わる記述は概念にとどまり実践のプログラムはほとんど見られない.WHOの緩和ケアの定義に忠実であろうとしても,結果として症状緩和の不十分さ,ひいては耐えがたい苦痛を予防できないという現実がある.

　今,緩和ケアに要請されていることは,トータルペインの概念の再構築をし,それを共有することと同時にNBMが緩和ケアの基盤であることを実証することである.EBMを否定しているのではなく,NBMを基盤とした上で,NBMとEBMの統合を図

ることが望まれる．耐えがたい苦痛に対して持続的な深い鎮静で患者の尊厳を奪うことではなく，緩和ケアの医療としての基盤を確立し，質の高いケアをより広く提供することである[10-12]．

筆者は，緩和ケアの医療的基盤は NBM[13-16] であると考え，NBM を基盤とした診療フレームの策定を模索していた．実は共著者の鈴木は 2001 年の診療開始時から看護チームのために独自の緩和ケアの評価ツールを策定していた．その内容が STAS とよく整合していたことから，本格的に STAS を導入した．こうした経過の中で，STAS の他者評価の弱点を補うために，STAS と SOAP を連動し「STAS-SOAP モデル」として NBM を実践するためのツールとして組み込んだ．

NBM 実践のツールとして STAS-SOAP モデルを緩和ケア実践のプロセスとして活用することで，緩和ケアそして NBM の本質である患者発信，患者中心のケアプロセスを策定でき，本文の〈緩和ケアの診療プロセス〉のなかで提示した[17,18]．

トータルペインを実践的に捉え，全人的ケアを提供する道筋も明らかにでき，緩和ケアの医療としてのフレームができたと考えている．患者のまるごとの"気がかり"を，まるごとケアするという道筋である．

緩和ケアの医療としての大きな問題は，入り口の部分と最後の場面の実践のプログラムが明示されてこなかったことである．STAS-SOAP モデルは，この緩和ケアのプロセスとしては全経過に適応するのであるが，最も意義があるのは入り口の部分のプログラムが提示できたことにある．

がんの最終段階で ADL の縮小が顕著になり"自立"した日常生活ができなくなったときに，ケアは「介護」だけの世界になり，緩和ケアが提供されないという現実がある．このことが，最終段階における耐えがたい苦痛を生む大きな要因になっている．この問題に関しては，緩和ケアが介護をきちんと包含することが必須と考え，「緩和リハビリテーション」という概念を提示してきた[19,20]．

課題は，NBM を基盤とした STAS-SOAP モデルを活用するためにはコミュニケーションのスキルの向上である．医療は緩和ケアに限らずコミュニケーションが重要であることに誰も異論はないが，緩和ケアにおいては特にコミュニケーションは治療的コミュニケーションとしてケア提供のスキルとしてきわめて重要である[14]．トータルペインの概念形成を基本にした治療的なコミュニケーションのスキルは，外科手術でいえば解剖学を熟知した上での堅実な"メス"さばきに匹敵する．

本書では，緩和ケアが，「がんの診断がついてから最期のその時まで」中断することなく一貫して関わるプロセスが明示できた．この一連の概念形成の成熟は，予想以上の成果を生んだ．その一端を巻末付録の「さくさべ坂通り診療所の在宅緩和ケアの実績」で示している．

日本では，緩和ケアは病院緩和ケアを中心に展開してきたことと，在宅ケアは非がん疾患を対象に積み重ねられているので，在宅緩和ケアの概念さらには在宅緩和ケアのシステムについてのグランドデザインはなく，概念の共有もない．

患者・家族は，急激に病状が変化しADLが縮小する中で，自宅という日常の空間に医療スタッフが不在のなかでの療養となる．したがって，自宅で穏やかな療養をするためには，病院の緩和ケア以上に患者・家族の自律が重要である．同時にケアスタッフも患者・家族の自律の重要さを認識し支援するためには，ある意味では病院の緩和ケア以上のスキルの高さが求められる．

　一方，多くのがんの在宅緩和ケアは，非がんの在宅ケアのシステムの枠内にあり，ケアの内容も非がんの在宅ケアをそのままの形で応用しているために，がん患者の希望に十分に応え切れていない現実がある．最後まで家で療養したいという患者の願いを叶えるためには，在宅緩和ケアにおいても緩和ケアのあるべき姿を追求し，在宅緩和ケアに固有の問題を明らかにし，その対策を立てることが必要である．

　本書は，緩和ケアの理念を追求すると共に，「座学から実践へ」を目標にして，行動レベルでの対応を具体的に提示すべき努力を重ねてきた．

　Ⅰ章は総論として，緩和ケアの中軸をなすキーワードである「トータルペイン」「スピリチュアルペイン」「全人的ケア」「QOL」の概念形成を実践に即して行い，実践できるように緩和ケアの診療プロセスを明示した．緩和ケアの医療的基盤はNBMであり，実践のプロセスとしてSTAS-SOAPモデルを活用するが，活用できるかどうかの成否を握っているのは，患者との双方向のコミュニケーションであることを示し，本書に一貫した流れとした．

　Ⅱ章は具体的な症状緩和について，重要かつ頻度の高い症状として，痛み，呼吸困難，精神症状を中心に論じた．患者にとってはどの症状も辛く，厳しいのであるが，身体的な辛さは精神状況に大きく影響を受けるし，反対に精神的な辛さは身体状況に影響を受けるなど相互に大きく関わっているのは共通している．したがって，それぞれの症状に対して個別的な対応の違いはあるが，対応するうえでの基本的な視点は同じであることを述べ，検証した．

　精神の症状では，がん患者の精神の症状は障害ではなく心理的反応であるという視点で，疾患という概念から距離を置くこととした．精神症状について，がんになる前の状態に戻ることを願うというより，「がんという病」そして「現前する死」と向き合い，必死に自身であり続けようと努力しているあるがままの精神状況を大切にして，今を生きる，今の生活を支援する視点である．

　がん患者の精神症状は第一義的には精神科医ではなく緩和ケア医の担当であると考えている．死を実感した人である患者が，精神的に追い詰められ心理的な混乱を来すのは，ある意味ではあたりまえのことである．だとすれば，がん患者の精神症状はがん治療あるいはケアスタッフとの関わりのありよう（関係性）に大きく影響されるのである．

　Ⅲ章は，在宅緩和ケアの診療で，患者・家族と実際にやりとりした内容を中心に，がんの診断がついてから最終段階に至るまでの緩和ケアにおいて重要な項目を取り上げた．内容によってはⅠ章，Ⅱ章を参照しながら読み進めてもらうことで，臨場感がわくことも期待している．患者・家族からの質問「Q」に応える「A」だけではなく，会話

によって患者・家族の"気がかり"を解決の方向に導くコミュニケーションスキルを織り込んでいるので，コミュニケーションのスキルアップにも役に立ててほしい．

巻末付録の「さくさべ坂通り診療所の在宅緩和ケアの実績」では，ほとんど全ての患者の苦痛症状は，患者の意識が明らかな状況で緩和されることを示すことができ，ソンダースのいう「覚醒した状態で症状（痛み，呼吸）緩和ができる」を体現できたと考えている．この結果から改めて緩和ケアにおけるNBMの意義と有用性が伝わることを強く願うものである．

今回，「Ⅰ章 緩和ケア」の中の，〈緩和ケアの診療プロセス〉〈緩和リハビリテーション〉として緩和ケアの新しいプロセスを策定し，提示した．緩和ケアに欠落していた医療としてのフレームとなりうるのではないかと考えている．

緩和ケアは，患者の個別性に応じるケアであり，「患者中心（Patient Centered）」の実践である．どこまで緩和ケア・在宅緩和ケアの課題に対して応えることができたか，読者の皆様の厳しいご意見を賜り，その評価を読者の皆様の審判に委ねるために本論に足を踏み入れることにする．

2018年8月

大岩孝司　鈴木喜代子

文献

1) 厚生労働省．がん対策基本法．
   http://www.mhlw.go.jp/shingi/2007/04/dl/s0405-3a.pdf#searc%20h=%27がん対策基本法＋厚生労働省%27
2) 日本ホスピス緩和ケア協会HP．［世界保健機関（WHO）の緩和ケアの定義（2002）］（日本語訳2017年5月改訂）
   http://www.hpcj.org/what/definition.html
3) シャーリー・ドゥブレイ，マリアン・ランキン（著）／若林一美（監訳）．近代ホスピス運動の創始者－シシリー・ソンダース（増補新装版）．日本看護協会出版会，2016．
4) 厚生労働省．がん対策推進基本計画
   http://www.mhlw.go.jp/stf/seisakunitsuite/bunya/0000183313.html
   http://www.mhlw.go.jp/file/04-Houdouhappyou-10901000-Kenkoukyoku-Soumuka/0000196969.pdf
5) 平成29年度第1回千葉県がん対策審議会議事録．
   https://www.pref.chiba.lg.jp/kenzu/jouhoukoukai/shingikai/ganshingikai/ganbukai/documents/01h29dai1kaigijiroku.pdf
6) Cicely Saunders ; with an introduction by David Clark. Cicely Saunders : Selected Writings 1958-2004. 10. The Treatment of Intractable Pain in Terminal Cancer. Oxford University Press, 2006 ; pp 61-64.（First published in Proceedings of the Royal Society of Medicine 1963 ; 56（3）: 195-197 [Section of Surgery, pp5-7]）．
7) シシリー・ソンダース（著）／小森康永（編訳）．シシリー・ソンダース初期論文集 1958-1966 －トータルペイン 緩和ケアの源流を求めて．北大路書房，2017．
8) Cicely Saunders ; with an introduction by David Clark. Cicely Saunders : Selected Writings 1958-

2004. 11. Distress in Dying. Oxford University Press, 2006 ; pp 65-66.（First published as a letter in *British Medical Journal* 1963 ; 2）

9) Cicely Saunders ; with an introduction by David Clark. Cicely Saunders : Selected Writings 1958-2004. 39. Origins : International Perspectives,Then and Now. Oxford University Press, 2006 ; pp 245-250.（Published in *Hosp J* 1999 ; 14（3-4）:1-7）.
10) 第21回日本緩和医療学会学術大会．特別企画 SS 4「鎮静」．2016．
   http://jspm2016.umin.jp/pgm/index.html
11) 大岩孝司，鈴木喜代子．その鎮静，ほんとうに必要ですか－がん終末期の緩和ケアを考える．中外医学社．2014．
12) 大岩孝司．在宅医療における鎮静．日本在宅医学会雑誌 2017 ; 18（6）: 203-208.
13) Greenhalgh T, Hurwitz B. Narrative based medicine : why study narrative? *BMJ* 1999 ; 318（7175）: 48-50.
14) トリシャ・グリーンハル，ブライアン・ハーウィッツ（編）／斎藤清二ほか（監訳）．ナラティブ・ベイスト・メディスン－臨床における物語りと対話．金剛出版，2001．
15) 斎藤清二．医療におけるナラティブとエビデンス－対立から調和へ．遠見書房，2012．
16) 岸本寛史．迷走する緩和ケア－エビデンスに潜む罠．誠信書房，2018．
17) 大岩孝司，鈴木喜代子．チーム医療に活かそう！ 緩和ケア評価ツール STAS 改訂第2版．診断と治療社．2018．
18) 大岩孝司．在宅緩和ケアの考え方．*Progress in Medicine* 2016 ; 36（10）: 1303-1308.
19) 大岩孝司，鈴木喜代子．在宅緩和ケアでのリハビリテーション．終末期リハビリテーションの臨床アプローチ（安倍能成 編）．メジカルビュー社，2016. pp 112-126.
20) 千葉県がん対策審議会緩和ケア推進部会．介護スタッフのための緩和ケアマニュアル（監修：鈴木喜代子）．2017
   http://www.pref.chiba.lg.jp/kenzu/gan/gankanwa/kanwakea-manual.html

CONTENTS

はじめに ……………………………………………………………………………………… iii

I章　緩和ケア

■ 緩和ケアを考える …………………………………………………………………… 2
- ❶ 緩和ケアとは何か— WHO の定義から考える ……………………………… 2
- ❷ 緩和ケアで使われる言葉の実際的な意味 …………………………………… 4
    トータルペイン 4 ／スピリチュアルペイン 10 ／ QOL をどのように考えるか 14
- ❸ 緩和ケアの診療モデル ………………………………………………………… 17
    緩和ケアと一般医療 17 ／緩和ケア診療のプロセス（STAS-SOAP モデル）22 ／
    緩和ケアサイクル 31
- ❹ 緩和ケアの質 …………………………………………………………………… 32

■ 在宅緩和ケア ………………………………………………………………………… 36
- ❶ 在宅緩和ケアの理念 …………………………………………………………… 36
- ❷ 在宅緩和ケアの意義 …………………………………………………………… 37
- ❸ 在宅緩和ケアの理解を深める ………………………………………………… 38
    がんと非がんの在宅ケア 38 ／在宅緩和ケアと病院緩和ケア 40
- ❹ 在宅緩和ケアの実際 …………………………………………………………… 45
    在宅緩和ケアの準備 45 ／申し込みを受けたら 47 ／初回訪問診療 48 ／定期訪
    問診療 50 ／定期訪問看護 50 ／訪問診療と往診 51

■ 緩和ケアの諸相 ……………………………………………………………………… 53
- ❶ がんと診断された時からの緩和ケア／早期からの緩和ケア ……………… 53
- ❷ 最終段階における緩和ケア …………………………………………………… 57
    がんの最終段階の身体機能低下の特徴 57 ／がんの最終段階における緩和ケア
    の考え方 59 ／緩和リハビリテーション 59 ／嚥下リハビリテーション 61
- ❸ 臨死期の緩和ケア ……………………………………………………………… 63
    死に至る経過の認識 63 ／死の直前における症状の理解と対策 64 ／死亡診断 66

II章　症状緩和の実際

■ 緩和ケアにおける症状緩和 ……………………………………………………… 72
❶ がんの症状 …………………………………………………………………… 72
多彩な症状 73／症状緩和の困難さ 73
❷ 苦しみを生むもの …………………………………………………………… 74
❸ がんの症状に影響する要因 ………………………………………………… 75
❹ 症状緩和の基本 ……………………………………………………………… 76
症状を受け止める力 76／症状緩和の実際 78

■ がんの痛みと症状緩和 …………………………………………………………… 81
❶ 痛みの定義 …………………………………………………………………… 81
❷ 痛みに影響を与える病態 …………………………………………………… 83
がんの浸潤により起こる痛み 83／がんの浸潤とは別の原因による身体の痛み 83／心の痛み（心因性の疼痛）84
❸ 診断／痛みの評価 …………………………………………………………… 85
痛みの評価 85／痛みの閾値に影響を与える要因 86／痛みの評価ツール 86
❹ 治療／痛みの緩和 …………………………………………………………… 87
薬物治療 88／非薬物治療 91／「情動」に対する治療 91
❺ がん疼痛緩和ロードマップ ………………………………………………… 92
がんの痛みを緩和するためのロードマップ 92／がん疼痛緩和ロードマップの意義 93
❻ 自験例から …………………………………………………………………… 94

■ 呼吸困難と症状緩和 ……………………………………………………………… 95
❶ 呼吸困難の定義 ……………………………………………………………… 95
❷ 呼吸困難発生の機序 ………………………………………………………… 96
❸ 呼吸困難の病態と診断 ……………………………………………………… 96
がんの浸潤による呼吸困難 97／がんの浸潤とは別の原因による呼吸困難 97／呼吸困難の心因性の要因 97
❹ 呼吸困難の評価 ……………………………………………………………… 99

- ❺ 治療／呼吸困難の緩和　トータルディスニアの視点 …………………… 99
  - 非薬物治療 100 ／薬物治療 104
- ❻ 呼吸困難の治療の緊急性 ……………………………………………… 104
- ❼ 自験例から ……………………………………………………………… 106
- ❽ 呼吸困難に関わる病態・症状 ………………………………………… 106
  - 悪性胸水 ……………………………………………………………… 106
  - 悪性心嚢水 …………………………………………………………… 108
  - がん性リンパ管症 …………………………………………………… 109
  - 中枢気道の狭窄 ……………………………………………………… 109

■ 腹部症状と症状緩和 …………………………………………………… 111
- 悪性腹水 ……………………………………………………………… 111
- 消化管通過障害 ……………………………………………………… 112

■ 出血と症状緩和 ………………………………………………………… 116
- 喀血 …………………………………………………………………… 116
- 消化管出血 …………………………………………………………… 117
- 血尿 …………………………………………………………………… 119

■ 神経症状と症状緩和 …………………………………………………… 121
- 反回神経麻痺 ………………………………………………………… 121
- 脊髄圧迫症状（横断症状） ………………………………………… 122

■ 精神症状と症状緩和 …………………………………………………… 126
- ❶ がん患者の精神症状の特徴 …………………………………………… 127
- ❷ 精神症状をもたらす要因 ……………………………………………… 127
- ❸ 精神症状の諸相 ………………………………………………………… 128
  - 不安・ストレス反応・パニック症状・気分障害・適応障害・うつ ……… 128
  - せん妄 ………………………………………………………………… 131

III章　緩和ケアの実践
患者・家族からの65の質問にこたえるノウハウ

■ 患者が自身の状況を認識するためのアプローチ …………………… 144
　「治療はない」と言われたけど，本当にがんを治す治療はないのですか？ ………… 144
　在宅では，抗がん剤治療はできないのですか？ ……………………………………… 147
　緩和ケアは，どんな治療が受けられるのですか？ …………………………………… 150
　在宅緩和ケアを始めるのは，何時からがよいですか？ ……………………………… 153
　介護保険の申請はしたほうがよいですか？ …………………………………………… 154

■ 家族の抱えている不安を一緒に解決する …………………………… 156
　急変した時は，どうすればいいですか？ ……………………………………………… 156
　痛みが強くなったら，家で看るのは無理ですか？ …………………………………… 160
　余命を本人にも伝えたほうが，よいでしょうか？ …………………………………… 163
　病院にいるほうが，安心ではないでしょうか？ ……………………………………… 166
　どのくらいの費用がかかりますか？ …………………………………………………… 168
　旅行は，できますか？ …………………………………………………………………… 168

■ 喪失のプロセスにおける支援 ………………………………………… 170
　がんは進行しているのでしょうか？ …………………………………………………… 170
　痛いのは，骨に転移しているからですか？ …………………………………………… 172
　痛み止めの薬は，どんどん増えますか？ ……………………………………………… 175
　リハビリをすれば，もっとしっかり歩けるようになりますか？ …………………… 179
　食事が摂れませんが，点滴をしなくてよいですか？ ………………………………… 180

■ 臨死期のアプローチ …………………………………………………… 182
　あとどのくらいですか？ ………………………………………………………………… 182
　意識がないのでしょうか？ ……………………………………………………………… 185
　最後は苦しまないですか？ ……………………………………………………………… 188
　亡くなる時に（医師は）来てくれるのですか？ ……………………………………… 190

付録　さくさべ坂通り診療所の在宅緩和ケアの実績 ……………………… 195

おわりに ……………………………………………………………………………………… 204
索引 …………………………………………………………………………………………… 211

I章

緩和ケア

緩和ケアを考える

　緩和ケアの対象は，本来は死を回避できない状況の患者である．
　生物である人間にとって，死に至るプロセスにおける現象の全てが，最大の危機であり恐怖の対象になりうる．そして生物としてのヒトは，死を実感したときに死を本能的に避ける．文明に生き，文化をもつ人間は，何とか死を回避できないかと葛藤し，ストレスを高めていく．
　がんの進行による患者の身体的な苦痛と精神的な苦悩は，密接に関わり合っている．時には身体的な苦痛は精神的なストレスを高め，精神的な葛藤は身体的苦痛を強くするという悪循環に陥る．身体的な苦痛・精神的な苦悩は分離できるものではなく，モザイクのように複雑に絡み合っている．がんの進行によるあらゆる苦痛・苦悩は，"死に対する精神的な葛藤"がその根幹にある．
　シシリー・ソンダースは，ホスピスケアにおいて，症状緩和・トータルペイン・チームケアが重要であることを提唱し[1]，緩和ケアの国際標準である「WHOの緩和ケアの定義」の原型になっている．現在は2002年に公表された定義が認知されている[2]．
　本章では主に進行がんの緩和ケアについて，WHO（世界保健機関；World Health Organization）の緩和ケアの理念・精神を検証し，患者を目の前にしたとき，実践に結びつけることができることを目標としている．

1 緩和ケアとは何か ── WHOの定義から考える

　世界中の緩和ケアはWHOが定めた緩和ケアの定義を基盤にしている．本章ではWHOの定義（1990・2002）[2-4]を基に，緩和ケアの実践的な理解を深める．

● WHOの緩和ケアの定義

　Palliative care is an approach that improves the quality of life of patients and their family facing the problem associated with life-threatening illness, through the prevention and relief of suffering by means of early identification and impeccable assessment and treatment of pain and other problem, physical, psychosocial and spiritual.[5]
　「緩和ケアとは，生命を脅かす病に関連する問題に直面している患者とその家族のQOLを，痛みやその他の身体的・心理社会的・スピリチュアルな問題を早期に見出し的確に評価を行い対応することで，苦痛を予防し和らげることを通して向上させるアプローチである．」

（WHO 2002，日本語定訳：2018年6月 緩和ケア関連団体会議作成）[2]

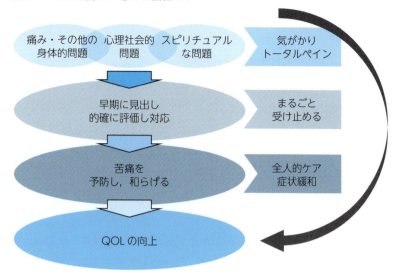

1 WHOの定義から考える緩和ケア

(大岩孝司ほか．チーム医療に活かそう！緩和ケア評価ツールSTAS，改訂第2版．2018[31]より一部改変)

短い文章であるが内容は濃密であり，緩和ケアの理念が凝縮されている．この定義の基本的な理解を **1** に整理，図示した．

目標

「QOLを向上させるアプローチ」とあり，QOLの向上が目標である．目標達成のために，段階を一つ一つ丁寧に踏んでいくということである．

対象となる患者

対象は，「生命を脅かす病に関連する問題に直面している患者」である．同冊子に「死を早めることも，死を遅らせることも意図しない」とあることを考えると，1990年の「治癒を目的とした治療が有効ではなくなった患者を対象」という定義[4]を基本において，対象を広げたと理解できる．直面している問題の背景に死が現前している患者が対象である．

ケアの対象

「身体的問題，心理社会的問題，スピリチュアルな（霊的な，魂の）問題」がケアの対象である．

身体的な問題は，痛みなどの症状と，ADLの縮小に象徴される身体機能の低下が含まれる．これらは全て患者の"気がかり"に関わる問題である．

"気がかり"は，「心配」や「気にかかること」という意味（広辞苑）で，日常的に使われている言葉である．"気がかり"は，一つのこともあるが心配ごとすべて，つまり「まるごと」ということであり，全人的な問題（苦悩）を包括的に表現している[6]．

ケアの実践

緩和ケアの実践は「早期に見出し的確に評価を行い対応（治療・処置）することで，

苦痛を予防し和らげる」ことである．

　がん患者が抱えている"気がかり"は，あらゆる問題によって構成されている（トータルペイン）．

　ケアの実践における医師の役割は，医療の視点で患者の"気がかり"の要因をアセスメントして，苦痛を予防し，和らげるための治療を行うことである．"気がかり"をまるごと受け止めたケアが全人的ケアとなる．

　予防には2つの意味を考えたい．予想される変化を明確にして患者と共有することと，予想される変化で苦しむ事態にならないように予防策を講じることである．これから何が起こるのか，なぜ起こるのかという現象に対する理解と，その時に何ができるのかという対応策が患者の不安を小さくするからである．

　したがって緩和ケアは，
患者・家族が抱えているあらゆる"気がかり"をまるごと受け止め（トータルペイン），患者・家族の視点でまるごとの"気がかり"を解決し（全人的ケア），QOLの向上を図るためのアプローチである
と言い換えることができる．

2 緩和ケアで使われる言葉の実際的な意味

　WHOの緩和ケアの定義が明確にできれば，この定義を基盤にして実践するためのプログラムが必要となる．

　前項では緩和ケアの基本構造の骨格となるキーワードとして，トータルペイン，全人的ケア，QOLを挙げた．しかしこれらの言葉の解釈については必ずしも共有されているとはいえず，緩和ケアの質の向上の妨げになっている．したがって，この3つのキーワードの意味を再検証し，共有することが必要である．

　さらなる問題は，患者を目の前にしたときに，その人のトータルペインをどう捉え，全人的ケアをどう実践するのかのフレームあるいは具体的なプロセスがないことである．緩和ケア実践のフレームあるいは具体的なプロセスがないのは，決して筆者の思い込みではないことを検証しながら，WHOの定義を起点にしてその構築を目指すことにする．

1）トータルペイン

　WHOの定義に従えば，緩和ケアは単なる症状緩和の医療ではない．痛みの緩和において緩和ケア医とペインクリニシャンとは何が違うのか，精神症状の治療において緩和ケア医と精神科医とは何が違うのか．

　緩和ケアはこうした問いについて，医療的な視点で明確な答えを出さなければならない．小森は，「小児科学が『子どもは大人のミニチュアではない』と宣言し，発達という臨床概念を持って，内科学から袂を分かった状況に匹敵するはずだ」と鋭く指摘して

いる[7].

　緩和ケアが他の医療と区別する概念形成をすることで，はじめて自らのアイデンティティを確立できることになる．ソンダースの歩み，WHOの定義を起点にして緩和ケアを考えるのであれば，その存在意義の基盤をなす臨床概念はトータルペインである．

● ルーツを探る

　トータルペインはシシリー・ソンダース（Cicely Saunders）が提唱した概念である[8]．ソンダースは，1959年という早い時期から「痛みは鎮痛薬だけでは解決できない」「トータルペインという経験の多くは私たちの精神的な反応から成っている……」と身体的な意味と精神的な苦悩とに密接な関係があることを指摘した．そして，1967年までに，新たな痛みの概念を確立し「痛みは病気を認識し治療するのと同じであり，われわれが関わっている疾患の症状というより痛みの症候群と考える」[9]と述べ，がんの痛みの治療は，痛みを要素的に身体的な側面だけではなく，トータルペインの視点で考えることが基本であるとした．トータルペインははじめから明確に概念形成がなされていたわけではなく，Early ideas, Total pain fully defined, Maturing of the concept を経て現在に至っている[10]．

　小森もこの経過について詳細な検討を加えており，トータルペインの概念形成の成熟度を初期（1958～1966年），中期（1967～1984年），後期（1985～2005年）と段階を追ってきたことをソンダースの論考群から検証している[7]．

　注目すべきは，ソンダースのトータルペインに繋がる認識は患者の言葉からであったことである．その患者との会話を引用する[7,11]．

　「先生，痛みは背中から始まったんですけど，今では私のどこもかしこもが悪いみたいなんです」．彼女はいくつかの症状について説明し，こう続けた．「夫と息子はよくできた人たちですが，仕事があるので，ここにいようと思えば，仕事を休まなければならず，そんなことをしていては貯金も底をついてしまいます．飲み薬や注射が必要だって叫べばよかったのですが，それはしてはいけないことだとはわかっていました．何もかもが私に敵対しているようで，誰からも理解されていない感じでした」．そして，次の言葉を口にする前に，すこし沈黙した．「でも，もう1度穏やかに感じることができて，とても幸せです」．
（「シシリー・ソンダース初期論文集 1958-1966」[7] より）

　ソンダースは，「彼女の苦痛は，肉体的な苦しみだけでなく，感情的で精神的な苦しみ，社会的問題・理解と安全のための霊的な必要性も含んでいた．これは"トータルペイン"であり，そのような患者のための施設はどこでも絶えず対処しなければならない．それぞれの要因は織り込まれているので，それらを別々に考えるのは難しい．この段階のがんは，常に患者の状態および意識のあらゆる面に影響を及ぼす全身疾患である．」[11]と記述している．

2 ソンダースによる「トータルペイン」の図式化（1978年）

> 'Total pain'
> Physical
> Mental
> Social
> Spiritual

(Cicely Saunders ; with an introduction by David Clark. Cicely Saunders : Selected Writings 1958 - 2004, 2006 ; pp 147 - 156[13] より)

　ここで注目すべきは，人としての苦悩がこの会話の中に凝縮されていることと，進行した段階のがんは全身疾患であると喝破したことである．それ以上に重要なことはソンダースの"トータルペイン"に繋がる認識は患者の言葉からであったということである．
　この時はNBM（Narrative Based Medicine）という言葉は使われていなかったが，ソンダースの論考には患者の話（ナラティブ）を聞くことの重要性が繰り返し強調されている．
　ソンダースは，その後の臨床実践の中で"トータルペイン"の構成要因を明確にしてきた．こうした過程の中でトータルペインの概念形成の基盤が患者とのコミュニケーションにあったことが，時代を超えて引き継がれている理由ではないだろうか．

● 考え方の変遷

　トータルペインの問題が身体的な痛みを中心に展開してきたことは間違いがない．しかし，麻薬の定期予防投与の意義を確認する段階から精神的な関わりが注目されていた[7,12]．麻薬の投与あるいは増量なしに痛みを緩和する経験の中で，身体的な痛みの背景にある患者の辛さに目が向けられていたということである．
　一方で現在において，トータルペインの概念形成あるいは言葉の意味の共有がされているとはいえないという問題もある．特に，スピリチュアルペインの位置づけと身体的・精神的・社会的な各要因の関わりについての理解には違いがある．
　トータルペインの図式化（**2**）はソンダースによってなされ[13]，現在われわれが認識しているのはトワイクロスによるものである．当初，筆者はソンダースの**2**のメモのような図を「図」とは認識しておらず，トータルペインは概念としても成熟していないと理解していた．しかし，小森の著作によってこのメモのような図が「トータルペインは切り分けられない」という強いメッセージであると理解できた．そして改めてソンダースの偉大さを実感したのである．
　トワイクロスの図を見てみる．**3**[14]は1983年に発表された最初の図である．**4**[15]は2001年に変更されたものであるが，小森はこの2つの図を比較し，その違いを問

3 トワイクロスによる「トータルペイン」の図式化（1983年）

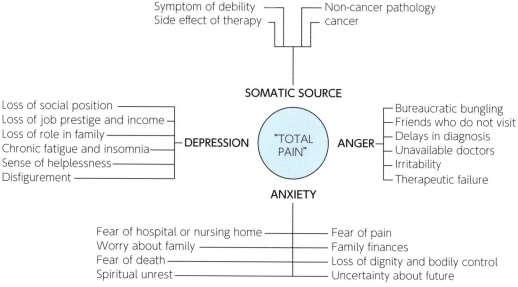

(Twycross RG & Lack SA. Symptom Control in Far Advanced Cancer : Pain Relief. 1983[14] より)

4 トワイクロスによる「トータルペイン」の図式化（2001年）

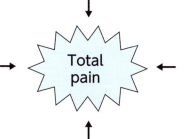

(Twycross RG & Wilcock A. Symptom Management in Advanced Cancer, 3rd ed. 2001[15] より)

題にしている[7]．一見同じように見えるが大きく違い，その後の緩和ケアの変質に大きく影響しているのである．

　1983年の図（）は苦痛・苦悩をsomatic source, depression, anxiety, anger

に分け，これらが渾然一体となって人としての全体の苦痛・苦悩（TOTAL PAIN）を取り囲むように構成されている．具体的で患者側に立った表現である．これに対して2001年の図（ 4 ）ではpsychological（精神面），physical（身体面），social（社会面），spiritual（スピリチュアル面）としているが，もっとも大きな違いはこれらの要因が別々に"Total pain"に向かう構図になっていることである．各要因の独立性が強調され，トータルペインの各項目を要素的に扱うようなイメージを与え，人の構成を分断する道を開くことになった．

トータルペインは渾然一体となった苦しみの表現であるが，各要因の足し算で成り立つかのような印象をもつことによって要因毎に考える傾向が強くなったのではないか．こうした構図が「患者はその言葉において，そして私たち医療従事者はそのアプローチと治療において，どちらも，これらのひとつふたつを別々に取り扱うことはできないのである．」というトータルペインの当初の捉え方と大きく逸脱する契機となった．

ソンダースの論考の中でトータルペインをストランドにたとえるなどして織り込まれている要因はそれぞれを別々に考えるのは難しいと繰り返し述べている．ソンダースがトータルペインを渾然一体となった包括的な概念として捉えていたことは明らかであり[11,16]，現在も揺るぎなく緩和ケアの基盤である．

トータルペインの概念形成の経過については小森の検証がすぐれており，詳細は著作[7]を読んで欲しい．筆者の認識を新たにした部分も多い．

自験例を示す．

Aさんの場合：60代女性，直腸がん．

「足の痛みはレントゲンも撮っていないし，足の感覚も変ですが，原因が分かりません．がんがあるのは骨盤ですけど，足の痛みと関係があるかも分からないし，原因をはっきり聞いていません．何が何だかが分かりません．じんじんする痛みは神経障害性疼痛だから痛みが取れないのであればとリリカカプセルが処方されたけど，効き目はあまりありません．痛みが強い時にはイブを飲んでいます．イブを飲むと痛みがとれます．足の痛みとぴくぴくするのとで夜中に何回も目が覚めてしまいます．寝られないと言ったら眠剤が処方されたけど，飲んでいません．薬の種類は増やしたくありません．夫も長男も心配してくれますが，2人とも仕事をしていますから『介護に専念はできない．意識がなくなったら，入院してもらう』とはっきり言われています．悲しくて死にたくなってしまいます．でも私は入院したくありません．起きていたいので眠くなる薬は飲みたくありません．それにこんなになったのは，骨盤内の再発が見つかったのが半年も遅れたからです．前の先生から別の病院を紹介されたのですが，『これ，見落としじゃないの？　でもね，それとは関係なくあなたの痛みは神経障害性疼痛なので，痛みは取れないよ』と言われちゃったんです．」

この話の中には，身体的な痛み，社会的，精神的，スピリチュアルな問題（後述）が全て含まれ，まさにトータルペインそのものを表現している．

トータルペインの概念をオーケストラに例えると分かりやすいかもしれない．オーケ

ストラを構成するそれぞれの楽器には確固たる役割がある．しかし演奏会では，それぞれの楽器が奏でる音のハーモニーを楽しむ．バイオリンの音色の心地よさを感じながらも，一つ一つの音を切り分けて聞いているわけではない．オーケストラの演奏を素晴らしいものに仕上げるためには，それぞれの楽器の音色を確認するという作業が必須である．また指揮者の存在によって，一つの楽器の音色ではなく，全体のバランスの中で，心に響く豊かなハーモニーが作り出される．

　人は，がんと告げられたことで（命の危険が迫っていると実感して），死の恐怖，身体の辛さ，家族との関わり，お金の問題，生きることの意味など，それまであまり考えてこなかったことが，一挙に押し寄せてくる．生の時間が区切られることで，漠然と考えていた一つ一つの問題が，解決困難な大問題に変わる．それは，一つ一つの問題が相関するものであり，ある種のパニック状態になるからである．

　一つの問題が前面に現れることが多いが，その人の立場や状況によって，症状の辛さ，家族や医師との関係，やり残していることなど複数の問題が相関し合い，実質的な苦しみを構成する．つまり，すべての要因が同時に絡み合って表現されるという捉え方である．

　トータルペインをこのように捉えるときの課題が 2 つある．第 1 はトータルペインは身体的，精神的，社会的，スピリチュアルの 4 つの要素で構成されることと，これらの要素が切り分けられないとする概念との整合性が難しい．第 2 はトータルペインを構成する 4 つの要素は切り分けられないという抽象的な概念に力点をおくと，具体的な実践に結びつけることが難しいことである．

　このままでは患者を目の前にしたときに，緩和ケアを医療として提供する実践的なすべがない．医療としての方法論を成立するためには，問題を構成している一つ一つの要素に立ち戻ることである．

　相反する問題を解決しようとすることで，トータルペインが身体的な痛み，心理社会的な痛み，スピリチュアルな痛みが渾然一体となったものとしてみえてくる．総体としてのその人の"気がかり（苦痛・苦悩）"をトータルペインとして受け止める感覚を実践の中で体験してもらえると確信している．

　トータルペインの実践プログラム化については，「3．緩和ケアの診療モデル」（p 17）で改めて述べることにする．

● Pain という言葉を考える

　ソンダースは，1976 年にコロンビア大学の医学生講義をした際に，宗教学科教授のプラウドフット（Proudfoot）から total Pain と "Pain" いう言葉を選択したことを批判された[17]．

　その内容は，「"Pain" という言葉選択は，一般的な用語であれ，情緒的，社会的，そしてスピリチュアルなレベルでの苦悩のメタファーとしてであれ，誤解を招くおそれがある．"Pain" は基本的意味において，感覚を示唆する」と，Pain という言葉を使

うことの強い批判であった．

　ソンダースは，プラウドフットの批判を受けて，Painという言葉を使うことについて，その意図を以下のようにコメントしている．

　「私は，彼らにもっと広く物事を見てもらいたいし，家族を一つのケア単位として，そして患者を単なる身体的状態ではなく全体的な人間としてみて欲しいがために，故意に，『精神的ペイン』，『社会的ペイン』などという言葉を使った．」（『シシリー・ソンダース初期論文集 1958-1966』[7]，pp 112-116 より引用）．

　日本語でも"Pain"を「痛み」と訳したことが，他の医療との違いを曖昧にし，日本の緩和ケアに混乱をきたしている原因の一つである．痛みという言葉を使うと，要素的なイメージが正当化され対応も要素的・単焦点的になる．それが緩和ケアにおける症状緩和の成果が上がらない大きな原因になっている（この問題については，Ⅱ章で後述する）．

　ソンダースのトータルペインの概念形成過程を検証していくと，トータルペインを構成している各要因はそれぞれが独立しているのではなく，密接に関わり，モザイクのように絡みあって，それぞれの要因の痛みの総合的な表現が"TOTAL PAIN"であると理解すべきである．言葉としても，painではなくdistress, suffering／苦痛，苦悩としたいところである．ソンダース論文集[1]を見ると，painという言葉が多く出てきて身体的な痛みを意味することも多いが，同じかそれ以上に明らかにdistress, sufferingの意味合いで使われている．ソンダースはpainの背景を問題にしており，基本的にはdistress, sufferingの意味を意図している．

2）スピリチュアルペイン

　日本の緩和ケアは，イギリスをはじめ欧米の緩和ケアの流れを受け継いでいる．それに加えて，死が現前している患者が対象であるために，ホスピスケアの背景にある"宗教的なるもの"を払拭できない．

　日本においては，スピリチュアルペインが「霊的な痛み」と訳され，ホスピスという言葉が宗教的，特にキリスト教文化との関わりで語られてきた．そのため，緩和ケアのスタッフの多くがスピリチュアルペインへの対応に困っているのではないか．何とかスピリチュアルペインの理解に迫ろうともがいたり，あるいは「スピリチュアルペインだから…」と表面的な解釈で共有していたり，宗教の問題だからといって宗教家に委ねたりしている．

　ある種，宗教的で捉えどころのないスピリチュアルペインという言葉が，緩和ケアのキーワードの一つになっていることで緩和ケアの実践を難しいものにしている．緩和ケアの現場で日常的に使われているにも関わらず概念が共有されていないからである．

　スピリチュアルペインを緩和ケアの実践に活かすためには，この概念と現実との乖離を解消する必要がある．

● スピリチュアルという言葉

　生物学的モデルとして飛躍的な進歩を遂げた近代の医療においては、イヴァン・イリッチがいうように「病院は人々を集団的な拘束状態におき、患者個々人に向き合うことなく一律に提供が可能な科学的処置を行う能力に長けている。しかし、死生の危機に向き合う個々人の全人的なケア、とりわけ実存的な関心やスピリチュアルなニーズに対するケアの能力は欠如していた。医療の拡充が進み、個々人の生活がいよいよ医療に依存する度合いを深める」という「医療化」の過程を歩んできた[18]。

　しかし、超高齢社会では感染症に代表される急性期疾患から、がん・難病などの亜急性、あるいは慢性疾患の占める割合が多くなってきた。病気を治すという視点だけから語られていた医療の対象が高齢者の人生の最終段階における医療の問題ひいては医療における死の問題にも対応せざるを得なくなっている。

　川越は、スピリチュアルペインの語源である「spiritus」（ラテン語）は「息」であるが、本来の意味はユダヤ教やキリスト教の教義、人間観に基づいているとし、旧約聖書の創世記2章7節を紹介している。「神が人間を創るときに、まず土、泥から人間の［形］を創り、そこに息を吹き込んだ。そのことによって人の形をした土は、［生きる人］となった。」[19]と述べ、宗教的であり特にキリスト教的なものだということではあるが、その由来からspiritusが生きる方向のベクトルをもっていることがわかる。

　ソンダースはスピリットを、「人間の躍動と生きる原理である、生命の息吹である」と定義できるとしており、宗教を超えた広がりをもたらしている[20]。一方で、WHOは、「スピリチュアルとは、人間として生きることに関連した経験的一側面であり、身体感覚的な現象を超越して得た体験を表す言葉である」として宗教的な背景を曖昧にした表現になっている。また、「スピリチュアルな因子として、身体的、心理的、社会的因子をあげ、これらを包含した人間の［生］の全体像を構成する一因子とみることができ、生きている意味や目的についての関心や懸念に関わっていることが多い」としている[5]。スピリチュアリティが「生きる力」に大きく関わるということであり、生きる力の源を構成すると理解できる。

　筆者は拙著『その鎮静、ほんとうに必要ですか』[21]で、「緩和ケアにおいて身体的・心理社会的ケアの質的評価は、最終的には"その人自身が保たれること、アイデンティティを確固として確立すること"、あるいは"精神のありよう、その人らしさを維持する"ということになる。」とし、「スピリチュアリティとは自らのアイデンティティに関わるもの」と定義づけた。

　アイデンティティを「自分自身」「自分らしさ」と理解するならば、「その人自身が保たれること」「精神のありよう、その人らしさを維持する」は、まさに「生きる力」の源そのものであり、スピリチュアリティと同一線上に考えることができる。アイデンティティはスピリチュアリティ／「生きる力」の源である、という言い方が成り立つのではないか。

　後述するが(p 27参照)、緩和ケアの評価ツールであるSTASに、「スピリチュアル」

という項目がある．その評価の視点は，自己の存在に関わる感情や問題をコントロールできるかどうかと記述され，アイデンティティに関わる項目として位置づけられている．

スピリチュアルペインはアイデンティティ喪失の痛みであり，「自分自身を保てない，自分が自分でなくなることの苦しみ」ひいては「生きる力が脅かされる苦痛」である．

スピリチュアルペインを概念の世界にとどめるのではなく，緩和ケアの中でより具体的にイメージできれば，宗教的な要因のあるなしにかかわらず現実的，実践的な概念形成に一歩近づける．

スピリチュアルペインの課題

緩和ケアの現場では，「何のために自分は生きてきたのか」「誰も私のことを分かってくれない」「ばちがあたったのか」「死なせて欲しい」などの言葉が聞かれる．これは自分自身の存在を認めてもらえない，役割あるいは自身の存在そのものに疑問を持ち始めているなど，スピリチュアルペインの表現であることはほとんどの人が理解できる．

差し迫った死を実感し，孤独感・罪悪感などがない交ぜになるなど複雑な感情のなかで生きる意味，生きる力を失った状況を具体的に表現している．スピリチュアルペインについて村田は「自己の存在と意味の消滅から生じる苦痛」[6]，中島は「生きる意味の喪失」[22] と述べ，こうした状況をよく反映している．

がん治療の効果がなく，死が現実の問題になった時の受け止め方は様々である．

体力に自信があり，仕事を一生懸命しながら山登りを生きがいにしていた人が，脊椎への転移で背中の痛みと下半身麻痺になり動けなくなったとしたらどうだろう．状況を受け止め，痛みさえ和らげば山登りはできなくても，できることを見つけて前を向いて生きようと思う人もいる．だが，がんばっても元の生活には戻れない，死ぬのを待つしかないと絶望的な気持ちになる人もいる．

「今まで，まじめに一生懸命に生きてきたのに，この歳になって病気をしても十分な治療が受けられないなんて，私の人生は何だったのか」「悔しさで将来のことは考えられない」「最後に痛み苦しむのであれば，今の楽なうちに早く死にたい」など自身を見失い生きる力を失いかけている人もいる．

一方で，一升瓶を抱えて酒を飲み，タバコをふかして，1日中テレビを見て，にこにこ穏やかに過ごしていた人もいた．休みの日はいつもそうして過ごしていたし，引退してからも同じ生活をするのが夢だったまじめな公務員であった．

多くの人は死を考えていない時には，生きる意味を考えることはない．死を実感してはじめて生を強く意識し，「生きていこう」とする強い思いがわき出る．しかし，現実の厳しい状況との落差に直面して苦悩を深め，あらためて死の恐怖の中で自身を保つことができなくなる．これがスピリチュアリティ／「生きる力」の喪失であり，スピリチュアルペインといえる．

スピリチュアルペインを表現する患者の言葉は，その人の深い内面から出てきているのであり，宗教的な問題とだけ限定しない理解が可能である．つまり，スピリチュアル

5 スピリチュアリティとQOL

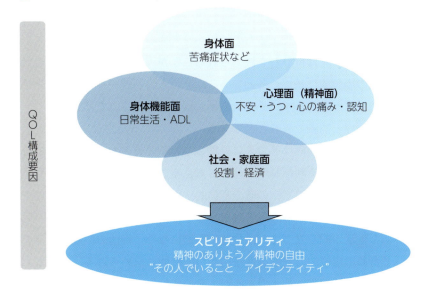

ペインは，心の奥深くに抱えているその人の価値観を失いかけている表現であり，スピリチュアリティ／「生きる力」の崩壊である．

「生きる力」の基本は，自身の価値観を確固たるものにすることである．同じ状況でも受け止め方は人それぞれで，生きる気力をなくす人もいれば，なお生きる力を持てる人もいる．その人の生まれ育った環境の中で形成された性格，家族・知人との関わり方など，様々な要因が影響する．生きる力の源は，そして生きる力を脅かすものは，それぞれの人の内面に根ざし，きわめて個別性が高い．

● スピリチュアルペインとトータルペイン

トータルペインの図式では，スピリチュアルペインを他の身体的・心理的（精神的）・社会的な痛みと同列に位置づけている．しかし，スピリチュアリティは常に他の要因との関わりの中で，総合的・包括的に表現されるものである．

トータルペインを構成する要因としてのスピリチュアルペインは，トータルペインを抱えたその人総体のありようの表現であるといえる（5）．身体面と身体機能面に分けたのは，がんの最終段階において身体機能の低下は全員に起こる辛さの重大な要因となるからである（詳細はp59「緩和リハビリテーション」を参照）．

● スピリチュアルケア

緩和ケアを受けて穏やかな療養を継続している患者に共通しているのは，自身の状況を理解し現実を受け止めて納得していることである．

例えば「最善の治療をしてもらった結果だから，運命だと思う」「自分で治療はしな

いと決めたのだし，いずれは死ぬわけだから」「今まではいろいろあったけど，こうして家で療養できているので，これ以上を望む事はありません」などなどである．

精神のあり方を支えるものは何かを考えると，自分に起こっていることの意味を判断し，どうすれば良いかを決められることが大きい．状況がわかり判断できることは，その人の価値観に基づくことである．その人の判断が尊重されるということは，内容の善し悪しにかかわらず，その人の価値観が大切にされた結果であり，その人自身が尊重された過程と認識できることである．

その人の価値観はその人に継続している固有のものと，現実的な対応を迫られたときに拠り所になる判断基準と分けて考えることができる．両者は別個の存在ではなく固有の価値観を背景に，その時の身体的・心理的・社会的な状況の中で自身の価値観との折り合いをつけている．患者はあらゆる場面で判断を迫られるが，臨死に近くなると自立した生活が成り立つことが急速に困難になり，排泄の問題などその時その時を生きていくための根源的な判断を連続的かつ即時的に求められる．トイレに行くなどは健康な人にとっては些細なことであるが，その些細なことが患者にとっては死活問題となる．直面した人間が遭遇するスピリチュアルな問題である．

人は最期を迎えるその時まで，その人つまり自分自身であり続けたいと思う．自身のアイデンティティの維持に究極の価値を見いだす．このことが「生きる力」の源になる．

死を回避する治療ができない時に医療者が患者に対してできることは，患者の思考力・判断力を保つこと，あるいは思考力・判断力を回復するための支援であり，患者の納得できる医療を提供することである．患者の言葉による表現（ナラティブ）に基づいて患者の"気がかり"を受け止め，医療的な問題も患者が自身で判断できるように支援することで，患者は自律し本来の自分自身に責任をもった生き方ができる．医療者は生命の危機によって波及する様々な問題を患者・家族が解決できるように医療面から支え，医療的な問題がそれを妨げないようにする．

スピリチュアルケアは「その人自身が保たれること，アイデンティティを確固として確立すること」あるいは「精神のありよう，その人らしさを維持する」ことを支援するケアである．スピリチュアルケアは自律支援そのものである．

疾患の治癒が目標にならない緩和ケアでは，「最後までその人であり続ける」「その人のアイデンティティを確立し続ける」ことが，「疾患の治癒」に匹敵する目標となる．

3）QOLをどのように考えるか

QOLは人生の質，生命の質あるいは生活の質と訳されているが，ここでは緩和ケアにおけるQOLをどう考えるかという視点で進めることとする．

QOLは「健康と直接関連のあるQOL（health-related QOL：以下HRQL）」と「健康と直接関連のないQOL（non-health related QOL：以下NHRQL）」に分けて考えることができる[23]．

保健医療分野でのQOLは，健康で，精神的にも落ち着き，社会的な活動もできてい

ることが QOL の良い状態と考えているので，健康関連 QOL／HRQL という表現をする．

保健医療分野では後者の NHRQL は無関係かというと必ずしもそうとは言い切れない．治療に関わる医療費の問題や仕事ができなくなって収入がなくなるなどの経済的問題も大きい．経済的な問題を NHRQL としても，このこととその人の精神状況とは深く関わり，緩和ケアにおけるトータルペインの視点から考えるとこの2つを分けることの意味はあまりない．前述したソンダースのトータルペインを認識するエピソードにおいても背中の痛みと経済的な問題が渾然一体となっていたように，1人の人が直面する問題すべてがその人の生活の質，人生の質に深く関わっている．

しかし，保健医療分野では HRQL に関わる論議が前面に出るのが一般的であり，がん緩和ケアもその例外ではない．

QOL と健康

HRQL は WHO が定めた「単に疾病がないということではなく，完全に身体的・心理的および社会的に満足のいく状態にあること」の健康の定義が概念形成の背景になっている[24]．

「満足のいく」をどう捉えるかであるが，「完全に」という言葉とあわせると障害のないという意味での健康と理解することが一般的である．がんという疾患を抱えて人生の最終段階を生きる患者がこの条件を満たすことはない．

したがって，緩和ケアの目標である QOL を考える際には，「心身の障害のないという意味での健康」を評価する HRQL の呪縛から解放され，新たな概念を構築しなければならない．

がんと HRQL

進行がんでは，HRQL の改善が期待できない状況あるいは時期が必ず来る．

一方で，進行がんであっても全身状態が保たれ，自立した生活が継続できる状態であれば HRQL の改善が期待できる．たとえば，がん治療における食欲低下や悪心・嘔吐，手足のしびれあるいは無気力などの有害事象（副作用）に対して，薬剤治療などの対策をとることで症状が緩和されれば QOL の改善に繋がる．

脳転移による麻痺の症状に対して γ－ナイフの治療で，転移病巣の消失ないし縮小が得られ麻痺が改善すれば，歩くことが可能になり精神的なストレスも解消され HRQL は改善する．

しかし，がんの進行によって ADL 縮小が顕著な時期になると，がん治療による有害事象や脳転移による麻痺が改善されても，がんの進行に伴う全身状態の低下が現れ，治療の成果が患者の状況の改善に繋がらない．患者がどんなに努力しても，医療側がどんなに治療に工夫を重ねても，身体機能の低下は避けられず，自立した生活を続けられなくなる． 5 に示した要因の身体機能の改善を求めることは無理になり，HRQL の評価

尺度を用いている限り，がんが進行した患者のQOLの改善は目標として成り立たなくなる．QOLの改善が目標にできなくなるということは，QOLの改善のアプローチであるとしている緩和ケアの基盤を失うことを意味する．

がんの療養の全経過において，QOLを評価する場合にはHRQLが指標になる場合とならない場合がある．

解決するために歩む道の選択は2つある．HRQLの枠組みの中で考えるか，HRQLの枠組みとは別の枠組みを考えるかである．いずれの立場をとるとしても，がんを含めて「すべての人が最後まで健康であり続けることはない」ことが前提になる．人にとって死が避けられないとすると，最後までWHOの定めた健康[24]を目指すとする考え方は，死は忌むべきものというある種の文化を肯定することになり，緩和ケアにおけるQOLの基盤にはなり得ない．

HRQLと健康概念の変換

あらゆる先進国で高齢化および慢性疾患の増加など，疾病構造の顕著な変化が起こっている中で，健康の概念にも変化がみられる．オランダのフーバーらの『健康概念を身体的，精神的，社会的な問題に対して適応し自律する能力』とするという提言[25]，さらにWHOは健康を「個人が生活するなかで，目標や期待，基準または関心に関連した自分自身の生活（人生）の状況に対する認識（individual perception in life）」と定義するなど，健康概念の捉え方が，それまでの心身の障害がないという意味の健康とは明らかに異なる[26]．

健康の概念形成は身体的，精神的，社会的な問題そのものではなく，その状況の捉え方にあるということである．健康概念の視点の180度の変換である．

こうした健康概念の変換によって，最終段階にみまわれる身体能力の喪失や社会的活動の喪失とどう向き合っているか，という認識に視点をおいた評価をすることになり緩和ケアが目指す道筋は明確にできる．

身体機能の低下に伴いADLの"自立"は継続しないが，生活行動を自分で決める"自律"を保つことは可能である．発語する力は衰えても意志を伝えるコミュニケーション力が維持されていれば，必要な緩和ケアが受けられ症状緩和は継続する．がんの進行に伴い健康関連の要因が低下しても心理（精神）面，社会面において患者の認識や意志が尊重される関わりによって「満足のいく状況」を実現することは可能なので，最期までQOLを維持し，改善することが期待できる（ 6 ）．

QOLは構成概念である

中島はQOLを「心の中に作られる構成概念（construct）であり，QOLは人間の考えによって作られたもの，何らかの語りによって構成されたものである」と定義した[27]．

WHOの「自分自身の人生の状況に対する認識」という考え方とこの構成概念とを

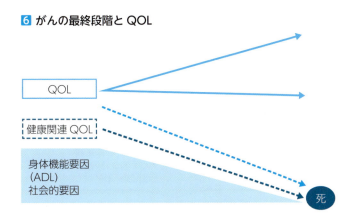

6 がんの最終段階と QOL

連動させることで，HRQL の改善が望めないがんの最終段階に至るまでのがんの療養の全期間における QOL の評価が可能になる．

　QOL の評価はがんの病期によって評価指標が規定されるだけではなく，その目的によっても評価指標は変わってくる．しかし緩和ケアの目標である QOL の改善が，がんの最終段階でのあらゆる喪失の中で達成可能な目標たり得る概念は，死のその時まで喪失を防ぐことができる要因ということになる．厳しい状況の中で認識し構成することを指標化するのは難度の高い主観的な作業（Patient Reported Outcome：PRO）である．

　PRO が可能となるためには，患者が自身の喪失に立ち向かい，自身を保つことが前提であるが，その要因は，精神のありようであり，精神性である．

　QOL を「死に直面するという厳しい状況のなかで'適応し自律する能力'に関わるもの」と考えるが，ケアの現場で実践の充実感・達成感を感じるためにはより実践的で簡略な言葉で QOL を定義することが必要である．したがって，筆者らは

　緩和医療における QOL は「その人の，その時その時の"満足度"である」（**7**）[21]

と定義した．

3 緩和ケアの診療モデル

　緩和ケアは，患者の"気がかり"を知ることからはじめる．

　"気がかり"は患者の主観であるため，患者の話を聞かなければ始まらない．またケア提供の評価は患者自身の評価が基本なので，患者の話を聞くことでしかできない．つまり，緩和ケアは患者の話を中心に展開するのである．

1）緩和ケアと一般医療

　緩和ケアの基本は症状の緩和であるが，症状の原因となっている疾患を治すことができない中での治療であることが，一般医療（緩和ケア以外の医療）の治療の考え方とは

7 緩和ケアにおける QOL

構成概念であり，患者立脚型のアウトカム指標
Patient Reported Outcome（PRO）

一般に人の"生活の質"
人がどれだけ人間らしい望み通りの生活を
できているかを測るための尺度

WHO の健康定義
"生活に関するそのときの感じ方である"
individuals' perception

QOL の改善
その人の，その時その時の"満足度"である
適応し自律する能力"知覚"がよりよい状態になること

大きく異なる点である．疾患を治す治療が望めないことは，診療の過程が形式的には同じであっても，実践でのありようはかなり違ってくる．そこにトータルペインという視点が必須になる理由がある．

一般医療は，疾患の存在を確認し，治療して疾患を治癒することがその目的である．疾患という具体的で実体のあるものを対象とする生物医学モデルである．疾患に着目し，疾患特異的治療を行うという単一焦点性・要素的な方向で成り立つ医療である．一般医療においても症状は重要な治療目標ではあるが，それ以上に疾患という具体的，客観的な事象にたどり着く（診断する）ための有力な情報としての意味が大きい（ 8 ）．

緩和ケアの対象は"身体的問題，心理社会的問題，スピリチュアルな問題"などトータルペインとしての患者の"気がかり（症状・苦しみ）"そのものである．主観的で実体のない"気がかり"に苦悩する"病気を抱えている人"である．疾患を治癒するという生物医学モデルは成立しない．"病気を抱えている人"に対する多焦点性・総合的なアプローチが必然であり，生物医学モデルに対するケアモデルである．

"気がかり"は，個別的であるにしても複合的であるにしても，それぞれの人の価値観と大きく関わることになる．それをどう感じ，どう受け止めているのかは本人しかわからない．緩和ケアは，患者の話を聞くことを中心としたコミュニケーションによって一緒にプランニングするアプローチであり，医療・ケアのスタッフはこのことを強く認識しなければならない．

一般医療は疾患の存在が確認されてはじめて治療が始まるのに対して，緩和ケアでは患者の話をまるごと聞くことが治療の始まりである．一般医療は EBM（Evidence Based Medicine）を基盤としているが，緩和ケアは，患者の話を聞き，患者の思いを受け止めることが起点であり中核となるので，その基盤は NBM（Narrative Based Medicine）と考えることが必然となる．ただ NBM を EBM の対立軸とだけ考えるの

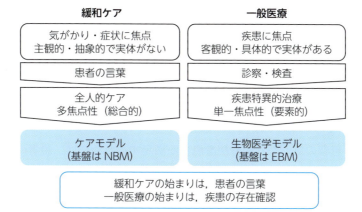

8 緩和ケアと一般医療

9 一般診療における NBM の実践プロセス
① 「患者の病の体験の物語」の聴取のプロセス（listening）
② 「患者の物語」の共有のプロセス（emplotting）
③ 「医師の物語」の進展のプロセス（abduction）
④ 「物語のすりあわせと新しい物語の浮上」のプロセス
　（negotiation and emergence of new stories）
⑤ 「ここまでの医療」の評価プロセス（assessment）

（斎藤清二．医療におけるナラティブとエビデンス―対立から調和へ．2012[30]）より）

ではなく，この両者を統合する概念形成が求められる．

NBM（Narrative Based Medicine）

　患者の話は，がんと診断された時からのさまざまな"気がかり"が錯綜しながら最終段階に至るまでのナラティブ／物語であり，患者が経験しているノンフィクションストーリー（物語）である．患者の話を聞くというのは，ただ聞くわけではない．"気がかり"を解決して患者が満足するためなので，話の内容を整理して必要な対策を立てるという技術が必要である．こうした過程をたどる医療が NBM である．

　NBM はグリーンハル（Greenhalgh）[28,29] が提唱した比較的新しい医療の枠組みであり，本邦では斎藤が積極的に紹介している．斎藤は NBM を，「『患者が主観的に体験する物語』を全面的に尊重し，医療者と患者との対話を通じて，新しい物語を共同構成していくことを重視する医療」であるとしている[30]．しかし，NBM には定式化されたプロセスが設定されているわけではないということが，NBM が実際のケアで活かされない理由となっている．同じ文脈のなかで，齋藤は「NBM がある程度上手く実践されているときには，ある程度プロセスの代表例を描き出すことは可能である」と，実践プロセスを提示している（9）[30]．

　この実践プロセスの中で，①②の「患者の話を尊重し，受け止め共有する」というの

はどのような医療においても必要である．しかし，③の「医師の物語（abduction）」は医師の診断，治療方針を物語と表現し，④では「物語のすりあわせ」として，患者の思いと医師の診断・治療を，患者と医師で一緒に相談をして，「新しい物語」すなわち治療方針を決める，とある点は，医師が診断し，治療方針を立て，患者・家族がそれを受け入れるという一般医療の構図とは異なる．患者の物語を変えるのは患者自身である．医師の物語によって患者の物語を変えるのではなく，患者が物語を自身で変えることができるように支援をする．

「患者の気がかりの解決を患者が満足するためには，患者の思う方向で解決されること」と前述したが，「患者の思う方向で」という緩和ケアのプロセスは，NBM 実践の④「物語のすりあわせ」のプロセスの中で実現される．

以上のように考えると，このプロセスはこれまでの実践の中で，緩和ケアのあるべきフレームを模索し定着してきた筆者らのプロセス（STAS-SOAP モデル）[31-33] と同じ構造になっている．緩和ケアの実践プロセスとして十分な整合性があるが，このプロセスを患者を目の前にしたときに活用するためには，もう一歩踏み込む必要がある．つまり，①の「聴取のプロセス」，②の「共有のプロセス」，特に③の「医師の物語」との関わりの中で，④の「物語のすりあわせ」は，診療・ケアの現場でどのようにするのか，が明示できなければ意味がない．

● コミュニケーション

NBM の基本は，患者との対話，コミュニケーションのあり方である．

一般医療でのコミュニケーションは，インフォームド・コンセントと言われているが，これは「医療側が必要な情報を患者側に伝え，理解を求める」という意味合いが強い．緩和ケアでは患者の"気がかり/物語"を知ることが第一であるから，「患者側が必要な情報（気がかり）を医療側に伝え，理解を求める」となり，ベクトルが真逆である．

患者の話を聞くのは，患者が医療者やケアスタッフに伝えたいこと，知っていて欲しいことを話すのを聞き，ケア側が患者の物語を理解するためである．患者の主観的で抽象的な話から患者の抱えている気がかりを理解するのであり，ケア側が知りたいことを患者に質問するのではない．つまり，患者の求めに応じるコミュニケーションである．

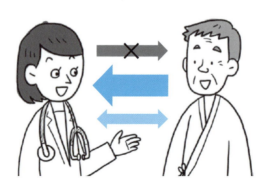

患者は医師・看護師の前では十分に自身の思いを表現できないし，医師が話す専門的な内容も十分に理解ができるとは限らない．まして，精神的に追い詰められているがん患者が医師・看護師と率直な会話をするのはかなり難しい．

コミュニケーションにおける技法はいろいろとあるが，その基本は患者に話を聞いてくれる人だ，話が伝わる人だと思われることである．そのためにはどうするかということを認識して，患者を目の前にしたときに実感できるようにトレーニングすることは必要である．

患者が自分の思いを十分に表現できるようにするためには，下記が大切となる．

- 患者が話しきるまでは，不用意に質問・解説をしないこと
- 患者にどう応えるかではなく，何を言っているのかだけに注目する
- 専門用語を使わないで，患者が使った言葉を使う
- 患者の話（物語り）を変更しない

また，率直なコミュニケーションとは，聞かれたことに対しては辛い内容であっても事実に基づいた話（嘘はつかない）をすること，聞かれないことには触れない，ということである．

患者は，厳しい話であるほど，切実に家族やケアスタッフと相談したいと考えている．それは，自身に起こっていること，あるいは起こるかもしれないことが論理的に理解できないとか，わからないということだけではない．心理的に追い詰められるなどして一人で考え判断することに自信がもてなくなっていることが大きい．患者がもろもろの思いや"気がかり"を言葉で自由に表現できれば，聞いていてくれる人がいれば，さらに話を聞いてくれる医療従事者がいれば，患者は話をしながら自身の考えを整理し自然に問題を解決する力をもっている．更には自由に話をすることでがんじがらめに縛りつけられていた精神がときほどかれ，精神の自由をも取り戻すことも可能になる．

緩和ケアの会話（コミュニケーション）の核心は，「患者の話を遮らない」，「事実に基づいた話をする」「患者の言うことを聞く／希望を叶える」ことである．誰もが「話が通じる（伝わる）」「気持ちを分かってくれる」人とは話が続くものである．「言うことを聞く」というと，「そんなわがままは聞いていられない」とか「聞いてはいけない」との批判が湧き上がるかもしれない．しかし，会話の対象は死を実感している人達であり，その願いは切実であるし，その願いのほとんどは無理難題ではない．われわれのもっているスキルを最大限に活用し，最大限の努力を払い患者の願いを叶えることがわれわれの責務である．その上で対応しきれないこと，患者の利益にならないことについては率直に話し合う．

全ての緩和ケアのスタッフが患者との会話の重要性は理解しており，患者の思いを受け止めていると思っている．しかし患者の話を「そのまま受け取る」ことは意外と難しい．聞き手が自身の思いを入れないで患者の話を聞くことは，実は最も基本的なことであるが高度な技術である．したがって患者の話を「そのまま受け取る」ことを中心としたコミュニケーションのトレーニングが必要になる．

緩和ケアにおけるコミュニケーションが意義あるものであるための条件は，厳しい話だと思っても避けないで，患者の求めに応じた率直な会話をすることである．

コミュニケーションのあり方については，拙著[31]あるいはIII章「緩和ケアの実践」に会話の実際を多く例示してあるので参考にして欲しい．

2）緩和ケア診療のプロセス（STAS-SOAPモデル）

ここまで緩和ケアの総論的な概念を共有してきた．

次の段階としては患者を目の前にした時にどのように実践するかという手順（具体的なプロセス）を共有することが必要となる．

NBMを緩和ケアの基盤とするためのツールとして，POS（Problem Oriented System）の分析ツールであるSOAP（Subjective Data, Objective Data, Assessment, Plan）の考え方と，緩和ケアの評価ツールであるSTAS（Support Team Assessment Schedule）を連動させて，患者のナラティブな発信からプランまでのプロセスを5段階に分けてモデル化した[31-33]．以下ではこのモデルを"STAS-SOAPモデル"として説明する．

緩和ケアの診療モデル策定の目標は，緩和ケアの基本概念である「トータルペインの視点で全人的ケアを提供する」という課題を実践的にどうプログラムするかということである．

はじめにSOAPおよびSTASについて概略を述べるが，詳細は拙著（『チーム医療に活かそう！緩和ケア評価ツールSTAS』）を中心にそれぞれの文献を参照して欲しい[31,34]．

● SOAP

SOAPはSubjective Data, Objective Data, Assessment, Planの頭文字をとったものであり，POS（Problem Oriented System）のための記録方式である．

日本POS医療学会のホームページ[35]で，「POSとは，患者の問題を明確に捉え，その問題解決を論理的に進めていく一体系である」と定義され，同時に「患者とその家族の問題解決を中心に，質の高い診療やケアを，チームで行う考え方であり，それが基本的姿勢である．」とも記述されている．

さらにPOSの構成の中の経過記録の方法は，叙述式記録（narrative note）とし，問題毎にSOAPで書くことになっている．これは緩和ケアにおける記録方式にもそのまま当てはめることができる．

SOAPの記録に際してS（Subjective Date）は患者の話した言葉をそのまま記録する（叙述式記録）ので，主語は患者である．患者との会話に参加している家族の話もSに記録する．O（Objective Date）は，医療側の解釈を加えずに，Sを裏づけるための客観的事実のみを記載する．

S,Oから患者の状況を評価（A：assessment）し，Aに基づいた治療方針（P：plan）を立てる．

10 STAS の項目と評価内容

STAS の項目	評価内容
STAS 1	痛みのコントロール
STAS 2	痛み以外の症状コントロール
STAS 3	患者の不安
STAS 4	家族の不安
STAS 5	患者の病状認識
STAS 6	家族の病状認識
STAS 7	患者と家族の率直なコミュニケーション
STAS 8	職種間のコミュニケーション
STAS 9	患者・家族に対する医療スタッフのコミュニケーション
STAS 10	計画
STAS 11	実質的支援
STAS 12	経済的支援
STAS 13	時間の浪費
STAS 14	スピリチュアル
STAS 15	医療スタッフの不安
STAS 16	スタッフへの助言・指導

STAS-J では STAS 1~9 の 9 項目を採用している.

11 STAS のスコアリングの基準

スコア	スコアリングの基準
0	問題なし
1	問題はあるが,日常生活に影響はなくケアを必要としていない
2	日常生活に支障を来し,ケアを必要とする問題がある
3	日常生活に著しく支障を来している問題があり,早急な対応が必要
4	対応困難な状態;ケアチームの変更が必要
7	情報が少ないために評価ができない場合
8	家族がいないため,家族に関する項目を評価できない場合
9	認知機能の低下や深い鎮静により評価できない場合

● STAS

　STAS はイギリスのヒギンソン（Higginson）が開発した緩和ケアの評価ツールである[36]．ヒギンソンのオリジナルは 16 項目（以下 STAS-O：筆者命名）であるが，日本では 9 項目を採用して STAS-J として，スコアリングマニュアル[37] も刊行され，日本緩和医療学会も推奨している．筆者はヒギンソンのオリジナルである 16 項目全部を活用している（10）．それぞれの項目のスコアは 0~4（Likert scale）の数字で表記する．スコアリングができない場合には，その理由によって 7~9 のスコアとなる（11）．

　STAS が緩和ケアの評価ツールとして優れている点の一つは，「日常生活の状況」との関わりに注目していることである．例えば STAS 1 （痛みのコントロール）につい

てみると，スコア2の注釈には「中程度の痛み．時に調子の悪い日もある．痛みのため，病状からみると可能なはずの日常生活動作に支障を来す」と記述されている．STASは全ての項目において，生活に支障を来しているかどうかの視点で評価するという考え方である．そのため，日常生活にどのような支障を来しているのかを具体的に把握しなければスコアリングできない．

STASは各項目の評価を数値（スコアリング）で表すので計量的な評価尺度として活用できるだけでなく，その根拠を明確にすることでスコアの意味も共有できて活用しやすくなり，ケアチームの共通言語として価値が一層大きくなる．STASは他者（医療・ケア側の）評価である．この他者評価という問題は，「緩和ケアはNBMが基盤であり，評価はPRO（Patient Reported Outcome）である」と述べたことと論理的整合性がとれないという結果をもたらす．また，「STASによる評価は，語りをまるごと聞いていく力を育むどころか，削いでしまう方向に働く危険をはらんでいると思う」[38]という厳しい指摘に対しては，STASは構造化された他者評価であるということを改めて認識して患者の自由な語りをどう保証するのかというある種の緊張感が必要である．他者評価の弱点を補うために，患者が語った言葉（ナラティブ）をスコアリングの根拠としてコメント欄に記載することを徹底している．患者が語った言葉（ナラティブ）をSに記載することでスコアリングするスタッフの感覚的・主観的な評価を防ぐことができる[31-33]．

STASが他者評価であるという弱点を克服することができれば，その特質を生かしてPRO（Patient Reported Outcome）に匹敵する緩和ケアのツールとなるだけではなく，がんの最終段階において，死亡のその時まで同じツールで一貫したケアの質の評価が可能になる．

● 緩和ケアの診療プロセス（STAS-SOAPモデル）

⓬にSTASとSOAPの関係を示したので，参照しながら読み進めて欲しい．

⓭は，WHOの定義を図式化（❶）したものと，NBM活用のツールとしてSTASとSOAPを連動させて（⓬），緩和ケア実践のプロセスをモデル化したもの（STAS-SOAPモデル）である．

緩和ケアの診療の枠組みは，ケアの評価まで含めると5段階になる（⓮）．以下に斎藤がいう一般診療におけるNBMの実践のプロセス（❾）を組み込んで述べる．

第1段階　話を聞いて"気がかり"（トータルペイン）を受け止める／SOAPの"S"
「患者の病の体験の物語」の聴取のプロセス（listening）
患者の話を聞きながら，その内容をクラスタリングによって整理し，"気がかり"を患者と医療・ケア側で共有する．☞ ⓭⓮

12 STASとSOAPとの関係図

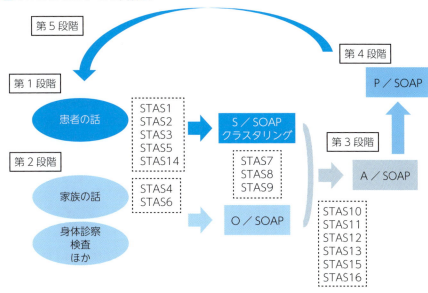

(大岩孝司ほか.チーム医療に活かそう!緩和ケア評価ツールSTAS,改訂第2版.2018[31]より一部改変)

患者の話を聞く

緩和ケアの出発点であると同時に,最も重要な場面である.患者が自身の思いや本音を率直に自由に話(ナラティブ/物語/SOAPの"S")ができる環境が必要である.そのための条件が,患者が話しきるまで待つ環境である.話が理解できないとか,患者の言うことが不合理だと感じても途中で質問・解説をして話を遮らないようにする.

自由に言葉を選ばないで思いついたことを何の脈絡もなく話す中に,患者の思いや"気がかり"がちりばめられている.

クラスタリング

患者の話は,途中で話題が変わるなど論理展開が整理されていないことが多く,支離滅裂のこともある.話の焦点が定まらずAについて話していると思い聞いていると,Bの話になり,Cの話になり,またAの話に戻る.自由な患者の話を遮らず,話が広がりすぎないように,話したいテーマに戻れなくならないようにする会話が治療的コミュニケーションであり,一定のスキルが必要になる.

医療・ケア側は患者の自由な語りを聞きながら,患者の思いをそのまま受け止めつつ,話の整理をしてその重要度を判断する.このような作業をクラスタリングという[34].クラスタリングの際にSTASの項目を念頭において患者・家族とのコミュニケーションを継続すれば,結果としては患者に関わる全ての情報を受け止めることになる.

"S"のクラスタリングができれば,STASの項目のスコアリングの準備が整うが,この際に対象となる基本的な項目はSTAS 1,STAS 2,STAS 3,STAS 5,

13 緩和ケアの診療プロセス「STAS-SOAP モデル」

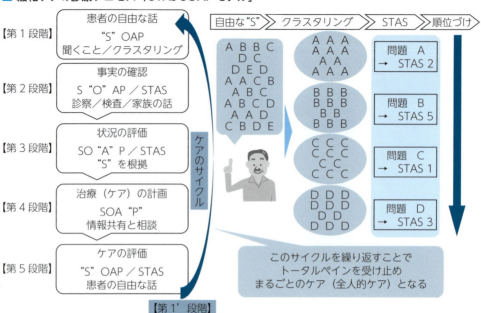

患者の自由な話（"S"）を聞き，内容を分類整理（クラスタリング）する．この時 STAS の項目に分類し，スコアリングすると，ケアの優先順位が明らかになる．提供したケアは患者の話（"S"）で評価する（【第1'段階】）ので，ケアサイクルは【第1段階】に戻る．

14 緩和ケアの診療プロセス

【第1段階】	話を聞き，整理（クラスタリング）する／SOAP の "S"
【第2段階】	事実の確認／SOAP の "O"
【第3段階】	状況を評価する／SOAP の "A"
【第4段階】	治療（ケア）計画を立て実施する／SOAP の "P"
【第5段階】	提供した治療（ケア）の結果を評価する／SOAP の "S"

STAS 14 である（12）．

スコアリング

クラスタリングすると同時にスコアリングをして，患者の"気がかり"を整理する．患者との会話に家族が参加している場合には，家族の話も"S"データに記載する．

● 身体症状に関わる項目（STAS 1，STAS 2）

STAS 1，STAS 2 は，身体症状なので"S"からのスコアリングは比較的分かりやすい．痛みや痛み以外の症状があることで，どのように日常生活に支障を来しているのかをスコアリングする．

● 心理状態に関わる項目（STAS 3，STAS 4）

STAS 3，STAS 4 は，ケア側の思いや価値観がスコアリングに反映されやすいので注意が必要である．患者の話をよく聞き，日常生活に支障を来しているかどうかの視

点を徹底してスコアリングする．

● 病状認識に関わる項目（ STAS 5 ， STAS 6 ）

　 STAS 5 ， STAS 6 は，それぞれ患者と家族の病状認識であるが，これまでの治療経過と現在の病状について正しく理解し納得しているかどうか，そのうえで余命に対する認識を評価する．

● コミュニケーションに関わる項目（ STAS 7 〜 STAS 9 ）

　 STAS 7 の患者と家族の率直なコミュニケーションは，今後の生活について，患者と家族が互いの"気がかり"について，どれだけ率直な相談がされ共有されているかを評価する．必要な相談ができないことで，どちらかが悩んでいたり困っていることはないかという視点でスコアリングする．

　 STAS 8 の職種間のコミュニケーションは，ケア側のコミュニケーションの不足が患者・家族に不利益な状態を与えていないかという視点でスコアリングする．

　 STAS 9 の患者・家族に対する医療スタッフのコミュニケーションは，患者・家族の求めに応じた情報提供がされているか，患者・家族は医療スタッフの情報提供に満足しているか，という視点でスコアリングする．

● チームケアに関わる項目（ STAS 10 〜 STAS 16 ）

　 STAS 10 のチームミーティングによる計画は，その必要性をプライマリナースが判断し，その判断の評価はチームリーダーが行う．

　 STAS 11 の実質的支援は，チームリーダーが関わるすべてのスタッフの支援の必要性と緊急性を評価し，それぞれの専門職は実質的な支援がないために患者・家族に困難が生じていないかという視点でスコアリングする．

　 STAS 12 の経済的支援は，医療や介護サービスを受けるための経済的支援の必要性を評価する．公的な支援やボランティアによる支援の必要はあるか，経済的支援がないために患者・家族に困難が生じていないかという視点でスコアリングする．

　 STAS 13 の時間の浪費は，患者・家族が残された時間を無駄なく有効に使えているかを評価する．がんの最終段階の問題には，効果がない治療の継続や緩和ケアへの移行の遅れなど，必要なケアがフレキシブルに提供されないことで患者・家族に困難が生じていないかという視点でスコアリングする．

　 STAS 14 のスピリチュアルは，自律支援の必要性を評価する．「チームの一員」である患者は困難を解決するために自身の価値観に基づいて判断ができているか，自己の存在意義の喪失により感情をコントロールできずに患者・家族に困難が生じていないかという視点でスコアリングする．

　 STAS 15 の医療スタッフの不安は，チームリーダーが評価する．スタッフの不安の強さだけではなく患者・家族に影響を与えていないかという視点でスコアリングする．

　 STAS 16 のスタッフへの助言・指導は，チームリーダーが患者・家族の状況から評価する．チームリーダーは患者・家族の重大なことを認識し，スタッフへの助言・指導が適切なタイミングでなされているかという視点でスコアリングする．

スコアリングの根拠をコメントとして記載する

　STAS のスコアリングに際しては，全ての項目（16 項目）においてその根拠を明確にして，コメントとして記録する．コメントは患者・家族の言葉を要約せずに，専門用語に置き換えることなく，そのまま記録する．

　例えば，患者が「横になると咳で眠れない，夜はゆっくり眠りたい」とケア側に話をした場合は「横になると咳で眠れない，夜はゆっくり眠りたい」とそのまま記録する．その上で STAS 2 のスコアを 2 とすれば，咳が睡眠を妨げていることにケアを必要としているとスタッフ間で共有できる．

　スコアリングの根拠を患者・家族の言葉で記載することで，多職種が関わることによって生じやすい焦点の散漫を防ぎ，合理的・建設的な連携ができる．

STAS の "S" データ（患者が語った言葉）の記録

　クラスタリングは患者と話をしながら同時進行で行うが，改めて SOAP に従って記録をすることで患者の思いを振り返ることができ，ケア方法の修正を考えるなど次のケアに生かすことができる．

　患者の主観である "S" データは医療側の主観を反映させずに記載する．例えば「痛がっている」「痛みを我慢している」などの表現にはケア側の主観が含まれている．「顔をしかめている」「レスキューの使用がない」などは客観的な事実であり "O" データとして記載する．

　会話形式（叙述式記録）にすると，患者発信の話と医療側に促された患者の話とが区別できるので，ケア側（聞き手）の思い（価値観）で患者の話が変質することを防ぐことができる．ケア側の思い込みで患者の話が聴き取れないこと（ブロッキング）が防げ，患者の話をそのまま受け取ることができるようになる．

第 2 段階

事実の確認／ SOAP の "O"
「患者の物語」の共有のプロセス（emplotting）
第 1 段階で得られた患者の "気がかり" に関連する身体診察・検査結果・家族あるいは知人，ケアスタッフの話などから，客観的な情報を得る．☞ 13 14

客観的な事実と診察

　"O" は "S" データに関わる客観的な事実である．

　"S" データに基づき医療（専門職）の視点で患者を診察すると困難が生じている点が明確になり，次の "A" に繋がる．例えば "S" データの「足下がふらついて転びそうになるので，捉まって歩いている」に関する "O" データを得るためには，貧血症状はあるか，脳神経症状はあるか，筋力低下はあるか，などの点について診察する．"S" データに基づいて "O" を丁寧に認識すれば，患者の変化に気づくので，急変で困るような事態になることはなくなる．

スコアリングの追加・修正

患者と一緒の会話では話せなかった心配事（STAS 4；家族の不安）や余命について聞きたいこと（STAS 6；家族の病状認識）や患者には言えずに悩んでいること（STAS 7；患者と家族の率直なコミュニケーション）についてなど，第1段階でのスコアリングに追加修正をする．

家族の話は基本的に"O"データ

患者とは別の場での家族との話は，客観的な評価"O"データに記載する．家族との話も会話形式で記述すると，誰から発信されているのか，そのテーマは誰に向けられているのかが明確になる．

患者との会話に家族が参加している場合には"S"データに記載する．

第3段階　状況を評価する／SOAPの"A"

「医師の物語」の進展のプロセス（abduction）
第1段階と第2段階で得られた情報から総合的に判断をして，アセスメントする．☞ 13 14

スコアの高い項目に注目して，相互の関連を考えアセスメントする

アセスメントは，"S"と"O"を整理・分析して，一つ一つの項目の因果関係から，患者・家族の状況を評価することである．

スコアの高い項目は医療・ケアが不足していると考えて，それぞれの項目に対して医療・ケアのアセスメントやプランが必要である．しかしスコアの高い項目は相互に影響し合っていることが多いので，項目毎にアセスメントするのではなく，STASのスコアの高い項目に着目して相互の関連について考え，因果関係を明らかにしていく視点が重要である．

たとえば，痛くて動けないでいる（STAS 1；痛みのコントロール）のに医療用麻薬を飲まない患者は，副作用に対する不安が強いのか（STAS 3；患者の不安），「麻薬は最後の薬」という誤った認識なのか（STAS 5；患者の病状認識），医療者の説明に満足していないのか（STAS 9；患者・家族に対する医療スタッフのコミュニケーション）など，STAS 1以外の項目をスコアリングしてスコアが高い項目の関わりについても関心を持つ．

STAS 1とSTAS 5のスコアが高い場合のアセスメントは「麻薬の正しい理解がなく服用できないことによる痛みの増強」となるかも知れない．STAS 3とSTAS 9のスコアが高い場合のアセスメントは，「説明不足による麻薬服用の不安」などがある．スコアの高い項目に注目すると生じている困難が明らかになり，高い項目の相互の関係をみることが，患者の全体像をまるごと評価する（トータルペイン）ことに繋がり，全人的ケア（トータルケア）が提供できる．

身体的な問題を"O"からアセスメントする

患者の辛いと感じている症状が何によって起こっているのか，原因によっては治療が可能なこともある．治療の可能性がない場合でも患者・家族が，その理由に納得するためにも病状をしっかりアセスメントして伝えることは大切である．

> **第4段階**
> 治療（ケア）計画を立てる／SOAPの"P"
> 「物語のすりあわせと新しい物語の浮上」のプロセス（negotiation and emergence of new stories）
> 自律支援・自己決定を実践する場面である．☞ 13 14

プランは，患者と"相談"し，患者の自己決定を支援する

治療計画を立てるのは医療側としての本来の責務である．しかし，治療計画を実践するにあたっては，一般医療のようにケア側が立てたプランを患者に提示して患者が了解して実施するのではない．患者が自分にとって何がよいのかを考えられるように支援（自律支援）することが相談者の役割であり，患者自身で決められる（自己決定）ように支援するのが本来のケアである．

治療における患者の自己決定の物語を医療者の物語である治療方針で変えないことが原則である．

生活に着眼したプランを立てる

症状の緩和だけに焦点を当てたプランにならないように，症状によって支障を来している生活に着眼してプランを検討する．患者の日常の生活状況や家族あるいは関わるケアスタッフの力量を把握し，実現可能なQOLを高めるためのプランを立てる．

問題は，その場で解決する

患者の話を聞いて，一度職場に戻って机の上で考えるプランではなく，現場で提起されたことは持ち帰らずに，その場で解決しなければならない．その場で解決するということは，新たな対策を立てるということだけではなく，患者の思いに沿った上で，きちんと結論を出すということである．必要があれば，その場から電話で医師に指示を求めたり，チームリーダーに助言を求める．医療・ケアスタッフが自分の頭の中だけで考えて言葉にしないプランは，共有したつもりになっているだけで患者・家族には伝わらない．患者の求めに応じて，迅速に，きちんとした対応をすることが症状緩和に大きく影響する．

> **第5段階**
> 提供した治療（ケア）の結果を評価する
> ここまでの医療の評価
> SOAPの"S"に戻り，次のサイクルがはじまる．☞ 13 14

診療プロセスの最終段階であると同時に，次のプロセスの第1段階である

　ケアの評価は基本的にPRO（Patient Reported Outcome）であり，実践したケアは，患者・家族の話（ナラティブ）で評価する．

　この段階の患者・家族の話は，困っていたことが解消されたかどうかである．第5段階は，診療モデルの最終段階であると同時に，次のサイクルの始まり（第1段階）でもある．同じプロセスをたどってケアを継続するので，このモデルを「緩和ケアサイクル」と称した（13，14）．

患者自身の評価を大切にする

　提供した医療・ケア（第4段階；"P"）を評価する．まず患者・家族がどのように感じているのかを聞いて，患者・家族の話（ナラティブ）に従い評価する．とくに症状緩和の評価の際に，ケア側から「まだ痛そうですね」「楽になったようですね」など見た感じ，すなわちケア側の主観に基づいた言動は禁物である．ケア側の評価は，患者が話そうとすることを妨げるだけでなく，「わかってもらえない」という気持ちにさせるからである．

生活の視点で評価する

　痛みによって生活に支障を来していたことが，痛みが緩和したことで解決しているかどうかという視点で評価する．たとえば「痛くて座れない」と言っていた患者が座れるようになったかどうかである．最初のスコアリングで，患者は痛みがあることで何がどのように困っていたのかをケアスタッフがしっかりと認識していなければ評価はできない．

　最初のスコアリングの時点で「息苦しくてトイレに歩いて行けない」と言っていた患者（STAS 2　2）が，薬などによる症状コントロールによって息苦しさが緩和してトイレに歩いて行けるようになればSTAS 2のスコアが1に下がる．スコアリングの根拠として「歩いてトイレに行けない」とコメントとして記載しておくことで，評価の対象がずれることなく，ケアの方向性をチームで共有できるので継続したケアに繋がる．

何によって緩和したのかを評価する

　症状を緩和するのは薬物治療だけではない．家族の不安が解決されて，患者の痛みが緩和されることもある．逆に患者の痛みが緩和されて家族の不安が解決することもある．

　痛みの対処法を患者に聞くと，「温めると楽」「ゆっくり動かすと痛みがない」「好きなことをしていると痛みを忘れている」など，患者自身で工夫していることが多い．実践の現場は患者・家族の辛さを緩和することを最優先し，患者自身の工夫で症状が緩和されている事実を大切にする．

3）緩和ケアサイクル　トータルペインを受け止め，全人的ケア提供を実践

　一人の人間に生じた"気がかり"は，様々な要因が絡み合っている．全人的ケアは，患者のまるごとの"気がかり"（トータルペイン）を受け止め，まるごとケアすることである．だからといって患者の話をそのまま聞いて，患者の話の意図を理解しないまま

でまるごと抱えていたのではどう対応してよいのかわからない．トータルペインを受け止めるためには，一つ一つの構成要因の理解に立ち戻ることで，その手がかりが得られる．

緩和ケア診療モデルの第1段階で，患者の"気がかり"を受け止め，第2段階は専門職の視点で事実を確認し，第3段階でのアセスメントは，STASの項目の高いスコアの相互関係を分析することと，身体的な問題を"O"データからアセスメントする．第4段階で治療（ケア）計画を立て，実施する．第5段階は患者・家族の話（ナラティブ）から提供したケアを評価する．

問題が解決した分だけ患者・家族の"気がかり"が減る．解決できなければ，第1段階で受け止めた"気がかり"が第5段階でも同じ話が繰り返される．また新たな問題が起これば，患者・家族の話に表現される．

このプロセスを繰り返して一つでも問題解決ができれば，次第に"気がかり"が減ってくる．STASの16項目は，ほぼ患者・家族の"気がかり"が包含されているので，このサイクルを繰り返すことで，患者・家族のまるごとの"気がかり"がまるごと解決される方向に向かう．

このケアサイクルを忠実に行い，緩和ケア実践のプロセスである「緩和ケアサイクル」が滞ることなく循環すれば，結果としてトータルペインの視点で全人的ケアが提供できることになる．

4 緩和ケアの質

緩和ケアが医療であるならば，提供したケア・医療の質を評価する責務がある．緩和ケアの目的はQOLの向上であるので，QOLの評価をすることが緩和ケアの質を評価する基本である．本章では，最終段階における緩和ケアのQOLを「その時の生活・療養のあり方に対する満足度である」と結論づけた（p 17）．

QOLを計量的に評価する代表的なツールとしてはEQ-5D[39]，SF-36[40]があるが，健康関連QOL（HRQL）である点でがんの最終段階における緩和ケアにはなじまない．患者自身が評価項目を選択（構成概念）し，患者の価値観を反映できるツールにSEIQoLがある[41]．しかし，半構造化の質問形式をとっているために，臨死期に近づいて身体的にも精神的にも追い詰められた患者に対して，医療側が必要情報を得るために患者に書かせるとか一定の枠組みの中で考えさせるなどの負担をかけることになる．

● クリニカルオーディットとしてのSTAS

こうした問題を解決するために，患者の病状に関わりなく，患者の自由な表現を妨げないで評価できるツールとしてSTASがあり，筆者らは日常のケアに活用している．STASは必ずしもQOLそのものを表現するツールではないが，QOLの代理指標として用いることは可能である[31]．

STASの項目を1つ取り上げて，スコアの経時的な経過を見てケア提供の成果をQOLの1断面ではあるが計量的に評価することができる．個々の患者の1つの項目についてみれば患者個人の症状緩和の成否を通してケアの質を評価できるし，関わるチームの患者全体のスコアを同様に見ればケアチーム全体のケアの質の評価を数量的・統計的に解析することが可能になる．つまり個々の患者のケアの質の評価だけでなく，ケアチームの総合的なケアの質の評価が可能である．

　STASの評価が数値化（スコアリング）であることを活用して，個々の患者の複数の項目のスコアをそれぞれ経時的にグラフ化して比較することで，それぞれの項目がどのように関わっているのかを具体的に理解することができる．この方法はSTASを用いて全人的ケアを視覚的にアプローチできる方法として有効である．

　前述のようにQOLは患者の満足度であると理解とすれば，QOLの条件（PROであること，計量的評価尺度であること）に合致しなくても，評価ツールであるSTASを活用すること，あるいは患者のコミュニケーションのあり方を見ることで，患者自身の思いに近づくための工夫ができる．

　STASの一番の問題はPROではなく他者評価だということであるが，他者評価だからこそ患者の状態が悪くなっても最後まで継続的に評価ができるのである．したがってSTASの他者評価という弱点をどう克服するかが重要になっている．この点に関しては，「3．緩和ケアの診療モデル」（p 17）で述べたように緩和ケアの基盤はNBMであることを強く認識し，NBMのツールとしてSTASとSOAPを連動させる．さらに，STASのスコアリングの根拠を"S"におくことを徹底できれば，限りなくPROに近づき他者評価の弱点を補うことができる．

● QOLの代理指標としてのコミュニケーション

　QOLは身体の機能や痛みなどの症状や患者自身のおかれている状況を含めて，生活の中での個人の感じ方であり，本人の主観的包括的指標である．しかし，がんの最終段階におけるQOLを論じていても死のその時（実際には前日ないし直前）までを想定した形での論議はない．

　死のその時までどの場面においても，患者自身がおかれている状況に対して，患者本人の満足度が高ければ患者自身が表現し，満足度が低くなると表現しなくなると考えている．したがって，コミュニケーションのあり方は患者の満足度を表現する代理指標となり，計量的な評価を組み込むことができればQOLの包括的かつ計量的な評価が可能になる．

　ケアが適切に提供されて自身の状況に満足していれば身体的にも精神的にも安定していることになり，必然的にアイデンティティが維持され「その人らしさ」が保たれている結果を生む．がんの進行によって身体機能を喪失し死へのプロセスを歩いている患者が，「その人らしさ」，つまり精神性が保たれていることの証が，言語によるコミュニケーションによって自身を表現できるということである．同時に，STAS 14 は満足度

が高ければスコアが低くなることからもコミュニケーションのあり方はQOLの代理指標の一つとして考えることができる．

　少し飛躍した考え方のようにとられるかもしれないが，次のような場面を理解できれば決して飛躍した論理構築ではないことがわかる．

　厳しい状況におかれて対応力が低下している患者は，自分の意に沿わないことには次第に返事をしなくなる．自分の意に沿わないという状態，すなわち自身の状況に満足できない状況が続くと，死に直面して苦悩を深めている患者は自身を保つことが困難になり，双方向のコミュニケーションが成立しなくなってくる．

　一般的に「がんの最期は意識がなくなる」と言われ，一般の国民だけでなく緩和ケアのスタッフを含めて多くの医療関係者も同様に考えている．それは「自身を保つことが困難になり，双方向のコミュニケーションが成立しなくなってくる」という残念な関わりの結果から考えられていることである．これについてはソンダースが，意識を保った状態で症状緩和が可能であると述べている．また自験でも死亡前日に76％の患者と言語によるコミュニケーションがとれている（巻末付録❿参照）．言語によるコミュニケーションがとれなかった24％の患者も問いかけに対して瞼を動かすなどの反応はあり，明らかな返事としての判断は難しいが，そのほとんどに意識はあった．この結果は，がんの最終段階という厳しい状況に置かれた患者が，その時その時をより満足する形で過ごす，すなわちQOLが高いということが患者の状況に何をもたらすかを示している．

　がんの最終段階の患者は，その時その時の状況に満足度が高く自分自身を保ち過ごすことができれば，生きる意欲を保ち，生き抜くことができる．すなわち患者の満足度はQOLの向上そのものといえる．満足度に着目すれば，VASの手法を応用することでも評価が可能であるが，死のその時までも包含した評価が困難であるというのは他のツールと同じである．

　QOLを患者の満足度と置き換え，コミュニケーションのあり方を満足度の代理指標として考えることができれば，ケアの現場において日常的にQOLの評価ができることになる．

● 鎮静率と在宅死率

　ケアの質は患者が評価するものであるが，ケア提供側の包括的な評価としては病院緩和ケアでは鎮静率（持続的な深い鎮静＝CDS；continuous deep sedation）[21,42,43]，在宅緩和ケアでは在宅死率がある．

　CDSは耐えがたい苦痛に対して行われるものであるから，質の高いケアを提供すれば鎮静が必要な状況にはならないので鎮静率は低い．また在宅死率は，鎮静を除いた自宅での死亡率とする必要があるが，少なくともCDSをしないで自宅に最後までいられるということは，最低限自宅でみられる状態であったということであり，一定の水準のケアが提供されたといえる．

現在 CDS は学会のガイドラインまで作られているなど，緩和ケアの必須のスキルになってしまっていることは驚きであり，緩和ケアの危機である．この問題の詳細は，拙著『その鎮静本当に必要ですか』[21)] を参照して欲しいが，CDS の容認は耐えがたい苦痛を予防しようとする思考や質の高い緩和ケアを提供するモチベーションを衰退させることになる．安易に行われる CDS は緩和ケアの基盤を危うくする，ということに気づかなければいけない．

　耐えがたい苦痛は，緩和ケア本来のケアが提供できれば確実に低減できる．是非，緩和ケア診療のプロセス（STAS-SOAP モデル）を実践して欲しい．

在宅緩和ケア

　がんが治らないとわかったときに，「自分の家で最期を迎えたい」と願うのは自然である．各種のアンケートでも家に最後までいたいと希望する人の割合は，年々増加している．アンケートの対象，設問の仕方でその割合は異なるが，多いと80％を超えている．

　一方で，ほとんどの人は，最期の時間を自宅で過ごすことはどのような状況なのかというイメージをもてない．さらには，家にいて痛みの治療を受けられるのか，ねたきりになったら家族に迷惑がかかる，など自宅で療養する不安がある．実際に日本では，がんになって家で最後まで療養できる人の割合は20％に満たない．

　人生の最終段階における療養場所についての希望と現実には大きなギャップがあるが，自宅で療養するにあたっての不安を解決できれば，家に最後までいたいと希望するし，家にいられる人は増える．

1 在宅緩和ケアの理念

　在宅緩和ケアを筆者は
「がんを治すための治療ができなくなった患者が，住み慣れた家で苦痛を感じる症状を和らげ，その人の尊厳を保ちながら生きること・生活することを支援する」
と定義した（15）．

　WHOの緩和ケアの定義（p 2）[2]に忠実であることは，在宅緩和ケアでも同じである．

15 在宅緩和ケアの理念

がんを治すための治療ができなくなった患者が
住み慣れた家で
苦痛を感じる症状を和らげ
その人の尊厳を保ちながら
生きること・生活することを支援する

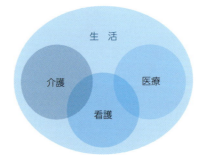

2 在宅緩和ケアの意義

　在宅緩和ケアは，単純に言えば「在宅で緩和ケアを提供する」ということである．緩和ケアの基本的な考え方とそれに伴う診療モデルは，療養の場が在宅であっても病院であっても共通である．しかし，在宅では病院での困難さとは異なる問題があるので，在宅緩和ケアでは緩和ケアの理念に基づいた在宅での実践プログラムが必要である[32]．

　在宅緩和ケアは病院への通院が困難な状況になってから始まることが多く，がんが進行し最終段階における緩和ケアがその対象になることがほとんどである．一方，日本の緩和ケアは病院を中心に，在宅ケアは高齢者の非がん疾患を中心に制度設計されてきているために，在宅緩和ケアが病院緩和ケアの補完的な位置づけとなっている．

　一般医療の多くは，医療設備・医療技術の問題もあって困難な治療が必要なときは病院治療に委ねることになる．治療の最終医療機関は病院である．これに対して，緩和ケアでは病院で症状緩和ができない患者が，自宅で症状の緩和が得られて穏やかな療養を最後まで続けることが少なくない．

　在宅緩和ケアと病院緩和ケアとの関わりについては，一般医療とは異なり，在宅と病院のどちらもが同じように治療の最終医療機関となり得る．

　それぞれの地域，ケアチームの状況が異なるので，在宅と病院の関わりを整備するなどして，本来の意味で患者・家族の療養の場の選択肢が広がる状況を目指すことが望まれる．

● 家という場

　人の思い，価値観はそれぞれであるが，家にいることが多くの人にとっては，心地よい空間であり時間である．WHOも「家にいて適切なケアによる支援が受けられるとなれば，家に帰ることが患者の最大の関心事になることが普通である．家にいることで患者の自立性は高められ，自尊心が保持される．」といっている．がんになっても最期まで家にいたいというのは万国共通の思いである．またWHOは，"Cancer Control Knowledge into action WHO guide for Effective Programmes"[5]の中で緩和ケアの整備のための15年計画のプロジェクトのデザインを示している．それによると最初の5年間で「ケアを主に自宅で提供できるようにする（to provide through care mainly through home based services）」と，緩和ケアは自宅での提供が基本であることを明示している．がんの在宅療養は患者・家族の希望だということと同時に，緩和ケアの理念そのものが在宅緩和ケアの本来あるべき姿であることを内在しているからである．

● 医療からケアへ

　がんの進行によって外来受診が困難になるのは，悪液質の症状がはっきりしてきた時

期である．がんの経過の最終段階にあり，患者の病状変化が急速に連続的に起こる時期であるといえる（p58，28 参照）．したがって在宅緩和ケアが必要な状況では，急速な病状の悪化に対する医療的な対応と，全身状態の低下から自立した日常生活が困難になることに対する生活支援が同時に必要になる（p57「2．最終段階における緩和ケア」参照）[44]．

在宅緩和ケアの対象となる患者は，病気を治すための医療中心の生活から，がんを抱えながらよりよく生きること，生活することに目標が変わる．自分らしく生きるための医療との関わりが患者の大きな関心事になり，医療も患者の関心事に沿う対応の変化が求められる．先進的医療を指向した重装備型からプライマリ型，軽装備型の医療への変化は医療を提供する場の選択に影響する．

病態を改善するという意味での医療は成り立たなくなり，疾患を治す医療から患者の体調を整え，生活を支援するための医療への変換である．そうであるならば，疾患の治癒を目指す病院よりも生活の場である在宅と考えるほうが自然である．

3 在宅緩和ケアの理解を深める [32, 45]

1）がんと非がんの在宅ケア

がんと非がんの在宅ケアは，ケア提供の枠組みは同じである．
具体的には，医師・看護師をはじめとする多職種によるチーム医療や医療・介護保険などを活用できる制度は，がんと非がんによる違いはない（16）．

● 在宅療養期間

地域の医療事情などによっても療養期間は異なるが，基本的な傾向は変わらないので，PCC 連絡協議会のアンケートの結果を示す（17）．

在宅療養期間としているのは，訪問診療開始から死亡までの期間である．がん患者5,936 名の集計では平均値 68.8 日，中央値 32 日に対して，非がん患者 608 名の集計ではそれぞれ 662.8 日および 331 日であった．これは，がん患者と非がん患者の病状変化の違いを反映している．がんの療養期間は筆者のチームとほぼ同じである（巻末付録❹「訪問期間」参照）．在宅療養期間の短さががんの在宅緩和ケアの特徴であり，ケ

16 がんの最終段階と非がん（高齢者）の在宅療養の違い

	がんの最終段階の患者	非がん（高齢者）患者
在宅療養期間	短い（1 か月以内）	長い（年単位）
関わる時期の病状	急速に悪化	安定
医療依存度	高い	低い
死の意識	現実的	漠然とはある
介護・福祉	悪化の過程（喪失感＝死）	回復の過程（自立＝生）

17 がん患者と非がん（高齢）患者の在宅生存期間（PCC連絡協議会*の集計による）

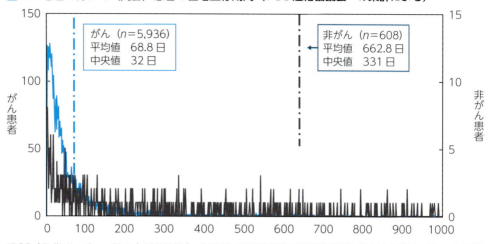

*PCC（Palliative Care Clinic）連絡協議会：全国22の在宅緩和ケア診療所が参加（2010年発足〜2015年解散）

18 がんと非がんの一般的経過

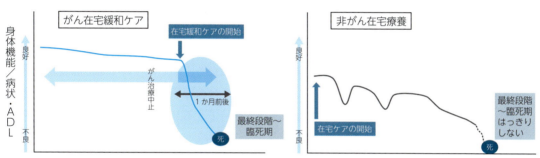

アの提供が困難である原因の一つである．

　在宅療養期間の違いは，病院との連携のあり方にも大きな影響がある．誤嚥性肺炎を起こした場合，非がんの場合には年余にわたる療養期間があるので，入院をして治れば退院して在宅療養を再開することが可能である．がんの場合は1か月以内の療養期間なので，たとえ入院期間が1週間で肺炎が治ったとしても，その間にがんの悪液質による身体状況の変化は急激であり退院の期間を失することが多い．したがってがんの在宅療養の場合には，可能な限り在宅で治療するようにしなければならないし，そのスキルを持つように努力する．

● 関わる時期の病状／医療依存度

　18に身体機能の変化をがんと非がん疾患に分けて示した．左段ががんの典型的な経過であり，右は非がん疾患の経過である．在宅ケアが始まってから臨死期にいたる経過は大きく異なる．

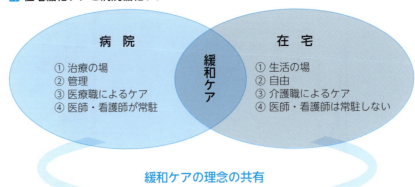

図19 在宅緩和ケアと病院緩和ケア

在宅療養を開始する時期のがん患者は，全身状態が低下し身体機能の急速な低下だけではなく，病状の悪化によって自立した生活が困難になり，短い期間に死に至るという状況にある．

非がん患者の在宅療養の開始時の状況は，病院で治療を受けて治療を必要とする疾患があっても病状は安定している．脳梗塞の治療で救命されてリハビリを行い退院となれば，自宅で病院でのリハビリを継続することになる．通院は困難でも，脳梗塞の病状は安定しており，誤嚥性肺炎などを起こさなければ医療依存度は低い．病状によっては自宅での生活を継続する中で，機能の回復も期待できる．

死の意識

がんと非がんでは在宅療養が始まる状況が違うので，死に対する意識，現実感は大きく異なる．がん患者の場合の在宅緩和ケアは，病状が進行して生命の危機が増大している状況で始まる．患者は図18の左のように身体機能の低下が急速に進む中で，死を直近の問題として日々実感するので，その精神的苦悩は深刻である．

一方，非がん患者の在宅療養は，障害の程度は高度であっても生命の危機は回避された状況で始まるので，死を意識するとしても概念の世界にとどまる．

2）在宅緩和ケアと病院緩和ケア

在宅緩和ケアと病院緩和ケアとを比較すると，ケアの違いに4つの要因が挙げられる（図19）．

生活支援

在宅緩和ケアは生活の中での療養である．患者にとって住み慣れた家は生活の場であり，人生そのものである．今まで生きてきた人生の連続性を保てる場であり，患者の居場所がある．家族の中での自身の存在を実感できる場であり，自身のアイデンティティ

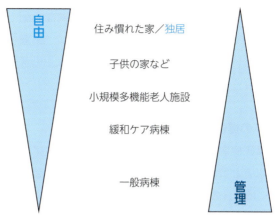

20 自由と管理の視点でみる療養の場

が確認できる場である．

　病院では多くの患者の中の一人にしか過ぎないが，自宅では家族にとってかけがえのない存在である．家族の中にいること，自身が存在すること，生きていることの意義を実感できる．「住み慣れた家で，見慣れた景色，使い慣れた家具や，生活道具に囲まれて時間を刻む」ことの心地よさは，衰弱し"死"を実感しながら生きるという厳しい環境におかれた患者にとって，想像を超える安寧が得られる．死が近いことを実感している患者には，この小さな日常の積み重ねが人生であり，それをかみしめることがとても幸せなことだという感じを強く抱く．"家"は，生きる力の源泉であることが，健康な時には分からない．

　在宅緩和ケアの最も重要な役割は，生活支援である．「生活を支えるために，医療・ケアを提供する」という認識をしっかり持つことである．

● 自由と管理

　がんが進行し最終段階にある患者は，必死に自身を保ち生きる努力をしている．わずかであっても自身の考え，思いあるいは行動が制限されることの辛さ，不自由さは，健康な人には分からない．住み慣れた家での生活は，第三者による管理的な対応がない．家の中のどこにいても規制はなく，同居している家族の理解があれば，起きる時間も寝る時間も食事の時間も自由である．がんの最終段階の患者にとって，行動の自由は精神の自由に繋がるものである．

　患者は，疾患の治癒の代償に入院という規制された生活の不自由さを受け入れるのであり，疾患の治癒を期待できない患者にとって自由のない生活は耐えがたいものがある．

　病院をはじめ高齢者施設では患者の安全を保証するという責務から，管理的な対応をせざるを得ない．入院患者が転倒して骨折すれば，管理不十分ということになる．患者一人一人に24時間いつでも対応する余力はないので，転倒の危険が予測される患者に対しては，一人で歩くことを制限せざるを得ない．

自由と管理という視点で療養の場をみたのが⑳である．最も自由な療養環境は住み慣れた家である．住み慣れた家でも家族の過剰な心配で，患者の行動が制限されるようであれば，家で生活する良さが失われる．逆に，施設・病院であっても患者の行動を規制しているという認識を持ってケアにあたれば，患者の精神の自由は容認され自尊心は保たれる．

● 医療・ケアの提供体制

病院では医療者が常駐しているが，在宅緩和ケアでは，診療の場である家に常駐しているのは患者と家族だけである．この違いを乗り越える対策として，在宅緩和ケアでは24時間・365日の連絡体制は必須である．病院でも担当の医師・看護師が24時間勤務をしているわけではないので，日常の診療体制を工夫すれば十分に対応できる．

在宅緩和ケアは，ほとんどの時間を患者と家族だけで過ごすため，患者・家族・ケアチームが一体となって作り上げていくという方向性が重要であり，常に医療者の管理下にある病院緩和ケアよりも患者・家族の自律(自己決定)が必要である．

患者・家族は，自身の状況がわかり，心配なことを電話でどうすれば良いかを相談できれば，自分で対処できる．

家族は，病状が悪化している患者と24時間向き合う中，一定の介護技術も身につけなければならない．家族が介護することは，人生の最後の時間をともに過ごすという意味で，患者にとっても家族にとっても，家族の絆を再確認できる貴重な時間になる．家族が疲弊することなく，介護に充実感がもてる支援がケアの体制に要請される．がん患者が自宅で穏やかな療養をするためには，患者の苦しみの緩和だけではなく，家族の関わりなど在宅緩和ケア特有のスキルが必要になる．

病院では緩和ケア病棟も含めて介護が必要になったときに個別的な対応が難しい．病院であっても在宅緩和ケアであっても，がん患者の身体機能の低下に対するケアは，介護だけではなく緩和リハビリテーションの考え方が必要である（p59「緩和リハビリテーション」参照）．

● 介護の問題

在宅緩和ケアが始まるときにも，介護保険の申請を勧められ介護支援専門員（ケアマネジャー）が関わることが多い．それは在宅ケアが非がん疾患を対象とした支援として積み重ねられてきているからである．緩和ケアにおける介護のあり方は同じ在宅であっても，がん以外の他の在宅ケアとの区別が必要である．

がんの在宅緩和ケアの開始時期は身体機能の低下が急激かつ連続的に起こる時期に一致していることが多く，死に象徴される喪失感に対するケアを介護の視点だけで担うことは極めて困難である．このような厳しい状況にあり限られた時間の中で関わるという意識をもって，がんと非がんの在宅ケアの違いを十分に勘案する必要がある（p57「2．最終段階における緩和ケア」参照）．

ケアマネジャーによるケアプランが先行することの弊害は想像しにくいかも知れない．がん患者が介護を必要とする時期は身体状況が日々急速に変化するので，緩和ケアを必要とする患者に対して介護保険制度の枠組みの中でケアを考えることは非常に難しい．在宅緩和ケアは生活支援ではあるが，そこには身体および精神の状況のアセスメントが不可欠であり，日々の変化に医療的な視点を含めたフレキシブルな対応が求められる．がんの最終段階にある患者は，非がん患者のように月単位でケアプランを作成している状況とは全く異なる世界に生きているからである．経験を重ねているケアマネジャーはサービスの提供が遅れないようにと奮闘する．しかし，いずれ必要になることだからと先回りして準備されても患者は追い詰められ混乱するだけである．

　介護は患者の意向を最大限尊重する中で，患者・家族・介護および医療スタッフが一体となることが望まれる[44]．

家族の関わり／家族ケア

　在宅緩和ケアでは，家族が継続的に 24 時間，病状の変化を目の当たりにする．患者と家族は，それぞれの価値観の違いを乗り越えて，時間と空間を共有し積み重ねてきている．他者にはうかがい知れない患者と家族の濃密な関係性があるので，ケア側の価値観で療養のあり方を評価して方針を決めることはできない．

[Bさんの場合]：卵巣がんのBさんは夫と離婚し一人暮らしだったが，長女に「私が看るから」と言われて退院した．Bさんは「娘は夫をよく思っていないから言えないけど，ほんとうは夫に看て欲しいの」と看護師に話をした．Bさんの願いを叶え長女に後悔を残さないためには事実を伝えるしかないと考え，Bさんには考えているよりも残された時間は短いことと，長女にはそれに加えて母親が考えていることをよく聞くように，と伝えた．すると長女はことの重大さを認識し，父親が介護することを受け入れた．

[Cさんの場合]：大腸がんのCさんは，妻から「介護はしないから，自分のことができなくなったら入院」と言われていた．全身状態の低下が顕著になり，「訪問入浴かヘルパーに入浴介助を頼みたい」と妻が言うとCさんは，「今は自分1人でできる，できなくなった時に女房が手伝ってくれないのであれば，風呂には入らない」と言う．このときに筆者らは，互いの思いを肯定し双方の話を聞き「ヘルパーを頼みましょう」とも「訪問入浴にしましょう」とも勧めずに「2人でよく相談しましょう」と話して帰った．1か月後，妻は「浴槽に入る時に足を持ち上げるだけね」と手伝っていた．しばらくすると，妻は「1人じゃ危ないし，心配だから」と一緒に風呂に入るようになっていた．もちろんCさんは微笑んでいた．

　家族は，「家にいたい」という患者に「そうしましょう」と受け入れるだけで，家族としての責務を果たしている．家族にそれ以上の責務を負わせようとせず，患者の自律支援を徹底すると共に，患者と家族の関係を尊重し見守ることが大切である．

家族もケア―トータルペインの視点

　患者の"死"は"永遠の別れ"であり，死別後も家族は喪失感を抱えて生きていかな

ければならない．患者と同様に家族も精神的な余裕，他者に配慮する心のゆとりはなくなる．大切なことは少しでも早く家族の"気がかり"を解消することである．家族が自身の心配や不安を抱えたままでは，厳しい患者の状況を目の当たりにしながらの生活は続かないからである．

"気がかり"を知るためには指示的な対応は避け家族のペースで話を聞く．「どのような不安がありますか？」「何を心配していますか？」という質問からは，家族の心情は聞けない．不安や"気がかり"は漠然としていて，ストレートに聞かれても言葉で表現するのは難しい．

緩和ケアは患者のナラティブから始まるが，家族ケアはやはり家族のナラティブから始まる．家族にとって何が"気がかり"となっているのかを家族の話を聞く中で整理していく，トータルペインとして捉える視点が家族ケアにおいても大切である．

家族の思いと患者の思い

患者は「家族に迷惑をかけたくない」と話すことがあるが，そう思っている，と理解したほうがよい．「だから入院する」「だから退院しない」ということではない．介護の相談で患者が「家族に迷惑をかけたくない」と言った時に「だからヘルパーを頼む？」「だからオムツを使う？」と聞いても患者の返事はない．患者は家族に迷惑をかけないために自己犠牲を考える余裕はなく，「面倒をみてくれ」と，家族に言う勇気もない．

家族は患者に何かしてあげたいと思っているが，「素人の介護で具合が悪くなっては困る」「専門職のほうが上手くできる」と自信をもてずにいる．家族にはできることとできないことがある．できないことの中にはやりたくないこともある．家族の介護力を評価し，家族ができないあるいはやりたくない介護は無理をしない．家族にできることをみつけ，家族が行っていることを肯定するなどの支援は，家族の自信になり介護する喜びを感じ，介護の力が増すことになる．

ケアスタッフはケアモデルである

病院では家族がスタッフのケアの様子を見る機会は少なく，ケア側も家族に見られることに慣れていない．在宅療養中の家族は，ケアスタッフが患者とどのような話をしているのか，どのように患者の身体に触れているのかなど，ケアスタッフの対応の仕方やスキルを観察している．家族の目に簡単そうに映れば，自分にもできるだろうと，行うようになる．動作に無駄のないケアは，見ている家族にもわかりやすく素晴らしいお手本になる．

よいケアモデルになるためには，家族が見ていることを意識し，スキルの高いケアを身につけなければならない．変化していく状況を予測し，落ち着いて対応できるようにする．患者の病状が悪化したときに，もしかすると少し元気な方向に戻るかも知れないという期待を大切にしながら，最悪の事態を考えた対応が必要である．

たとえば「また食べられるようになるかも知れないが，明日には水を飲むこともできなくなるかも知れない．今は水が一番美味しいと言っていることを大切にしましょう」「今日，呼吸が止まってしまうかも知れないが，同じ状況がいつまで続くかはわからな

い．普段通りの生活を大切にしましょう」と，家族が患者の状況の変化を落ちついて受け止め，自身の行動を考えられるようにする．

● 予期悲嘆

患者や家族が"死"を予期した時の悲しみを"予期悲嘆"という．

患者の病状が"死"に向かっている現実を受け入れられない家族は，それまでと同じ生活を続けようとする．予期悲嘆を経験しないままに死別した家族は「こんなに早いとは思わなかった」「もっと色々と話したかった」と後悔する．死別後に後悔が少ない家族は，患者と"死"を現実の事として受け止めた話をし，"予期悲嘆"を経験している．

患者の生存中に家族ケアの中に予期悲嘆にともなう悲嘆ケアを位置づけることが，死別後の悲嘆を少なくする（予防的グリーフケア）．

死別という結果は，どのような経過でも家族の悲しみと後悔はつきない．後悔を納得にかえることができるとしたら，それは患者の意思を尊重したケアである．家族にとって「（患者）本人が決めたこと」と言えることが，死別後の家族の生きる力を支える．患者と率直な話をしていた家族からは何年経っても「今も一緒にいる感じがする」「いつも傍でみていてくれている」という便りが届く．

在宅緩和ケアの実際

1）在宅緩和ケアの準備

筆者らのチームは，在宅緩和ケアの基準を定め（**21**，**22**）実践している．

その特徴は，医師と看護師を中核としたチームケアであること，チームケアのコーディネーターをおいて一体化したケアを提供できるようにしたこと，ケアの評価ツールとしてSTASを活用していることである．

● まず"気がかり"の解決

在宅緩和ケアに移行するための準備で重要なのは，患者・家族の"気がかり"を解決しておくことである．痛みをはじめとする症状緩和ができるのか，どのような診療体制で診てもらえるのかなど，患者・家族の抱えている"気がかり"は様々である．

在宅緩和ケアを担うほとんどの医師は，がん治療の時期には関わっていないので，患者が厳しい状況になってから信頼関係を構築することになる．在宅緩和ケアを受ける患者の生存期間はきわめて短いため（**17**），時間をかけることなく診療が始まると同時に信頼関係が構築される必要がある．

一方で患者・家族は，がんと診断されてから治療の経過中に医療関係者との関わりにいろいろな思いを抱えていることが多い．

残された時間が少ない患者・家族にとって，今後の療養の仕方を決めることは，やり直しのできない切羽詰まった状況である．そのため診療を開始する前に，患者・家族が

21 筆者らの実践する在宅緩和ケアの基本理念

1. 在宅緩和ケアは，生命を脅かす疾患に直面する患者とその家族の生命・生活の質（いわゆるQOL）の改善を目的とし，緩和ケアの基本的な考え方に則り，患者と家族が安心して"家または家に準じた場所"で過ごせるケアを提供する．
2. 人が生きることを尊重し，人それぞれの死への過程に敬意を払う．
死を早めることも死を遅らせることもしない．

22 筆者らの実践する在宅緩和ケアの実施基準

1. 対象者
   ① 余命が限られた不治の患者（主として不治のがん患者）とその家族
   ② 家でのホスピス緩和ケアを希望する患者と家族
   　患者自身が病名，病状を正しく理解していることが望ましい．
   　しかし，そのことは在宅緩和ケアを受けるための必須条件ではない．
2. ケアチームの構成
   ① 緩和ケアの提供はチームを組んで行い，チームの中心となるものを決めておく．
   　在宅緩和ケア提供におけるチームの基本単位は，医師，看護師，家族（・患者）である．
   　家族はケアの対象者であるとともに，患者にとって重要なケアの担い手になる．
   ② 必要に応じて薬剤師，歯科医師，ケアマネジャー，ヘルパー，ボランティア，医療機器・福祉用具の提供者，また心理的ケア・スピリチュアルケアのための専門職などの参加を得る．
3. ケアチームの要件
   ① 患者中心の視点を基本として，ケア提供は医師と看護師を核とした一体化したチームで行う．
   　（一体化したチームとは，この在宅緩和ケアの基準を共有するチームのことである）
   ② チーム内の医師と看護師は24時間，密な連絡を取りあうことが可能な体制で情報を共有し，患者の家または家に準じた場所を中心に，24時間，週7日間対応のケアを提供する．
   ③ 在宅緩和ケアチームのケアの質を改善する方法を持つ．
   　・定期的あるいは必要時にチームで患者のケアについて検討を行い，QOLの評価を行う．
   　・チームで迅速なケアを提供する．
   　・チームで在宅緩和ケアに関する定期的な教育研修を実施する．
   　・在宅緩和ケアの質の向上のための研究活動を行う，または，研究活動に協力する．
4. 提供されるケア
   ケアの評価ツールとしてSTASを用いること．
   ① がん性疼痛その他の苦痛症状について，患者の訴えを重視して専門的な知識と確実な技術をもって症状緩和を行う．　　　　　　　　　　　　　　　　　　　　　　　　STAS 1 STAS 2
   ② 患者と家族が，起こりうる病状変化およびその対処法がわかり，家にいることでの不安を解消できるように，タイムリーなケアを提供する．　　　　　　　　　　　STAS 3 STAS 4
   ③ 患者本人が病期を認識できるように支援し，主体性をもった生活が送れるようにする．　STAS 5
   ④ 家族が病状を認識し，現実を受け止められるように支援する．　　　　　　　　　　　STAS 6
   ⑤ 患者と家族が死を日常の出来事として考え，納得できる生の終わりを迎えられるように，率直なコミュニケーションがとれるように支援する．　　　　　　　　　　　　　　　STAS 7
   ⑥ 患者と家族の困難な問題について，早さ・正確さ・充実度を重視したスタッフ間での情報交換を図る．　　　　　　　　　　　　　　　　　　　　　　　　　　　　　　　　　　STAS 8
   ⑦ 患者や家族が求めたときに，充実度の高い情報を提供する．　　　　　　　　　　　STAS 9
   ⑧ 家で療養し家族で看取ったことが遺族の支えとなり，本人の死後も家族が健康的に生きていけるように支援をする．　　　　　　　　　　　　　　　　　　　　　　　　　　グリーフケア

イメージしている在宅緩和ケアと，実際に提供可能な医療・ケアとのズレの解消が不可欠である．
　筆者らのチームは診療の依頼を受け訪問診療をスタートする前に，家族との面談を

行っている．患者が在宅療養を望んでいても，家族の了解が得られなければ患者の願いは叶わないからである．面談には患者本人も同席することもあるが，家族が患者の前では相談できないことこそが在宅療養がスタートしてから浮上する問題となることが多い．家族の考えていることを知り，心配なことや不安を一緒に解決することで信頼関係を構築している．

最初の面談で家族が「在宅で看ることにします」と決めて，それを患者に伝えるだけで患者の信頼は得られる．在宅で看る意思がなかった家族であるほど，患者は最初の訪問を「待っていました！」という表情で迎えてくれる．

● 住み慣れた家を大切に

入院生活をイメージすると，自宅にベッドや手すりなどの準備が必要と考えるが，これらは病院だから必要になるものである．一般的に立ち上がり動作を楽にするためにベッドが推奨されるが，必ずしもそうではない．ベッドが楽というのは観念的なものであり，実際に患者がベッドに変更して楽だったかを冷静に考えれば，布団からベッドに変更する意味はほとんどないことに気づくはずである[44,45]．

手すりも，広い空間で捉まる所がない病院や施設では必要であるが，自宅では手を伸ばせば届く所に家具などが置かれているので，あまり意味がない．浴室の手すりも，それがないからではなく，入浴できない理由は「具合が悪くて入れない」と患者の体調によるところが大きい．

介護や福祉用具によってADLを補うことは難しい点が，在宅緩和ケアの特徴でもある．だからこそ住み慣れている自宅の良さを生かすケアを考えたい．

医師・看護師が診療・ケアしやすいようにと考えると，住み慣れた家の雰囲気は壊れてしまう．例えば，点滴は点滴台がなくてもできる．壁に元々あるフックやハンガーを利用できる．手すりを付ける代わりにタンスの引き出しを下から順に開けて持ちやすい所に捉まれば立ち上がれる．家の中にあるものを使うと雰囲気が和らぐ．

患者がベッドを使うようになると，隣に布団で寝ている家族が見えないために何度も呼んだり，家族が眠っていて呼ばれていることに気づかないと，起き上がったり，探しに行こうとしてベッドから転落したりと，落ち着かなくなることがよくある．

医療依存度が高い患者の場合でも，住み慣れた自宅をケア側にとって都合の良い環境に変えてしまうことは避けなければならない．

在宅緩和ケア開始までの実際の手順はチームによって，地域によって異なる．以下に筆者らのチームの訪問開始までの手順を中心にして，在宅緩和ケアの実際をみていく．

2）申し込みを受けたら

申し込みを受けてからの手順は，すぐに訪問を開始する場合，介護保険制度を利用する場合にはサービス担当者会議，入院中の場合には退院前カンファランス，あるいは医療機関によっては，相談外来の受診から始めるなど，様々である．

● 退院前カンファランス

　入院から在宅緩和ケアへ移行する際には，退院前カンファランスがある．患者・家族が参加し主治医，看護師，MSW（医療ソーシャルワーカー）を中心とした病院側の専門職と在宅医・訪問看護師・ケアマネジャーなどの在宅ケアスタッフが治療経過・病状について情報を共有し，在宅療養に必要な体制を整えることを目的にする．

　しかし，緩和ケアにおいては，退院後の患者の生活を予測することは困難であり，入院中の患者の状態から判断した在宅療養の準備は的外れになることが多い．例えば病院でポータブルトイレを使っていても，家に帰るとトイレまで歩くこともある．

　患者・家族だけではなく専門職であっても，自宅での患者の生活を入院中にイメージすることは，かなり難しい．

　退院前カンファランスを価値あるものにするためには，緩和ケアを受ける患者の病状や身体機能の変化の特徴，さらには患者・家族の心理状態を十分に理解して取り組む必要がある．

● 家族面談／相談外来

　在宅緩和ケアは，家族にとってこれまでに体験したことのない未知の領域であり，さまざまな不安を抱えている．

　筆者らがはじめに家族面談を行っているのは，在宅療養を継続するための家族の"気がかり"にたどり着き一緒に相談することが目的である．家族の"気がかり"は，患者の病状に関わることや家族の体調や仕事などである．とくに病状が急激に変化した時の対応や介護の相談は，ほとんどの家族に共通している．家族の相談の中には「できれば入院して欲しい」など，患者の同席があっては言い出しにくい話もある．

　家族は，面談の中で"気がかり"が解決して自身の気持ちの整理ができると，残された時間を患者と共に自宅で過ごしたいと願うようになる．

　自験では，面談前の家族の80〜90％は「最後は入院」と考えているが，"気がかり"が解消された面談終了時には「最後まで家で看ます！」と，ほぼ全員が自宅で看ていく覚悟とともに，笑顔になる．

　訪問開始前に相談外来という形で，患者あるいは家族との面談をしている医療機関も多い．形式はどうあれ，患者・家族から相談相手として認知してもらえることが在宅緩和ケアの始まりである．

3）初回訪問診療

　在宅緩和ケアは在宅療養に関する特有の問題はあるが，ケアの基盤は緩和ケアであるので⓭，⓮の緩和ケアのプロセスに従う．

　診療の手順は，緩和ケアの診療プロセス（STAS-SOAPモデル）に従い，第1段階の患者の話を聞くことからはじめる．

　患者の多くは，これまでの治療の経過や今の症状について，これからの療養の不安な

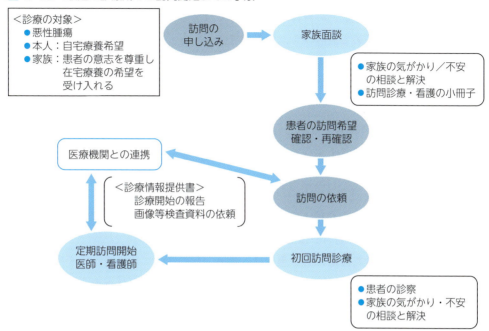

23 さくさべ坂通り診療所での訪問開始までの手順

ど，話したいことや聞きたいことを沢山抱えている（**23**）．そのため診療には十分な時間をかける．

　家族面談と初回訪問診療で，患者と家族の話をどれだけ聞き，"気がかり"にどれだけ近づけたかが在宅緩和ケアの質を決めるといっても過言ではない．

　在宅緩和ケアの診療期間は半数が 1 か月前後である（**17**）．この間に患者の病状は急速に悪化することを考えると，初回訪問で患者・家族の信頼を得ることが重要である．

● 診察の基本

　緩和ケアを受ける患者は，診察・診療に対して無機質な検査データではなく，ぬくもりを求めている．

　丁寧な診療とは，優しい言葉や物腰の柔らかさということだけではない．患者に「お腹を見せて下さい」など，これから何をするのかを具体的に伝えるのは当然であるが，伝わったことを確認してから身体に触れる．患者を見ていなければ伝わっているかどうかは確認できない．身体に触れている時にも患者と目を合わせて表情の変化を見ながら，患者の"気がかり"となっている症状から診察をはじめる．"気がかり"となっている症状に沿って診察していることが患者・家族に伝わると，話をした内容が医師に伝わったことに安堵する．

　患者との初めての出会いの場を大切にし，丁寧な身体診察を心がけることは，患者が医療に求めていたことに応えることになり患者・家族の信頼は高まる．

在宅緩和ケアが始まる時点でそれまでの治療経過・画像検査を含む検査結果から，がんの進展状況などの身体所見は把握できている．したがって，その後の病状の変化に関わらず，改めて血液検査，画像検査を行わなくても，問診と身体診察で，身体的な症状の出現や変化の原因については，十分に診断が可能である．

訪問看護師は，必要があれば医師との連携・相談の中で身体診察なども行い，症状緩和・病状認識・不安の解消などについても積極的な役割を果たすことが求められる[46]．その意味でも初回の訪問は訪問診療と訪問看護を同時に行い，患者・家族の状況の認識を共有することが望ましい．

● 治療方針を立てる

診察の結果を整理・評価して具体的なケア・治療の方針を決定する（「緩和ケアの診療プロセス／STAS-SOAP モデル」の第 4 段階）．

がんの最終段階にある患者は，身体症状の変化に怯えや不安を抱き，悪液質などの不可逆的な症状の対応策がなく困っている．予測される状況を看護師と共有し，事前指示を含む包括指示によって看護師の判断で対応できる範囲を広げるようにする．医師の役割は，「身体的・精神的状況を評価し，治療方針を立てることである．そのうえで，患者の判断とのすりあわせを行い患者の自己決定を支援する」ことである．

患者は自身の状況が理解できれば自分で決め，自由に過ごしたいと思っている．患者との相談はそのためのものであり，患者の 24 時間の過ごし方や日課を知り，週間・月間予定を把握し患者の大切にしているものを最優先した治療方針を立てる．患者の自由度を最大限に広げることができるのも医師である．

4）定期訪問診療

訪問診療のスケジュールを決める．患者の病状，ケアチームの考え方によっても訪問診療の頻度は異なる．病状が落ち着いていれば 1〜2 回／週の頻度が一般的であるが，予定を立てて定期的に訪問することが原則である．

初回訪問の次の定期訪問は，緩和ケア診療モデル（⓭）の第 5 段階から始まり，2 回目のサイクルに入るということになる．

定期的な訪問では，患者・家族の抱えている問題が解決されていれば再燃しないように，解決されていなければ早急に解決できるようにする．

5）定期訪問看護

がんの進行に伴う医療的な問題と生活の問題は切り離せるものではなく，両方の問題を同時的に対応する必要があり，訪問看護師は在宅緩和ケアの重要な役割を担っている．

● 1 日の生活状況を早い時期に把握する

生活支援のためには，患者と家族の普段の生活状況や生活環境を早い時期に把握して

おく．起床・就寝時間や食事の時間は個々の家庭で異なるので，普段の時間を知ることで変化に早く気づくことができる．

訪問時の患者の行動・起居動作にも注意する．それまで訪問すると玄関まで出迎えてくれた人が部屋で座っているとか，歩くときに家具に捉まるようになるなどの変化を見逃さない．小さな変化に対して迅速に支援をすることは，新たな不安が生まれることを防ぐことにつながる．

● 患者と家族とケア提供者が同じ場所で相談する

訪問したときは，最初に患者と話をする．患者を中心にしながら，患者・家族・ケアスタッフが同じ時間・空間で話を聞き相談する．看護師は患者の状況について医師と情報を常に共有し，病状のことを含めて患者・家族と率直なコミュニケーションをとる．

● ケアの評価は迅速に

処方内容の変更や生活動作の工夫は，生活の視点で評価する．その場あるいは翌日には，患者・家族と「一緒に評価」する．一つ一つ時間をおかずに評価し，複数の要因が絡み合う難題にならないようにする．

6）訪問診療と往診

在宅緩和ケアは定期的な訪問診療と患者の病状変化に応じて行う往診から成り立っている．訪問診療・訪問看護と24時間365日のケア提供は，在宅緩和ケアを行ううえで最低限の基準である（21，22）．

患者・家族にとって往診は，必要なときに来てくれるという安心感がある．しかし，往診が繰り返されるのは，医療・ケアが不十分で患者・家族の納得や安心感が得られていない結果である．自分たちで解決できるようにしておかないと，患者・家族は在宅療養を継続する自信を失ってしまう．

● 往診が必要な状況

往診は患者と家族では対応できない変化が起きたときに必要になる．いわゆる"急変"であるが，在宅緩和ケアを受けている患者の病状変化は，予測可能であり，想定外のことはほとんどない．日常の訪問診療の中で，そのときそのときの病状認識を共有し，予測される変化についてもその原因と対策について理解してもらえれば，ほとんどの場合に，電話で相談ができ患者と家族で対応が可能である．医療者の心配で往診にならないようにしたい．

逆に，緊急性がないと判断しても，患者・家族から往診の要請があれば，迅速に対応する．

往診の考え方

　往診は，病状の変化に際して患者・家族の要請で行う．患者・家族は状況が理解できなかったり，対応できないことが多く，不安な気持ちで連絡してくる．

　往診の要請には速やかに応じるが，医師・看護師の到着までパニックにならないで落ちついて待つことができるようにすることが大切である．そのためには，患者・家族から電話で聞いて判断できる範囲で，病状の理解ができるように伝え，例えば坐薬を入れてもらうなど患者・家族ができることを行ってもらう．小さなことであっても患者・家族ができることがあれば，不安な気持ちが和らいで医師・看護師の到着を待つことができる．

　普段から「必要な時はいつでも訪問しますが，電話を受けたらすぐに訪問するのではないので，気軽に電話はしてください」と伝えておくと，いわゆる急変の事態を防ぐこともできる．

　在宅緩和ケアの実施基準では「家族はケアチームの一員であると同時にケアの対象者でもある」としている．チームの一員ということは，病状認識あるいは症状の理解をケアスタッフと共有し病状の変化に落ちついた対応ができるということである．

　日常の訪問診療の中で患者・家族の自律支援ができていれば，往診や看護師の緊急訪問も少なくなり，24時間医師・看護師が常駐している病院と比べても遜色のない対応が可能になる．

緩和ケアの諸相

「がんと診断された時からの緩和ケア」という言葉が使われる様になったが，その意味は必ずしも共有されていない．しかし，緩和ケアは，がん患者のすべての経過に関わるものであるという認識が必要になった（ 24 ）．

1 がんと診断された時からの緩和ケア／早期からの緩和ケア

がんと診断された時からの緩和ケアが注目を浴びるきっかけとなった論文がある．診断されて8週以内の進行肺がんに対して，化学療法と同時に緩和ケアを提供することで，QOLの改善だけではなく予後の延長もみられたというTemelらの報告である[47]．それ以後の欧米の論文でも，予後の延長についてのコンセンサスは得られているわけではないが，進行がんの患者に対して早期に緩和ケアが関わることでQOLの改善があることは共通している[48]．

Temelらの報告は，診断時にすでに根治不能の進行がんが対象であり，化学療法の開始時からという意味での早期からであった．しかし，日本では「診断された時からの緩和ケア」としたために[49]，早期からの緩和ケアと同じなのか違うのか，最終段階に

24 がんと診断がついてからの緩和ケア

1. **がんと診断された時からの緩和ケア**
   治癒可能な時期から最終段階
   - がんの診断の衝撃
   - がん治療の意味の理解
   - 症状緩和
   - ほかのあらゆる気がかり

2. **早期からの緩和ケア**
   抗がん治療の時期から最終段階
   - がん治療の意味と経過の理解と納得
   - 症状緩和
   - ほかのあらゆる気がかり

3. **最終段階における緩和ケア**
   対象：最終段階
   - がん治療の経過／結果の理解と納得
   - 症状緩和
   - 悪液質に対する理解と対応
   - ほかのあらゆる気がかり

緩和ケア医とがん治療医とくに腫瘍内科医との連携・一体化が必要

トータルペイン・全人的ケアが共通の基盤

おける緩和ケアとの違いは何かなどの概念に混乱がみられる．診断時からにしても早期からにしても，緩和ケアをより早期から行うという道筋を開いたことは間違いなくTemelの功績である[50]．

がんと診断された時からの緩和ケア：早期から最終段階まで全てのがんが含まれるが，がんと診断された時から関わる緩和ケア

早期からの緩和ケア：進行がんでがん治療はできるが，延命あるいは症状緩和のためのがん治療を受ける時期から関わる緩和ケア

最終段階における緩和ケア：抗がん治療の効果がなくなったか，全身状態低下などの理由で抗がん治療ができなくなった時期から関わる緩和ケア

● 緩和ケアのガイドライン

Temelらが行った緩和ケアは"General Guideline for Palliative Care"に準じているので，その内容を 25 に示した．

このガイドラインでは，病状認識，症状マネジメント，意思決定のサポート，病気に対するコーピング，今後のプランの認識と，緩和ケアとしてなすべき具体的な項目を5項目にまとめている．

留意すべきは，1番目の項目に「病気の認識／教育（Illness understanding / education）」をあげて重要な要因と位置づけていることである．またTemelは「どのような治療を提供するかを考える医療について語るのではなく，患者が自身の医療についてより正確な判断が行えるよう情報を与えることについて語るべきです」[51]と，早期からの緩和ケアでのがん治療に関わる自律支援／自己決定（decision making）の重要性について述べている．

がんと診断された時からの緩和ケア，早期からの緩和ケアは，がん治療についての患者の"気がかり"を組み込むことに大きな意味があることを示唆している．

在宅緩和ケア医として，がん治療中の患者の診療をしたり，相談を受けたりすると，がん治療の意味を理解しないまま治療を受けている患者が多いことに驚かされる．がんの最終段階における患者に共通していることは，治療の中止を受け止められないことである．緩和ケア医は，がん治療医，とくに腫瘍内科医と連携し患者の認識を大切に考える必要がある．

がんと診断された時からの緩和ケアは，緩和ケアが関わるべき時期を明示していて分かりやすい．がん対策推進基本計画[49]では「がんと診断されたときから患者とその家族が，精神心理的苦痛に対する心のケアを含めた全人的な緩和ケアを受けられるよう，緩和ケアの提供体制をより充実…」とあり，漠然としてはいるが緩和ケアの本質である全人的ケアを提供すると明記している．

「がんと診断された時からの緩和ケア」は，「がんの診断を受けたことによる苦悩，その後のがん治療を含めてがんの療養に関わる全ての"気がかり"に対して，患者・家族が全人的ケアを受けられる」ということである．がんの診断を受けたことによる苦悩，

25 General Guidelines for the Palliative Care

Illness understanding/education
    Inquire about illness and prognostic understanding
    Offer clarification of treatment goals
	病気の認識／教育
	    病気と予後を理解しているか聞く
	    治療目標を明確にする

Symptom management – Inquire about uncontrolled symptom with a focus on：
    pain
    Pulmonary symptoms (cough, dyspnea)
    Fatigue and sleep disturbance
    Mood (depression and anxiety)
    Gastrointestinal (anorexia and weight loss, nausea and vomiting, constipation)
	症状マネジメント－焦点を絞ってコントロール不良の症状について聞く
	    痛み
	    呼吸器の症状（咳，呼吸困難）
	    疲労と睡眠障害
	    気分（うつと不安）
	    胃腸症状（食欲不振と体重減少，悪心と嘔吐，便秘）

Decision-making
    Inquire about mode of decision-making
    Assist with treatment decision-making, if necessary
	意志の決定
	    意志決定について聞く
	    必要ならば意志決定を支援する

Coping with life threatening illness
    Patient, Family/family caregivers
	生命を脅かす病気と向き合う
	    患者，家族／介護者

Referrals/Prescriptions
    Identify care plan for future appointment
    Indicate referrals to other care providers
    Note new medications prescribed
	紹介と処方
	    今後のケアプランを明確にする
	    他のケア提供者を紹介する
	    新しい処方せん

(Temel JS, et al. *N Engl J Med* 2010[47] より)

がん治療を含めてがんの療養にかかわる全ての"気がかり"をトータルペインという概念で位置づけることができれば，緩和ケアが病状に関わりなく普遍的な意味を持つことになる．

それぞれの時期に患者の抱えるテーマはさまざまなので，診断・治療の経過の中でどのような"気がかり"があるのかを具体的に知り，緩和ケア提供の視点はどうあるべきかを一人一人の患者で考えなければならない．

● 繰り返される死の恐怖

がんと診断された時からの緩和ケア，早期からの緩和ケアの必要性が叫ばれるのは，がんという疾患の重大さとがん治療の過酷さの故である．

がんと診断されても治癒の可能性が大きくなれば，人生の再スタートを切ることになる．しかし，がん治療をしたが再発をしたことがわかった時，がん治療の効果がなく治らないことがはっきりした時，さらには緩和ケアに移行する様々な場面で，改めて死を

26 がん治療のなかでの衝撃

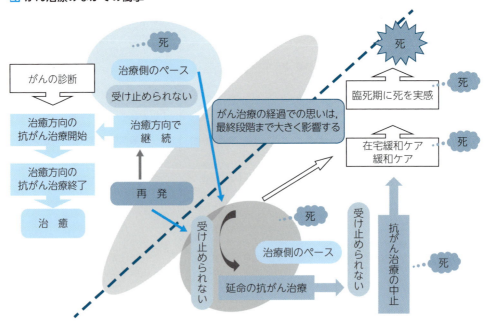

実感し診断された時以上の衝撃を受ける．しかし，患者はこうした衝撃をやわらげる時間を与えられることはなく，治療あるいはケア側のペースで次の段階へと場面が変わる．

がんと診断されてからの苦悩を抱えたまま，がん治療に納得しないまま治療を受けてきた患者は，がん治療の中止などの「思い通りにならない結果」を前にしたとき，その現実を受け止めることができない（26）．

● がん治療の経過と心理的反応

がんの診断は大きなストレス因であり，がん治療が始まっても形を変えて継続的に存在する．がん治療の意味・効果・有害事象，治療チームスタッフとの関わりなどあらゆる場面で継続的にストレス因にさらされることになる．

がんの治療を最優先に考え，感情を抑圧した生活を送ってきた患者は，がん治療中止という「思い通りにならない結果」に直面するなど，新たな大きなストレス因が加わると不安・恐怖・抑うつ状態がさらに蓄積する（27）．

こうした苦悩に対する支援がなければ，自身で制御する限界を超え，次第に認知力や判断力は低下し，自身がおかれている状況がわからなくなる．考えたり判断したりという理性的な力がそぎ落とされた患者は，直面するいろいろな問題に対して感情的に対応する面が大きくなり，漠然とした不安が強くなる．精神的な均衡が崩れ，高度のうつ状態，せん妄状態などの精神的な混乱や苦痛の連鎖を引き起こすことにもなる．時には身体症状に反映され，強い痛みや呼吸困難によるパニックが起こる．

精神症状および身体症状はその時その時のストレス因を如何に解消したかに大きく影

27 「治らない」がん患者のこころの一断面―判断力低下の連鎖

響されるので，先送りすることなく患者の"気がかり"を受け止める．

がん治療の過程での治療のあり方，治療グループとの関わりが，最終段階に至った患者の状況に大きく影響する．早期からの緩和ケアでがん治療に関わる"気がかり"を受け止めることができれば，がん治療の精神的・身体的な苦しみが緩和されるだけではなく，がん治療のプロセスに納得・満足できる．必然的にがん治療に対するアドヒアランスも上がり，がん治療の質の向上にも繋がる．

2 最終段階における緩和ケア[32)]

抗がん治療終了後の経過は様々であるが，命綱でもあったがん治療がなくなり，厳しい現実と向き合う中でもがんの進行に伴う症状の増悪，全身状態の低下が顕在化してくる．

1）がんの最終段階の身体機能低下の特徴
● 急激な変化

身体機能低下の特徴は，①悪液質による全身の進行性の筋力低下であって麻痺ではないこと，②変化が急激であること，③本人が頑張ってもリハビリテーションが関わっても回復は期待できないこと，の3点である（**28**）．

在宅にしても入院にしても，医療者は痛みなどの症状への対応に比べて，身体機能の低下に対してはケアの対象としてあまり認識しない．しかし，患者にとって立てない，

28 がんの最終段階の身体変化

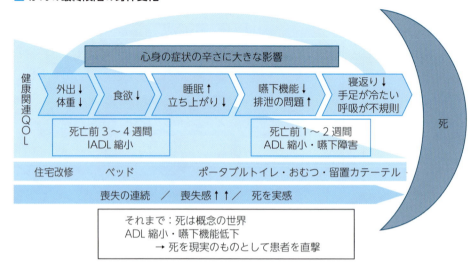

29 辛さの重層化

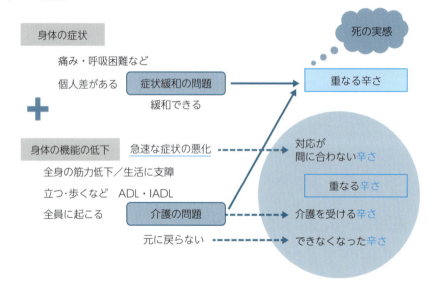

歩けないは自らの肉体が自らに対して死を宣告したことに等しく，衝撃であり，死への階段を転げ落ちていく感覚ともいえる．

「1人で歩く」「風呂に入る」「トイレに行く」などは，普段意識することもない何気ない日常生活動作である．だからこそそれができなくなることで生きている意味を見いだせなくなるのが人間である．

がんの最終段階で急激に起こる身体機能の衰えは，否が応でも死と向き合っている患者にとって人間としての自身の存在，アイデンティティが問われる場面である．

● 辛さの重層化

痛み・呼吸困難などの症状に苦しめられ，症状が緩和されても最後にはもっと強い痛み・苦しみが待っているかもしれないと恐れているところに，突然歩けなくなるという衝撃が加わる．辛さの重層化ともいうべき状況であり，ケア側がこの時期の状況の厳しさを強く認識しなくてはいけない[46]（29）．

2）がんの最終段階における緩和ケアの考え方

がんの最終段階における患者の本当の辛さは，生きていく上で最低限必要な起居動作などの基本動作ができなくなることである（Ⅱ章「症状緩和の実際」参照）．

● 生を支え続けるということ

緩和ケアは，ある時期になるとケアの視点を"生きることを支える"から"看取り"へと変換する傾向がある．しかし，"看取り"は，患者の物語からケア側の物語への変換という主客転倒ともいうべき現象的表現である．自らの存在をかけて生き続ける患者の存立基盤（アイデンティティ）を脅かす．"生きる力／スピリチュアリティ"に対する医療・ケア側からの破壊である．

穏やかな療養をしていれば，"死"そのものの苦しみで死を望む人は少ない．ほとんどが，「痛みでもだえ苦しむのは嫌だ」「歩けなくなったら生きている意味がない」「もう死んじゃうというのに，家族は仕事に行ってしまった」など，死の苦しみに加わる他の辛さに耐えることができなくなる．患者は自身の辛さを，「この私の気持ちを分かって欲しい」と表現する．「歩けなくなった」時に，この思いは一層切実になる．緩和ケアは死を現実のこととして受け止めながら，死ぬためのケア（看取り）ではなく，生きることを支えるケアである．

● 最期まで緩和ケアを

ADLが縮小して自立した生活が困難になると，病院ではベッド上での生活となり，在宅では介護職の手に委ねられる．病院とか在宅とか療養の場に関わりなく看護が介護一色になり，緩和ケアが看取りのケアに変わるという現実がある．

介護は身体援助によって，生活を支援するあるいは人生を支援するのが基本であり，死を実感して苦悩を深めている患者を介護の手に委ねるのは無理がある．医療も介護も身体的な支援だけではなく，"生きることを支える"という全人的な関わりが強く求められるからである．医療と介護の統合がなされなければいけない場面である．

「緩和リハビリテーション」という，医療，介護の枠を超えた新たな概念の統合および創造が必要であり，「最期まで緩和ケアを」の実践を導き出すものである．

3）緩和リハビリテーション

人は死のその時まで生きている．死のその時までその人の自由と自律の権利を保障

し,「その人がその人らしく生きる」支援をすることが緩和ケアに与えられた責務である. その責務を果たすためには, 死のその時まで起こる身体的・精神的変化に対して医療的（論理的）な根拠を持った理論構築が不可欠である. 緩和リハビリテーションによって共有できれば, 死期が迫り厳しい状況の患者が最後まで生ききることが出来る.

がんの最終段階にある患者の身体機能低下は, ケアチームがどんなによいケアをしても, 患者自身がどれだけ努力をしても ADL の低下を来し, 機能の回復が望めないだけではなく維持すらできない. 緩和リハビリテーションには, ADL 低下が進行するという厳しい状況の中でその人らしく生きることを支援し, QOL の改善をはかる役割がある.

QOL は, その時その時の満足度であると定義したが, 残存機能を維持し, 活用することで,「おかれている状況に適応し自律する能力」を高めることは可能である.

リハビリテーションは re（再び）+ habilis（できる）である. がんの最終段階の緩和リハビリテーションは,「患者自身が身体能力の低下によって縮小した ADL あるいは IADL を受け止められるように支援し, 患者の QOL（満足度）を高めること」と定義することができる. この定義に従えば, 健康関連 QOL の低下が避けられない最終段階においても, 患者の QOL は死のその瞬間まで高まることが可能である

身体機能低下の規則性

がんの浸潤による麻痺など局所の障害がない限り, 立ち上がり動作ができる人が歩けなくなることはなく, 起居動作に支障のない人に嚥下機能の低下は起こらない. これは運動機能の低下に一定の法則があるからである. 運動機能の発達過程には基本的な方向性があり, 首から始まり身体の下方に向かって進み, 中心から末梢, 体幹から四肢に向かって発達する. これを逆に考えると, 身体機能の低下は脚から始まり頭の方向に進んでいく. 運動機能の発達過程を理解していれば日常生活行動に支障を来す次の変化が予測できる[44,52].

死亡前の1～2週間は, 身体機能は激しく低下し, 日毎にその様子が変わってくる. 経過は急激なので, その変化をある程度予測していないと, ケアが間に合わない（18, 28）.

身体介護とリハビリテーション

この段階でのリハビリテーションの目標は, 機能低下の予防と機能低下によって起こる生活動作のケアである.

機能低下の予防

機能低下は止められなくても, 低下するスピードは遅くすることができる.

日常生活動作と筋群の関わりを理解すれば, 次に起こる変化を予測し患者が負担なくできる運動の方法を工夫できる.

前脛骨筋・ヒラメ筋が弱くなるとか足関節など関節部の可動性が落ちると躓くように

なり，腸腰筋が弱くなると脚が持ち上がらなくなる．これに対しては，足関節の屈伸をするだけでも十分な対策になるし，「生活の中」で行える．こうしたリハビリテーションで，筋力の衰えを補う動作を工夫できれば，なすすべもなく諦めるしかないという状況と比べると患者の気持ちのあり方はかなり違う．

生活動作の支援

　生活動作は患者の価値観や生活環境などによって異なるので，緩和リハビリテーションの方法は一律ではない．身体機能の評価の際には，患者の生活動作を「できる」という能力だけではなく療養の日常生活において「しているかどうか」を評価することも必要である．

　人は寝返り・起き上がり・座位・立ち上がり・立位・歩行などの基本的動作を意識せずに生活している．乳幼児期に学習し身につけた生活行動であり無意識に行っている．緩和リハビリテーションはその機能を失った時の衝撃に丁寧にかかわることが求められる．

　福祉用具の使用は在宅では大きな問題である．身体機能低下は，全身の筋力低下によるのでADLを保つことに役立たない．杖をついても身体を支えることはできず，歩行器を操作する体力がないことを実感する．

　在宅では，福祉用具を導入しなくても使い慣れた道具の使い方の工夫で，状況の変化を補うことができる．歩行が困難であるが座位保持ができる患者の移動は，キャスター付きの椅子を車椅子の代わりに使えば今までの生活の継続を実感できる．病院ではこの時期の変化の早さに応じたケアを提供することは困難である．

● 基本動作への対応

　リハビリテーションは，物理的に患者の身体を動かすのではなく，人間（患者）の自然の動きに基づいた動作法によって患者が自身で動くことを助ける．物理学的な考え方で行う体位変換は患者の身体を小さくまとめて行う．これはケア側の動作のやりやすさを追求する発想で，患者を物として扱う方向になるので慎重にならなければならない．

　がん患者の身体機能低下は麻痺ではないこと，自身の力を使うことが生きる証であることから，その人の動作の中で力が不足している部分を補い，自分でできる方向に支援する．患者が長い人生において身についた生活習慣や生活動作は，変えようとしても変えられないことを認識することが緩和リハビリテーションの成果を上げることでもある．

4）嚥下リハビリテーション

　嚥下リハビリテーションは，緩和リハビリテーションとして非常に重要である．身体機能低下が進み，ADLの縮小が顕著になると，次の段階では嚥下機能低下が起こる．「水を飲むとむせる」「ストローで水が吸えない」という状況が起こり，嚥下困難感をもたらすとともに，誤嚥による咳嗽で患者を苦しめる．

　誤嚥予防のために，飲水の禁止やお茶や水にとろみをつけることがあるが，水を飲み

たい患者にとっては辛いものがある．いつまで，という期限のない禁止事項は，患者の生きる意欲を損ない，QOL を低下させ，生命予後の短縮さえ起こる．

口腔機能の発達過程

口腔機能は奥から前方に向かって発達する．乳児嚥下は喉だけを使った飲み方であるが，座位姿勢がとれるようになると嚥下反射の部位が前方に移動した成人嚥下ができるようになり，舌を使って押しつぶして，歯を使って噛んで食べられるようになり，口唇をしっかりと閉じられるようになると食べこぼしがなくなる．

口腔機能の低下を発達と逆の方向から考えると，口唇を閉じることが大変になると舌が動きにくくなり，発声・嚥下ができなくなる．口腔機能は言語機能と摂食嚥下機能があるが，コミュニケーション力が保たれて話をし続けることができると，舌の動きや唾液の分泌が保証されるので嚥下機能も維持される．

口腔ケアの基本はコミュニケーションにあるといってもよいかもしれない．

言語機能の低下への対応

思考の発達は感覚的な記憶から始まり，言葉の発達に伴い具体的な物事の認知ができるようになって，言語化される記憶によって考えられるようになる．言語機能の発達は，喃語に始まり意味のある単語から二語文に発達し，たくさんの言葉を話すようになる．

最終段階には長い会話が疲れるようになり「水を飲む」「テレビ消して」という二語文になり「痛い」「暑い」という単語になり，発声する力が低下する．感覚的な記憶は保たれるので心地の悪いケアは拒否されることになる．

患者は，聞き手がいれば話し続ける，話し続けることで記憶・認知・思考力は保たれ，意思決定を他者に委ねることなく生活を続けられる．患者の話を聞き続けることは緩和リハビリテーションの大きな役割である．

摂食嚥下機能低下への対応

摂食嚥下の始まりは咀嚼であり，その目的は食塊を作ることにある．咀嚼は顎の上下運動だけではない．食塊を作るためには咀嚼する物を歯列に乗せるための頬筋と舌の動きが必要である．舌の左右の動きと頬筋の動きがなければ嚥下するための食塊を作ることはできない．

食塊を作る（咀嚼）力，飲み込む（嚥下）力の低下がある時は，この両方の状況に適した半固形食が良い．例えばバナナ，桃などの果物とか，プリンなどである．

嚥下は口唇が閉じているかどうかと頸部の角度に注意する．口唇が閉じられれば嚥下はできる．頸部の角度も重要で，頸部は前屈する．後屈すると舌根が軟口蓋に着きにくく誤嚥してしまう．

嚥下機能低下の原因である口腔周囲筋群の筋力低下にブローイングが有効である．ブ

ローイングとは、口をすぼめて、ゆっくりと息をはくことである。嚥下力の維持に効果的であるだけではなく、呼吸のコントロール、誤嚥した物を喀出する際にも有効である。また、身体の緊張もとれるなど多くの利点がある。

最後まで水が飲めるように

誤嚥せずに水を飲むためには、口唇を閉じること、顎を前屈することが大切である。座位あるいは半座位が保てるようであれば、味噌汁椀などの広口の容器を使うなどの工夫をする。座位が保てないようであれば、ストローを使うことも一つの方法である。吸う力が落ちているようであれば水に入れるストローの長さを短くし、水面の高さを口唇にあわせるなどの工夫をする。また小さな氷片なども効果的である。

このように摂食嚥下のリハビリテーションと同時に水分の補給に際しての工夫をすれば、最後まで水が飲める[44,52]。

食欲低下あるいは嚥下機能の低下などで経口摂取ができなくなった患者にとって、最期まで水が飲めることの喜びは想像を超える。

3 臨死期の緩和ケア

臨死期の明確な定義はない。本書では死に瀕しているという意味で、臨死期を死亡前24時間から72時間くらいの時期とする。

1) 死に至る経過の認識

臨死に至る患者の状況は、悪液質によって起こる筋力低下、傾眠、発語困難、嚥下障害などの症状として発現し、時間と共に増悪する。死期が近づくと、昼夜の区別なく睡眠時間は長くなる。ソファなどに座ったままでも目を閉じると眠るなどの状況は、余命1〜2週間前後のことが多い。さらに死亡1〜2日前になると、呼吸の変化が起こる。

患者も家族も最後に苦しむと思っていることが多いが、痛みや息苦しさはコントロールが可能であること、自分の力で動けなくなってからは眠るように息を引き取る人が多いこと等を患者と会話する中で伝えると、「聞いて安心した」という人がほとんどである。

在宅の場合は、死の直前まで会話し、歩いてトイレに行ける人も多いので予測が難しいことがあることを伝える。多くの家族は、話し、動いているうちはまだまだ時間があると思っているので、「教えてくれないから一人で死なせてしまった」と恨まれることがある。

重要なことは別れのセレモニーではなく、残された時間に患者と家族がどれだけ充実した時間をともに過ごすことができるか、できたかである。同居家族が後悔を残さないためにも患者の意思を大切にした対応を支援する。

人は死ぬまで生きている。臨死状態の中で今を生きる患者のほとんどは、臨死にあたって死を願う姿はない。たとえ死を受け入れていても今を生きることに全精力を注い

でいる．死が切迫していることを実感している患者の言動から，それが伝わる．

多くのがんの最終段階の患者との関わりのなかで，最後の力を使い切るまで前を向いて生き抜くことが人生であり，その結果が人生の集大成としての死であるという強いメッセージを受け取ってきた．

2）死の直前における症状の理解と対策

死が目前になっても，自然の経過であり苦痛はないことを家族に伝え，それまでと変わらぬ患者と家族の関係を保てるように，家族だからできるケアをみつけて，家族の存在が大きな安心と感じられるようにする．

傾眠が強くなった状態でも多くの場合呼びかけには反応できるし，聴覚は最後まで残るので患者は周囲の状況を理解している．患者にとって家族の日常の話し声が心安らぐものであり，何より安心に繋がることを家族に伝え，家族が落ち着いて傍にいられるようにする．

● 睡眠時間が長くなる

臨死期に「意識がない」と表現する場合のほとんどが，「返事をしない，目を覚まさない」など患者が反応を示さない時であり実際に意識がないということではない．

ケアスタッフは，亡くなるまで患者の意識がなくなることはないという認識をしっかりもち，家族が患者とのコミュニケーションを大切にして傍にいられるように支援する．

● 唾液分泌機能の低下

唾液の分泌量は減少するだけではなく，性状も変化する．唾液分泌の減少の原因は，悪液質・脱水・心理的要因など様々である．分泌量が減ると，粘稠度が増し水飴のような状態になる．また，唾液の性状は自律神経の影響を受ける[53]．副交感神経によりサラサラ（漿液性）の唾液が，交感神経によってネバネバ（粘液性）の唾液が分泌される[54]．

● 嚥下機能の低下

嚥下機能の低下の原因は悪液質だが，主に唾液分泌の減少による口腔内乾燥や心理的緊張の影響も大きい．口腔内が乾燥すると，舌，咽喉頭粘膜の可動性が落ちるので，嚥下力の低下に繋がる．口腔ケアの不足も嚥下機能の低下の大きな要因である．粘稠度が増した唾液は喀出も嚥下も困難になり，咽喉頭粘膜に付着し咽喉頭腔を狭める．口唇が乾燥していると水の入った容器もストローもとらえることができないので，水分摂取が減りさらに口腔内が乾燥するという悪循環に陥る．

> **唾液の吸引は禁忌**
> 吸引操作は唾液の処理に効果はない．粘調度を増した唾液は吸引チューブで吸引ができないからである．
> それ以上に，患者の苦痛は計り知れない
> - 開口している辛さ
> - 鼻孔にチューブを挿入される辛さ
> - 呼吸を妨げられる辛さ
> - 嚥下を妨げられる辛さ
> - 粘膜を傷つけられる辛さ
> - チューブの刺激で咳き込む辛さ

舌根沈下

　臨死期の舌根沈下が起こる原因は，口輪筋などの口唇閉鎖に必要な筋力，舌筋群の筋力低下である．口呼吸によって，舌が乾燥し軟口蓋から離れて，頸部の後屈や吸気努力によって喉頭腔に引き込まれるように落ち込み丸まって縮む．

　発語の減少は舌筋群・口輪筋の廃用性萎縮をもたらし，舌根沈下の一因になる．

> **死前喘鳴**
> 原因：嚥下機能の低下と舌根沈下
> 予防：嚥下リハビリテーションと呼吸法（ブローイング），口腔ケア
> 対応：姿勢の工夫
> 唾液の誤嚥に対しては，気管に流れ込まず，口の外に出やすい姿勢をとる．
> 舌根沈下に対しては，舌が咽頭部に落ち込まない頸の角度を調整する．

努力呼吸

　過剰な吸気努力が起きる理由ははっきりしないが，呼吸の病態生理として考えると，筋力低下による換気量の不足によって起こる高二酸化炭素血症が呼吸を促すことなどが考えられる．

　しかし，そうした生理的な反応よりは，厳しい状況を実感している患者の精神的な要因が大きいのではないかと考えている．家族から「ありがとう」などの感謝の言葉や「頑張ってきましたね」などの声をかけると，穏やかな呼吸になることも多い．臨死期の精神的な緊張・不安は交感神経優位になるので喉の狭窄感や息苦しさを感じて，結果として呼吸が速く，浅くなるなどの変化とともに吸気努力を生む．

　死前喘鳴や下顎呼吸・肩呼吸などの変化も臨死の徴候である．呼吸の変化がはっきりすると，死亡までは24時間以内のことが多い．

循環動態の変化

　末梢循環障害の症状として四肢末梢の冷感・チアノーゼの出現がみられると，死亡ま

> **医師法第 20 条による「死亡診断」**
>
> 　医師は，自ら診察しないで治療をし，診断書もしくは処方箋を交付し，自ら出産に立ち会わないで出生証明書もしくは死産証書を交付し，または自ら検案をしないで検案書を交付してはならない．
> 　但し，診療中の患者が受診後 24 時間以内に死亡した場合に交付する死亡診断書については，この限りではない．
>
> **医師法第 20 条但し書き**
>
> 　標記の件に関し若干誤解の向きもあるようであるが，左記の通り解すべきものであるので，御諒承の上記管内の医師に対し周知徹底方特に御配意願いたい．
>
> 　　　　　　　　　　　　　　　記
>
> 1　死亡診断書は診療中の患者が死亡した場合に交付されるものであるから，苟しくもその者が診療中の患者であった場合は，死亡の際に立ち会っていなかった場合でもこれを交付することができる．但し，この場合においては法第二十条の本文の規定により，原則として死亡後改めて診察をしなければならない．
>
> 　医師法第二十条但書は，右の原則に対する例外として，診療中の患者が受診後 二四時間以内に死亡した場合に限り，改めて死後診察しなくても死亡診断書を 交付し得ることを認めたものである．
>
> 2　診療中の患者であっても，それが他の全然別個の原因例えば交通事故等により死亡した場合は，死体検案書を交付すべきである．
>
> 3　死体検案書は，診療中の患者以外の者が死亡した場合に，死後その死体を検案して交付されるものである．

では 24〜48 時間の場合が多い．

● 呼吸の変化

　突然呼吸が止まることもあるが，死の直前に呼吸の変化が見られることが多い．無呼吸の時間が増えて不規則になったり，浅く促迫した呼吸からゆっくりした呼吸に変化して静かに止まるなどである．

3）死亡診断

　臨死の徴候（呼吸の変化，四肢冷感，脈緊張の低下など）がはっきりしても，呼吸停止の時間の予測はできないので医師が臨終の場面にいて立ち会うことは事実上できない．重要なことは家族が納得して患者の臨終を迎え，死後に後悔を残さないことである．在宅緩和ケアの場合には死亡後すぐに訪問できないこともあるので，法的には臨終の

瞬間に医師が立ち会う必要はないこと，最後の別れは家族だけのほうが患者も安心できること，普段診察をしていれば呼吸が止まって連絡を受けてから訪問して診断書を書くことで問題はないこと，などを伝え理解をしてもらう．

　在宅では，医師は家族から「呼吸が止まりました」という連絡をもらってから，訪問して死亡を確認する場合がほとんどである．医師がいなくても家族が落ちついて患者の最期に向き合えるような支援を日常的にすることが必要である．

　死亡診断は死の三徴（瞳孔散大・心停止・呼吸停止）を丁寧に確認することが大切である．なお死亡の時刻は，医師が確認した時刻を原則とする．

　病院では問題になることはないが，いまなお在宅での死亡診断に対する誤解がある．

　医師法第20条の趣旨は，「医師は，診療してから24時間以内に死亡した場合は，自ら診察しないで，つまり往診をしないで死亡診断書を書くことができる」ということである．ただ，「診療中の患者であっても，診療対象とは別の原因により死亡した場合は，死体検案書を交付すべきである」ともあるので注意が必要である．

I章 文献

1) Cicely Saunders ; with an introduction by David Clark. Cicely Saunders : Selected Writings 1958-2004. Oxford University Press, 2006.
2) 日本ホスピス緩和ケア協会HP.［世界保健機関（WHO）の緩和ケアの定義（2002）］（日本語訳2018年6月改訂）
   http://www.hpcj.org/what/definition.html
3) 世界保健機関（WHO）編／武田文和（訳）．がんの痛みからの解放．金原出版，1987．
4) 世界保健機関（WHO）編／武田文和（訳）．がんの痛みからの解放とパリアティブ・ケア－がん患者の生命へのよき支援のために．金原出版，1993．
5) Cancer Control : Knowledge into Action. WHO Guide for Effective Programmes Module 5 : Palliative Care. WHO, 2007.
   http://apps.who.int/iris/bitstream/10665/44024/1/9241547345_eng.pdf
6) 村田久之．ケアの思想と対人援助－終末期医療と福祉の現場から（改訂増補）．川島書店，1998．
7) シシリー・ソンダース（著）／小森康永（編訳）．シシリー・ソンダース初期論文集1958-1966－トータルペイン 緩和ケアの源流を求めて．北大路書房，2017．
8) Saunders C. The symptomatic treatment of incurable malignant disease. *Prescr J* 1964 ; 4（4）: 68-73.
9) Cicely Saunders ; with an introduction by David Clark. Cicely Saunders : Selected Writings 1958-2004. 16. The Management of Terminal Illness. Oxford University Press, 2006 ; pp 91-114.（First published by Hospital Medicine Publications Ltd. 1967. pp1-29）
10) Clark D.'Total pain': the work of Cicely Saunders and the maturing of a concept.University of Glasgow "End of Life studies" published on : September 25, 2014.
    http://endoflifestudies.academicblogs.co.uk/total-pain-the-work-of-cicely-saunders-and-the-maturing-of-a-concept/
11) Cicely Saunders ; with an introduction by David Clark. Cicely Saunders : Selected Writings 1958-2004. 13. The Need for Institutional Care for the Patient with Advanced Cancer. Oxford University Press, 2006 ; pp 71-77.（First published in Anniversary Volume, Cancer Institute, Madras 1964. pp1-8）
12) Cicely Saunders ; with an introduction by David Clark. Cicely Saunders : Selected Writings 1958-2004. 10. The Treatment of Intractable Pain in Terminal Cancer. Oxford University Press, 2006 ; pp 61-64.（First published in Proceedings of the Royal Society of Medicine 1963 ; 56（3）: 195-197 ［Section of Surgery, pp5-7］）.
13) Cicely Saunders ; with an introduction by David Clark. Cicely Saunders : Selected Writings 1958-2004. 23. The Philosophy of Terminal Care. Oxford University Press, 2006 ; pp 147-156.（First published in The Management of Terminal Disease, ed by Saunders C, Edward Arnold. 1978. pp 193-202）
14) Twycross RG, Lack SA. Symptom Control in Far Advanced Cancer : Pain Relief. Pitman Publishing Ltd, 1983.
15) Twycross RG, Wilcock A. Symptom Management in Advanced Cancer, 3 rd ed. Radcliffe Medical Press, 2001.
16) Cicely Saunders ; with an introduction by David Clark. Cicely Saunders : Selected Writings 1958-2004. 14. The Last Stages of Life. Oxford University Press, 2006 ; pp 79-85.（First published in *Am J Nurs* 1965 ; 65（3）: 70-75）
17) Proudfoot W. Commenting on "Living with dying", Saunders CM. *Man Med* 1976 ; 1（3）: 246.
18) イヴァン・イリッチ（著）／金子嗣郎（訳）．脱病院化社会－医療の限界．晶文社，1979．
19) 川越厚．がん患者の在宅ホスピスケア．医学書院，2013．
20) Cicely Saunders ; with an introduction by David Clark. Cicely Saunders : Selected Writings 1958-2004. 32. Spiritual Pain. Oxford University Press, 2006 ; pp 217-222.（First published in *Journal of Palliative Care* 1988 ; 4（3）: 29-32）
21) 大岩孝司，鈴木喜代子．その鎮静，ほんとうに必要ですか－がん終末期の緩和ケアを考える．中外医学

社，2014.
22) 中島孝．尊厳死論を超える－緩和ケア，難病ケアの視座．現代思想 2012；40（7）：116-125.
23) 土井由利子．総論－QOL の概念と QOL 研究の重要性．保健医療科学 2004；53（3）：176-180.
24) CONSTITUTION OF THE WORLD HEALTH ORGANIZATION. Basic Documents, Forty-fifth edition, Supplement, October, 2006.
http://www.who.int/governance/eb/who_constitution_en.pdf
25) Huber M, et al. How should we define health? *BMJ* 2011；343：d4163.
26) WHOQOL:Measuring Quality of Life. Introducing the WHOQOL instruments.
http://www.who.int/healthinfo/survey/whoqol-qualityoflife/en/
27) 中島孝．ALS をめぐる問題－倫理から緩和ケアへ．臨床神経学 2008；48：958-960.
28) Greenhalgh T, Hurwitz B. Narrative based medicine:why study narrative? *BMJ* 1999；318（7175）：48-50.
29) トリシャ・グリーンハル，ブライアン・ハーウィッツ（編）／斎藤清二ほか（監訳）．ナラティブ・ベイスト・メディスン－臨床における物語りと対話．金剛出版，2001.
30) 斎藤清二．医療におけるナラティブとエビデンス－対立から調和へ．遠見書房，2012.
31) 大岩孝司，鈴木喜代子．チーム医療に活かそう！緩和ケア評価ツール STAS，改訂第 2 版．診断と治療社，2018.
32) 大岩孝司．在宅緩和ケアの考え方．*Progress in Medicine* 2016；36（10）：1303-1308.
33) 大岩孝司．在宅医療における鎮静．日本在宅医学会雑誌 2017；18（6）：203-208.
34) 岡村祐聡．POS を活用するすべての医療者のための SOAP パーフェクト・トレーニング．診断と治療社，2010.
35) 日本 POS 医療学会 HP．［e ラーニング］ http://www.pos.gr.jp/elearning.htm
36) Higginson I.SUPPORT TEAM ASSESSMENT SCHEDULE DEFINITIONS AND RATINGS.
http://www.kcl.ac.uk/lsm/research/divisions/cicelysaunders/attachments/Tools-STAS-Support-Team-Assessment-Schedule.pdf
37) STAS ワーキング・グループ（編）．STAS－J（STAS 日本語版）スコアリングマニュアル（第 3 版）．日本ホスピス・緩和ケア研究財団，2007.
38) 岸本寛史．迷走する緩和ケア－エビデンスに潜む罠．誠信書房，2018.
39) 日本語版 EuroQol 開発委員会．日本語版 EuroQol の開発．医療と社会 1998；8（1）：109-123.
40) 鈴鴨よしみ，福原俊一．SF 36® 日本語版の特徴と活用．日本腰痛会誌 2002；8（1）：38-43.
41) 秋山（大西）美紀（訳），大生定義・中島孝（監訳）．SEIQoL-DW 日本語版（暫定版）．
http://seiqol.jp/wp-content/uploads/ 2014 / 08 /SEIQoL_DW.pdf
42) 日本緩和医療学会 緩和医療ガイドライン作成委員会（編）．苦痛緩和のための鎮静に関するガイドライン 2010 版．金原出版，2010.
43) 第 21 回日本緩和医療学会学術大会 特別企画 4「鎮静」（S 119〜S 122）．2016（京都）．
44) 千葉県がん対策審議会緩和ケア推進部会．介護スタッフのための緩和ケアマニュアル（監修：鈴木喜代子）．2017
http://www.pref.chiba.lg.jp/kenzu/gan/gankanwa/kanwakea-manual.html
45) 大岩孝司．がん終末期在宅緩和ケア．病院設備 2014；56（4）：40-43.
46) 鈴木喜代子．在宅緩和ケアにおける訪問看護師の役割．*Progress in Medicine* 2016；36（10）：1315-1319.
47) Temel JS, et al. Early palliative care for patients with metastatic non-small-cell lung cancer. *N Engl J Med* 2010；363（8）：733-742.
48) Zimmermann C, et al. Early palliative care for patients with advanced cancer：a cluster-randomised controlled trial. *Lancet* 2014；383（9930）：1721-1730.
49) 厚生労働省．がん対策推進基本計画．
http://www.mhlw.go.jp/bunya/kenkou/gan_keikaku.html
50) Kelley AS, Meier DE. Palliative care：a shifting paradigm. *N Engl J Med* 2010；363（8）：781-782.

51) Temelのインタビュー. *NCI Cancer Bulletin* 2010;7（No 17）
52) 大岩孝司, 鈴木喜代子. 在宅緩和ケアでのリハビリテーション. 終末期リハビリテーションの臨床アプローチ（安倍能成 編）. メジカルビュー社, 2016. pp 112-126.
53) 松尾龍二. 行動学的, 神経生理学的にみた咀嚼と唾液分泌の関係. 日本咀嚼学会雑誌 2006;16（2）:39-47.
54) 細井和雄. 咀嚼系の唾液腺生理活性因子に対する影響. 日本咀嚼学会雑誌 1993;3（1）:11-16.

Ⅱ章

症状緩和の実際

緩和ケアにおける症状緩和

　緩和ケアの第一の使命は症状緩和である．ここでは緩和ケアにおける症状緩和とは何かを考える．

　現在の緩和ケアは，痛みに対して，医療用麻薬を含めたいろいろな鎮痛剤あるいは鎮痛補助剤などの薬剤の組み合わせに腐心したり，精神的な苦悩に対しても同じように向精神薬の投与が治療の中心となる傾向がある．しかし，このような要素的な症状緩和にトータルペインの視点はない．

　痛みに対しては鎮痛剤，不安に対しては抗不安薬などと，薬剤投与で症状緩和ができればよしとするのなら，ペインクリニシャンのほうが鎮痛剤の投与，ブロック技術など痛みの対処には長けているし，精神症状も同じで，精神科医のほうが緩和ケア医より知識も技術も専門性が高い．

　緩和ケアの研修を受けた医師が筆者の訪問診療に同行すると，例外なく「緩和ケアは麻薬の使い方からと思っていました」と話す．がんに特化した診療をしているが，痛みの緩和で麻薬を使っている患者は少なく，同行しても痛みの話題がほとんどでないからである．

　がんによる痛みの緩和は，WHO方式がん疼痛治療法を根拠に，緩和ケアの領域で発展してきた[1]のはなぜか．WHOの緩和ケアの定義と連動する中で展開されている意味は何か．

　がんの最終段階，さらには臨死期の患者の痛み（苦しみ）は，がんと診断された時からの患者の物語（歩み）の終演の前に起こる過酷な状況の中に現前する．自らの努力と力ではどうにも抗えない極限状態の中で，あるときは強い痛みさえもその中に埋没し，あるときは息が詰まるような混乱の中で耐えがたい呼吸困難にみまわれる．ペインクリニシャン，精神科医，呼吸器科医では対応できない場面である．

　すべてのがん患者の地下にはふつふつと苦しみのマグマが蓄えられている．マグマの中の一つの要素だけを取り出そうとしても大やけどをするだけである．マグマ全体をどうおさめ，爆発を予防するかという観点，トータルペインの視点が必要である．ここに，がんの症状緩和に緩和ケア医が関わる理由がある．

1 がんの症状

　がんの症状の辛さが他の疾患と異なるのは，症状の原因となっているがんに対する直接的な治療ができないことに加えて，「死」を意識する特別な状況にあるということである．

患者は身体症状の辛さだけで苦悩しているのではない．死を直近に感じ思い通りにならないことでのストレス・すべがない苦しみ・さまざまな"気がかり"がモザイクのように複雑な模様を描き身体症状と精神症状として現れる．

トワイクロスは，「痛みは心と身体の両面における現象であり，患者の気分や闘病心，患者にとっての痛みの意味，などによって影響を受ける」[2]としている．症状は患者の心理状態，"気がかり"によって辛さが異なるということである．

症状の緩和のためには，がんの症状の特徴を理解する必要がある．

1）多彩な症状

がんの症状の原因は多面的であり，大きく4つの要因をあげることができる．
① がんの浸潤による症状
② 悪液質による全身症状（Ⅰ章p59「緩和リハビリテーション」参照）
③ 身体症状とは別に，あるいは同時的に起こる精神症状
④ がん治療による症状

がんそのものが原因になるのは，①および②の症状である．進行がんであってもある時期までは，①のがんの浸潤によって引き起こされる痛み・呼吸困難・嘔吐・腸管狭窄などの局所症状が主なものであり，悪液質による症状が顕在化するのは，死亡前1～2か月の時期である（Ⅰ章 28，29 参照）．

がんの間接的な原因で起こる症状が③と④である．③はがんになったために起こるストレス因によるうつ状態などの精神症状であり，ほとんどのがん患者が抱いている大きな問題である．身体症状に影響を及ぼしたり，反対に身体症状によって影響を受ける．

④はがん治療に伴う身体的および精神的有害事象である．手術創の痛みとか，化学療法による悪心・嘔吐・しびれとか放射線治療による間質性肺炎に伴う呼吸困難などである．がん治療による有害事象であるので，がん治療の一環として対応することがよい．

患者ががん治療に十分に納得していないと症状緩和を困難にするだけではなく，③の精神症状にも大きく影響するので，がん治療医との緊密な連携が必要であり緩和ケア医の果たす役割が大きい（Ⅰ章 24 参照）．

2）症状緩和の困難さ

がんの症状は，患者にとってはがんの進行の象徴であり，これから始まる苦しみの前兆と感じるものでもある．患者は苦痛症状の原因がわからない場合や期待した症状緩和が得られない時に，がんが進行したためではないかと考える．

症状，特に痛み・呼吸困難は「がんの進行とともに強くなって大変な苦しみの末に死ぬ」という恐怖を伴うが，患者に「死ぬのは怖くないですよ」「症状も辛くないようにできます」と話すだけでは症状増強の恐怖をとり除けない．

死そのものの恐怖を取り除くのは難しいが，死の恐怖を増幅させている要因に対応できれば患者の辛さは和らぐ．

1 痛みの閾値に影響を与える因子

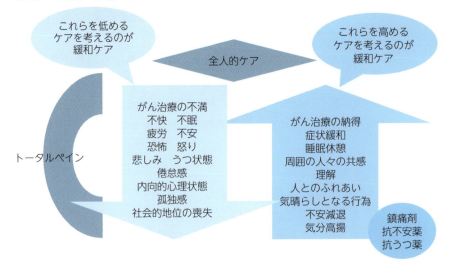

(PEACE Project より改変／Twycross R, et al 著，武田文和訳．トワイクロス先生のがん患者の症状マネジメント，第2版，医学書院，2010[2]) より作成)

　症状緩和の困難さはがんの浸潤の状況によるが，それ以上に症状を受け止める患者の心理的背景に大きく影響を受ける．トワイクロスは「痛みの閾値に影響を与える因子」として多くの項目を挙げている（■1）．この構図は「痛み」を「症状」と置き換えても同じである[2]．

　がんの浸潤による症状の辛さそのものに加えて，さまざまな"気がかり"が症状の辛さを受け止める力，症状を感じる閾値に関与してがんの症状緩和を難しくしている．

　死の恐怖を増幅させている要因は何か，症状の辛さを増大させている要因は何かを明らかにした具体的な対応が必要である．

　痛みをはじめとしたがんの症状は，その背景にこうした"気がかり"を包含した結果である．一つ一つの症状を要素的にだけみるのではなく，"気がかり"を包括するトータルペインの視点で複合的に対応することで緩和できるようになる

2 苦しみを生むもの

　人間の苦しみの由来には共通の構造がある．村田は「人間の苦しみとはその人のおかれている客観的状況とその人の主観的な想い・願い・価値観とがズレているとき，その"ズレ"がその人の苦しみを構成する」と喝破した[3]．人はこうしたズレに対して「どうしてなのだろう」「何でわかってくれないのだろう」などいろいろと思いを巡らせ，時には強いストレスを感じることになる．人は何かことを始めようとする時や，他者と話をする時などのあらゆる場面において，期待あるいは予測を持って臨む．患者の言動も治療に関する期待をはじめ主観的な思い・願いを反映しており，その人の価値観に根

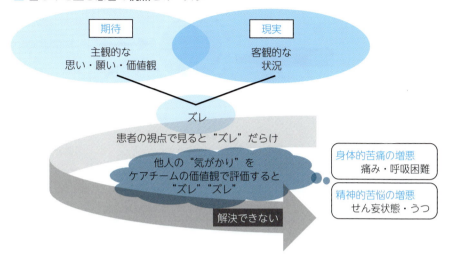

2 苦しみを生む患者の視点との"ズレ"

ざしたものである．

　患者はそれまで受けてきたがん治療をはじめ，いろいろな局面で自身の思いと現実との間にズレが生じ，がんが治らないことの苦しみに上乗せされている．

　がん治療に関わるズレを解消する手立ては，医療側と患者側の双方向のコミュニケーション（会話）が文字通りされることである．緩和ケアにおけるコミュニケーション（会話）のズレも，日常的にがん患者を苦しめる．患者とケアスタッフ間のコミュニケーションのズレ，患者と家族の間のコミュニケーションのズレなどである．

　緩和ケアでは「患者中心」ということがお題目のように言われるが，患者中心を実践するためにはどうしたらよいのか，という発想が希薄である．「患者とケアスタッフ間のコミュニケーションのズレ」が患者の苦しみを生む要因の一つであるとしたら，混乱している患者の状態はケアスタッフの関わりの結果であるといえる（**2**）．患者と家族のコミュニケーションのズレの調整はケアスタッフの役割であるが，前提としてケアスタッフと患者のズレの解消が必要である．

　ここで緩和ケアのプロセス（STAS-SOAP モデル，p 24，I 章 **12** **13** 参照）の第4段階を思い起こして欲しい．患者の物語をケア側が変えないことが原則であるので，ここに立ち戻れば「ズレ」はかなり小さくでき，苦しみの緩和に資する．

3 がんの症状に影響する要因

　鎮痛剤の適正使用によってもとれない痛み，モルヒネを使っても酸素吸入によっても緩和しない呼吸困難，鎮吐剤によっても効果のない悪心など，症状緩和に難渋することがしばしば見られる．

　3 はトワイクロスの「痛みの閾値に影響を与える因子」（**1**）を具体的に表現した

3 がん本来の痛み（症状）と実際に感じる痛み（症状）を受け止める力

（図）

ものであり，がんの症状の緩和にはトータルペインの視点が欠かせないことを示している．

がん患者の苦痛は身体的要因と心理的要因がモザイクのように入り組んで表現されるので，症状緩和もこうした構造を理解して行わなければならない．精神的ストレス・精神的苦しみ・気がかりは理性の力を落とし，不安などの感情的な要因が身体症状とモザイクのように絡み合うことで，痛みの強さが **3** の小さな青い円から大きな太い青破線の円のように膨らんで身体の辛さをより強く感じるようになる．患者が感じるがんの身体症状の強さ・辛さは，この様な苦しみあるいは気がかりが加わった総和である．

3 の「痛み」を「症状」と置き換えても，構図は全く同じである．

症状緩和の基本

症状を緩和するためには，**3** の小さな青い円（本来のがんの痛み／症状）に対する治療を行うと同時に"気がかり"を解消してモザイクをできるだけ小さく（図では薄く）することである．

1）症状を受け止める力

"気がかり"を解消するためには，
  ① がん治療を正しく理解して，治療の経過・結果に納得する
  ② がんの症状の辛さについての正しい認識を持ち向き合う

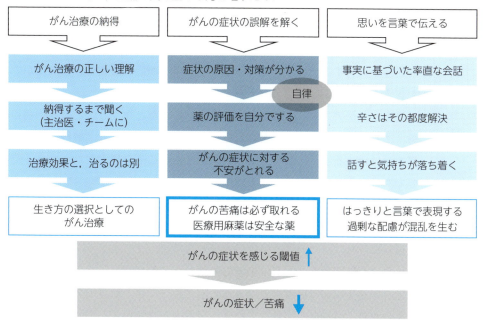

4 "気がかり"を解消して苦痛症状を低下させる
——患者の立場で，苦痛を受け止める力を増すために

③ 双方向の率直なコミュニケーションにより思いを受け止めることが必要である（**4**）．"気がかり"が解消するプロセスは「STAS-SOAP モデル」（Ⅰ章 **13**）を参照のこと．

　がん治療の経過は，がんと診断された時からの患者の歩み（物語）の中で最大の関心事であり，全てである．命をかけてきたがん治療に対して，「治療の効果がないので中止」と一方的に言われた時の衝撃は，想像を超える．そのうえ，「緩和ケアに移行して下さい」と言われることで，「見捨てられた」と感じ，辛さが募る．**3** の"気がかり"が大きく膨らみ，痛みを感じる閾値が下がる．

　患者は突然のことに衝撃を受けるが，医療側の方針（物語）が変わったわけではない．それまでと変わらない方針（物語）を表現しただけである．そのことで，患者の物語が，患者の意思とは別の力で無理矢理変えられるのである．治療医から最終の方針を告げられるまでは患者は治ると信じて治療を受けているので，治療医の話に納得できない思いが強くなる．

　症状緩和にあたり，受けてきたがん治療の納得は医療側が考えているよりも，はるかに大きな力となる．がん治療に納得するためには，治療の開始時からがん治療を正しく理解し納得することを積み重ねることが必要である．緩和ケア医には患者がそれまでに受けてきたがん治療の話を聞きながら，必要な治療を受けてきたことを肯定的に捉え納得できるように支援する役割がある．

　痛みに代表されるがんの症状は，耐え難いものであるという社会的 DNA によって広く遺伝している．ほとんどの患者が最後に痛み苦しむのではないか，息苦しさが強く

なって呼吸が止まるのではないかなど，死と結びつけて根拠のない漠然とした不安・恐れを持っている．がんの症状のほとんどは緩和が可能なので，耐えがたいものであるという思い込み／誤解に基づく症状増悪の不安の解消は重要である．

そのためには患者と医療側が症状緩和の評価を患者中心に一緒に行い，症状増悪の際の対応を共有する．こうした関わりの中で患者が症状緩和の自己決定ができ，その効果を実感できれば，症状増悪の不安・恐れは解消される．

患者が，ケアスタッフに自身の辛さが伝わったと思えることは症状緩和の大前提で，患者にとっては話を聞いてもらえるだけでも心は軽くなり，納得できる説明によって現実を受け止めるようになる．厳しい現実だからこそ，患者が納得できるための支援が重要であり症状の辛さを和らげる効果は大きい．

しかし，患者はケア側には気遣いをし，家族には気遣いに加えて以心伝心的な対応を求め，自身の思いを十分に言葉として表現しない．患者は自らの"気がかり"を言葉で表現しなければ，その思いは誰にも伝わらない．ケアスタッフは，患者・家族が率直に話せるように関わると同時に患者の言葉から"気がかり"を受け止める努力を続ける．

患者は話すことで自身の思い・考え方が整理でき，自身のおかれている状況・現実を伝えられるようになる．そうすれば，患者はどうすることが良いのかを自分で判断し，建設的な相談を双方向でできるようになる．そのためにはケア側も患者が分かる言葉で事実に基づいた丁寧な対話を心がける．

2）症状緩和の実際

症状を引き起こしている原因診断は必要である．しかし，診断のために患者に辛い思いをさせてはならないので，患者の全身状態と原因に対する治療がどこまで可能かを総合的に診断する．

症状を引き起こしている病態が明らかで，原因に対する治療が可能であれば，患者の全身状態，治療の苦痛などを勘案し，具体的な方針を決める．

● 原因および病態に対する治療

原因に対する治療とは，骨転移・脳転移・気道狭窄に対する放射線治療，気道あるいは消化管狭窄に対するレーザー治療・手術などであり，症状の辛さおよび治療の有効性を考えて積極的に行うことが必要な場合がある．

病態に対する治療は，非薬物治療としては気道あるいは消化管狭窄に対するステント治療，がん性胸腹水に対する排液，低酸素血症に対する酸素療法などがあるが，患者の負担というマイナス面と症状緩和のプラス面を考えて行う．また筋緊張とか廃用性の循環障害による痛み，リンパ浮腫などにはマッサージ，リラクゼーションなど理学療法も有効である．

薬物治療としては骨転移に対するゾレドロン酸（ビスホスホネート）・デノスマブ，腸閉塞に対するソマトスタチン製剤，がん性リンパ管症に対するコルチコステロイドな

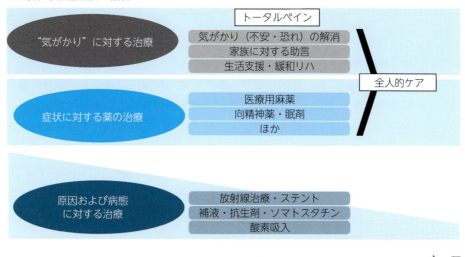

5 身体的苦痛症状の緩和

症状緩和の原則は，①原因および病態に対する治療，②非薬物治療，③症状に対する薬物治療を3本柱として，患者の状況・意思を勘案した治療・ケア計画を立てる．一般医療の様に原因および病態に対する治療だけでは不十分なこと，治療のために患者を苦しめることがあることに留意する

どがある．薬物治療による患者の負担は比較的少ないので，必要に応じて積極的に行う．

5の最下段のように，がんの進行に伴って侵襲的な治療の適応は次第になくなってくる．

● 症状に対する治療

原因あるいは病態に対する治療の適応がない場合は当然であるが，治療を行う場合でもその効果をみながら症状に対する治療は積極的に行う．

前述した病態に対する治療の他には痛み・呼吸困難に対する理学療法などがある．

薬物治療としては，がん性疼痛・呼吸困難に対する医療用麻薬・非ステロイド性抗炎症薬，不安症状に対する抗不安薬などの向精神薬，不眠に対する睡眠導入剤，痙攣に対する抗痙攣剤などがある．投与法の原則は経口投与である．臨死期に近くなると嚥下機能の低下が起こり，内服が困難になることがある．そのため経口投与に問題はないか常に留意する．状況によって患者とよく相談をしながら，坐剤，注射製剤（主に持続皮下注）に投与経路を変更して対応が遅れないようにすることも大切である．

● "気がかり"に対する治療

原因に対する治療および症状に対する非薬物治療・薬物治療に緊急性がなければ，はじめに行うことは，"気がかり"を聞き，"気がかり"を解決することである．

基本的には前項（p76〜77）の①，②，③を行うが，そのためには緩和ケアの診療のプロセス（STAS-SOAPモデル）を理解し実践する．このとき改めて認識するこ

とは，NBMの原則である．治療方針（医療側の物語）を患者に伝えて患者の物語の変更を促し，患者が了解するということではない．症状緩和の成果をより確かにするためには自律および自己決定支援が基本であり，NBMの原則は双方の物語をすりあわせ相談する姿勢である．

症状についても，症状の背景にある"気がかり"は本人しか分からないので，患者が自身の状況を理解して，治療の選択の判断ができ，治療効果の評価をすれば，辛さに向き合い，受け止める努力ができる．ケア側は，症状緩和における患者の自己管理の支援をする．多くの成書にある「症状は患者が感じるものなので患者の評価がゴールドスタンダード」の体現であり，NBMの具体的な実践は緩和ケアの中軸である．

"気がかり"が解消して，3の小さな青い円で示された本来の痛み／症状になれば，ほとんどの痛み／症状は医療用麻薬（鎮痛剤）などそれぞれの症状に対する治療をすれば緩和される．

常に，トータルペインの視点を忘れないことが大切になる．

「症状に対する治療」と「"気がかり"に対する治療」は，「原因および病態に対する治療」と並行して行うが，5の中段と上段で示したように，がんと診断がついてから最後の段階まで一貫して行うべきである．

がんに伴って起こる症状は多彩であり，全て網羅することはできない．以下の各論では，痛み，呼吸困難，せん妄など，緩和が困難とされる症状を中心に取り上げる．全てのがんの症状緩和は自律支援・自己決定支援が前提であることを確認しながら読み進めて欲しい．また，本項「緩和ケアにおける症状緩和」は，症状緩和の総論という位置づけなので，以降の各論と丁寧につきあわせて読み進めて欲しい．

がんの痛みと症状緩和

今でもがんの痛みは辛い症状の代名詞である．

「近代ホスピスの母」といわれているシシリー・ソンダースは，1955年にセント・ジョゼフ病院（英国）へ赴任して，がんの痛みに対して麻薬（ヘロインが主）を定期的に経口投与するというセント・ルークスで行っていた方法を発展させた．さらに1967年に開設したセント・クリストファーホスピスでブロンプトンカクテルとして定着させ，がんの痛みの治療の本格的な歩みが始まった．

ソンダースは，セント・クリストファーホスピスでの痛みの緩和の実績を報告している．1972〜1977年に亡くなった患者3,362人を対象に，病棟に関わりのない研究のための看護師と医師による評価をまとめたものであるが，その結果は，痛みの緩和ができなかった患者は34人，1％だけという成果を上げていた[4]．

筆者がソンダースによって世界に周知されたブロンプトンカクテル[5,6]を知ったのは1980年初頭である．この時から筆者のがんの痛みの治療は一変した．それまでは痛みをできるだけ我慢させて，最後の段階になってからモルヒネの注射を連続的にするという方法をとっていたので，まさに「モルヒネは最後の薬」を実践していたのである[7,8]．

現在，鎮痛剤の進歩は眼を見張るものがあり，医療用麻薬の種類，剤形，投与法など様々な工夫ができるようになってきている．にもかかわらず，今なお痛みの緩和が困難な患者がいる．そして，いまだに患者・家族は「がんは最後に痛くなる」と，恐怖ともいえる思いを持っている．

ソンダースが「肉体の苦痛緩和のための技術が必要不可欠であることは勿論だが，しかしそれですべてが解決するはずもなかった」といってトータルペインの考え方の重要性を示唆していたことを銘記しなければいけない[9,10]．

緩和ケアに関わる医療者が，ソンダースの言葉をかみしめ「がんの最後に痛くなることはない」「がんの痛みは意識が明瞭な状態で緩和できる」を実践できなければ，患者・家族の不安は消えない．

1 痛みの定義

痛みの定義は，世界疼痛学会（IASP：International Association for the Study of Pain）が定めたものが広く用いられている（ 6 ）[11]．

世界疼痛学会の定義では，痛みを「不快な感覚性・情動性の体験」として，感覚と情動を併記し，心理的・精神的要因の大きな「情動」を伴っているとした．また，「それには組織損傷を伴うものと，そのような損傷があるように表現されるものがある」と

6 世界疼痛学会（IASP）による痛みの定義

- An unpleasant sensory and emotional experience associated with actual or potential tissue damage, or described in terms of such damage.
- 不快な感覚性・情動性の体験であり，それには組織損傷を伴うものと，そのような損傷があるように表現されるものがある．

(Merskey H, et al. *Pain* 1979[11] より)

して，心因性の痛みについても明確に位置づけている．

「痛み」は，痛いという「感覚」と同時に，その事によってある種の「情動」が惹起される．痛みによって引き起こされる「情動」は不快なものであり，特にがんの痛みは恐怖に結びついて患者を不安にさせる．

がんの身体症状を考えるとき，その背景にはがんという深刻な病に苦悩する患者の「情動」が関わっていることを思い起こし，それを概念的に捉えるだけではなく実践の場で緩和ケアに活かす手法が必要である．

ソンダースは，がんの痛みについて「がんの痛みの理解は，外傷，炎症，虚血性疾患などの急性痛の経験から脱却していないことで，その質的な違いが十分に認識されていない」[12]と，急性痛との質的な違いについて強調した[13]．

がん性疼痛が慢性痛かどうかにこだわるということではなく，がん性疼痛と慢性痛は精神的，社会的要因が強く関わっている点など，急性疼痛とは違う病態を常に強く意識する必要がある．そのような認識を持てれば，「慢性疼痛は心理社会的因子を含む多因子が複雑に絡み対応や治療に難渋する心身症の代表的な疾患である」[14]など，慢性痛の概念形成，治療の進歩から得られた知見を取り入れるなど，がん性疼痛の治療に資することになる．

がんの耐えがたい苦痛を考えた時に，平木の「心因性であればこそ，どんなひどい痛みも生じうるのです．」[15]という意味は実感を持って迫ってくる．身体防御の危険信号としての意味をもつ身体的現象と単純に考えられている急性痛とは異なり，心理社会的要因と密接に関わりあうなど「多次元現象 (multidimensional phenomenon)」であるということである．

がんの痛みの突出痛は急激な非常に強い痛みと鎮痛剤の効果が切れてきたときの痛みの両方の意味を持っている．しかし，「突出」という言葉から連想されるのは急激な非常に強い痛みであるが，このような急激な痛みは病的骨折，打撲などの明確な出来事がない場合，がんの浸潤だけが原因となって起こることは考えにくい．その多くは，レスキューが上手く使えないとか，痛みの恐怖などをはじめとする"気がかり"が解決されないなどの心理的な不安定さが誘因になっているので，突出という言葉は適切ではない．

がん性疼痛は，基本的には危険信号としての意味がないこと，継続すること，精神的な状況と大きな関わりがあることなどが特徴である．

2 痛みに影響を与える病態

病態（感覚生理学）による分類では，「痛み」は侵害受容性疼痛，神経障害性疼痛および心因性疼痛に分類される．

1) がんの浸潤により起こる痛み

IASPでは，侵害受容とは侵害刺激を符号化する神経過程と定義されている．侵害受容性疼痛は，痛みの発生部位による体性痛・関連痛・内臓痛に分けて考えることもある．

体性痛とは，皮膚・骨・関節などの痛みで，痛みの部位が特定しやすく（指し示せる），圧痛点と疾患部の位置が一致している．激しい痛みが持続し，身体を動かした時に痛みが増すことが多い．

内臓痛は痛みの部位が特定されない（指し示せない）という特徴がある．締め付けられる，押されている感じと表現されることが多く，周期性のある鈍痛で，悪心・嘔吐などの自律神経症状を伴うこともある．

内臓痛が体性痛のように部位の特定ができなく，はっきりとした痛みとして表現できない理由は，内臓に分布する受容器・線維の数が少なく，内臓からの感覚神経線維は広い部分に枝を出して複数の脊髄レベルに分散して入力するためである[16]．

神経障害性疼痛は，中枢神経あるいは末梢神経を問わず，がんによる神経そのものの障害によって生じる．神経障害性疼痛の診断は，ジンジンするような灼熱感とかチクチク針で刺されたような刺痛，しびれなどの異常感覚であり，神経学的診察で神経損傷の徴候が確認できる．

2) がんの浸潤とは別の原因による身体の痛み

がんとは無関係の「痛み」も多いので，しっかり鑑別する．強い痛みの原因として，手術創とか帯状疱疹後の神経痛，あるいは，がんになる前からある腰椎変形症などがある．また，便秘あるいは腸の蠕動亢進による機能的な痛みも問題になることが多い．

治療あるいは悪液質による体重減少・筋力低下などの全身状態低下は，さまざまな痛みをもたらす．筋力低下は，肩関節周囲炎・変形性膝関節炎・腰椎変形症などの誘因あるいは再燃の要因になる．さらなる筋組織・皮下脂肪の減少は，筋緊張や接触部の血流低下を引き起こすので，長時間の臥床とか，体動をきっかけとして強い痛みを引き起こす．がんの最終段階で，姿勢をかえるなどの際に起こる痛みは死を直近に感じているなど厳しい精神状態にある患者にとっては強い恐怖となり心理的錯乱を来す一因となる．

こうした，がんの浸潤とは別の原因による身体の痛みも，「がんの痛みの恐怖」（I章 p57「最終段階における緩和ケア」参照），さらには耐え難い痛みとなる．

3）心の痛み（心因性の疼痛）

　心因性の疼痛の判断は器質的な裏付けがないこと，痛みが起こる誘因があり，再現性があることなどを総合的に判断する．

　検査・治療に伴う痛みも，がんの治癒を目指している時と，治らないことがはっきりしてからでは，痛みの感じ方が変わる．患者は自分にとって利益がないだけではなく，痛みを与えられることへの拒否感や嫌悪感が重なると強い痛みを感じる．拒否感や嫌悪感が痛みの増悪に繋がることは多い．

　膀胱留置カテーテルの交換時の痛みなどの過去に経験した痛みの恐怖（情動）が呼び起こされて，強い痛みが再燃し，耐えがたい痛みになることもある．

　がん患者の疼痛は，心因性の要因が関わっているかどうかに拘泥することなく，痛みの強さ・辛さに心理的要因が大きな影響を及ぼすことを忘れない．

　痛みに関連する恐怖が強まると，痛みに対する回避行動や過剰警戒が顕著になり，痛みと向き合うことができなくなり（Fear-avoidance model；恐怖回避モデル），痛みの緩和がより困難になる．「痛みへの恐怖というものは，痛みそのものよりも障害となることがある」[17]．

　痛みは複雑な要因が絡み合っているが，「NO」の表現だったり，何らかのメッセージが込められたりすることがある．「食べられない」「起きていられない」などの症状がある時に，食事を勧められたり，体力が弱るから起きていようと言われたりすると，「痛い」ということがある．

　患者と別の部屋で就寝している家族を，「痛い，痛い」と言って頻繁に起こした人もいた．ところが，医師には「痛みはないです」と穏やかな表情で冷静である．患者は「誰に痛いと言っているか」である．家族にだけ痛いという患者は多いが，そこには無意識の家族へのメッセージがある．

　実際に痛みを感じているので，家族に「痛い」と言っている患者のメッセージが伝わらなければ，薬では緩和しない．

　「"痛い"という痛みの表出は，"助けて"というサインであることを理解することが重要である」[18] という指摘に耳を傾けなければいけない．

　Dさんの場合：60代男性．肝臓がん術後，多発胸椎転移および多発肝転移．

　主訴はジンジンする足の痛みで，痛みに対する前医からの処方はフェントステープ8 mg×2，レスキューはオキノーム散20 mgとアンペック坐剤20 mgで，それぞれを1日3回ずつ使用していた．1日のモルヒネ換算投与量は，ほぼ650 mgであった．悪心に対してドンペリドンが処方されていた．

　Dさんは「薬を飲んでも，あまり変わらない」と，症状緩和に満足はしていなかった．また，動作が落ち着かずじっとしていられない様子があった．麻薬が増量されても痛みが変わらないことと，ドンペリドンによるアカシジアとを考え，麻薬を減量してみることと，ドンペリドンの中止を提案した．

痛みの緩和の評価をDさんと一緒にして，Dさんのペースで，フェントステープの減量を試みたところ，訪問開始1か月後には300 mg，2か月後に30 mgとなり，神経障害性疼痛様の「ジンジンする痛み」を含めて痛みはほとんど問題にならなくなっていた．

Eさんの場合：60代男性．膵がん術後，多発胸椎転移および多発肝転移．

死亡3日前に突然「緩和ケアがこんなに大変だとは思わなかった．人に勧められない」と話し始めた．妻の話では，この2日間は夜になると「痛い，死ぬ，痛い，死ぬ」と大騒ぎだったようだ．何があったのだろうかと思い話を聞くと，「前日に妻が外出しているときにアンペック坐剤が見つからず，何度も妻に電話をしたけど出なくて，どんどん痛みが強くなってきた」とのことで，妻は「出かけようとすると"痛い"と言うので困っている」と言う．Eさんと妻の話をそのまま受け止めると，Eさんの痛みは妻の外出と関係があることがわかる．実際に妻が傍にいると痛みは緩和されていた．その後は痛みで大騒ぎになることはなく，自宅で息を引き取った．

Fさんの場合：70代女性．肺がん．

進行がんと診断され無治療のまま経過していた．腰と下肢の痛みが強かった．近医でカロナールを処方されていたこともあり，カロナールを1回2錠で定期服用とし，レスキューはボルタレン坐剤を処方したが痛みは緩和されなかった．

前医からの画像資料がなかったことと，Fさんが検査を希望されたのでCT検査を病院に依頼した．結果は腰椎転移の所見だった．Fさんに検査の結果を説明すると，「だから痛かったのね」と安堵の表情で話された．その後は，いつの間にか痛みが緩和され，カロナールの内服もボルタレン坐剤も使わなくなった．

3 診断／痛みの評価

痛みは，患者が「痛い」といえば「痛みがある」と患者の言葉をそのまま受け止める．がんの痛みの治療は痛みの評価を可能な限り行うことから始める．検査などの負担を極力避ける配慮は必要である．

1）痛みの評価

まず，痛みの原因を診断するが，がんの浸潤による痛み以外の原因もあることを念頭に置いて鑑別することが治療方針に大きく影響するので重要である．

痛みの部位，どのような痛みなのか，持続時間，痛みが出るとき・和らぐとき，などを患者から聞く．患者の話を遮ったりせず患者が自分のペースで話す中から必要な情報を整理する．医療者側が聞きたい質問は最小限にする．患者の話をもとに身体診察から，侵害受容性疼痛か神経障害性疼痛かの鑑別など痛みの原因を確定できるのかどうか，検査など迅速な対応が必要な状況かどうかを判断する．

初回の診察で，丁寧に話を聞き診察をして痛みのコントロールをするが，その後の診

察では患者からの話を待ち，医療側から痛みの評価をするために質問はしない．痛みの治療の基本は，患者が自身の痛みを受け止めることであるが，それと共に必要以上に痛みを意識しないようにすることである．

2）痛みの閾値に影響を与える要因

　患者は，痛みの話をしているときに「痛い」とだけ言うことはない．痛みにだけ囚われすぎず，患者が"気がかり"について話していること（ナラティブ）に耳を傾けることが大切である．医療側が一方的に話して患者が話をする機会を失しないように留意する．

　患者は痛みをどう受け止め，感じているのか，例えば痛みが辛いので何とか取ってほしいと思っているのか，あるいは痛みはあるけど今はこのまま様子をみたいと思っているのかなどを患者との話の中で捉える．

　本書で目指す緩和ケアの診療モデル（STAS-SOAPモデル）は，全人的ケアを実践するものであり，トータルペインが解決されれば，痛みの閾値が上がり「耐えがたい痛み」に至ることを予防できる（Ⅰ章 13，本章 3 参照）．

3）痛みの評価ツール

　評価スケールは一般的にはVAS（Visual Analogue Scale），NRS（Numeric Rating Scale），FPS（Face Pain Scale）が用いられている[19]．これらの方法は患者自身の評価（PRO：Patient Reported Outcome）であり数値で扱えるので，臨床試験とか論文のデータとしては有用である．しかし，こうした評価法の最大の問題は，患者自身がスケールあるいはスコアをつけることで患者に常に痛みを意識させ，痛みの閾値が下がる要因になることである．また患者の関心が数値に向かうために，患者の自由なナラティブは制約されてしまう．

　痛みは主観的なものであるため，痛みの強さを患者自身が評価（自己評価）できる，というケア側の意図とは逆に，痛みに対する恐れが醸成されるという側面があることに留意する．

　「数字を書くために，痛みの強さを意識していると痛みが強くなる」と話す患者もいた．「病院では"今の痛みは数字でいうといくつですか？"と必ず聞かれる．だけど〈2〉とか〈3〉と言われてもわからないし，〈2〉と〈3〉の違いがどこにあるか考えちゃう．それで〈10〉というのは？　と聞いたら，"一番強い痛みで，七転八倒するような痛みのことです．"と言われました．それからは，その痛みがいつ来るのかと思うと怖くて怖くて…」という（Fear-avoidance model；恐怖回避モデル）．

　ケアチームにとっても患者の主観的な感じ方を数値，図式化されたものを見て判断することになる．痛みのスケールが〈3〉であれば，疼痛コントロール良好とし，〈7〉だから薬を増やす，という機械的な対応では，「苦悩の象徴である痛み」の緩和はできない．痛みを患者はどう受け止めるのか，痛いことで患者の生活はどのように支障を来し

ているのか，それをどう感じるのか，という患者の「ナラティブ」から始まる緩和ケアの基盤とはかけ離れてしまう．

治療・ケアは「痛みを抱えているその人」に提供するものである．したがって，痛みの強さの評価だけではなく，痛みの治療・ケアを求めているかどうかなど，痛みを感じる背景にも関わることが重要になる．

患者に痛みを強く意識させずに患者主導の痛みの評価をする．この両方を満足させるためにNBMを基本にすえて活用すればSTASは痛みの評価ツールとして有効である．

トータルペインの視点で，治療・ケアをどう考えるかを判断するためのツールがSTASである．STASはケア側がスコアリングをする他者評価であるが，患者の話を根拠にするので実質的な評価は患者がすることになる（I章p17「3．緩和ケアの診療モデル」参照）．

基本になるのは，コミュニケーションのあり方である．VASやNRSを活用する場合も，数値化を患者との対話のきっかけと考えれば緩和ケアツールとしての価値を高めることができる．

 ## 治療／痛みの緩和

痛みの治療は「痛み」だけに着目するのではなく，トータルペインの視点が重要であることを繰り返し述べてきた．しかし，トータルペインの構成要素である身体的な要因と精神的要因・社会的要因を同時に受け止め，対応することはできないので，実践の場ではそれぞれの要因に対して優先順位を決め，同時的かつ個別的に治療をしながら絶えず総合的に判断するということになる．

がんの痛みをIASPの定義に従って捉えるのであれば，痛みを構成する痛いという「感覚」に対する治療と，痛みに伴う「情動」への治療を考えた治療方針をたてる（ 7 ）．

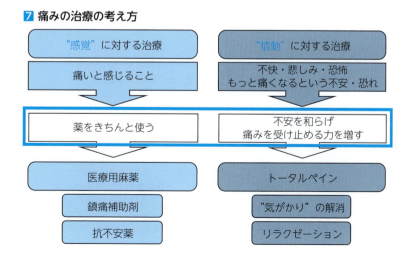

7 痛みの治療の考え方

1）薬物治療

がんの痛みに対する薬物治療は，がんの痛みの治療の基本である．鎮痛剤の使い方をわかりやすく整理したのが WHO 方式である[20]．

WHO 方式は，鎮痛剤選択における「三段階ラダー」と「鎮痛剤使用に際しての 5 つの原則」からなる．

● WHO 方式

三段階ラダー

WHO の三段階ラダーは，鎮痛剤の選択の手順を示している．鎮痛剤の効果の強さに応じて，弱い薬（非麻薬性鎮痛剤）から強い薬，麻薬にかえていくというように三段階に分けて使う（ 8 ）．

鎮痛剤の第 1 選択は，三段階ラダーに従うと NSAIDs あるいはアセトアミノフェンである．NSAIDs あるいはアセトアミノフェンで疼痛緩和が十分でなかった時に，医療用麻薬を使用する．

この階段は 1 段ずつ昇る必要はなく，第 1 段階の非麻薬性鎮痛剤から第 3 段階の強オピオイドにステップしてもよい．

がんの痛みに対しては，第 1 段階の非麻薬性鎮痛剤，特に NSAIDs は，第 2，第 3 段階の医療用麻薬とは作用機序が違うので，中止せずに継続使用することが一般的であ

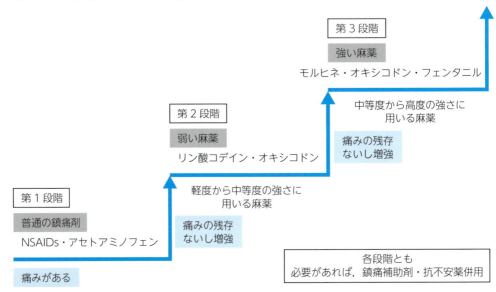

8 WHO 三段階ラダーによる薬の選び方

第 1 段階：NSAIDs・アセトアミノフェンなどの非麻薬性薬剤を最初に用いる
第 2 段階：弱い麻薬性薬剤とし，弱オピオイドであるリン酸コデイン・低用量のオキシコドンあるいは非麻薬性のトラマドールなどである
第 3 段階：強オピオイドといわれる医療用麻薬，モルヒネ，オキシコドン，フェンタニルである

（WHO: がんの痛みからの解放，第 2 版より一部改変）

る．

鎮痛剤使用に際しての5つの原則

① by mouth, ② for the individual, ③ by the clock, ④ by the ladder, ⑤ attention to detail は，鎮痛剤の使用に際しての原則を述べたものである．

① by mouth；経口投与を基本（＝簡便な方法で）

投与経路は，簡便さから経口薬を基本に選択する．嚥下困難などがある場合は坐剤・持続皮下注あるいは貼布剤の使用を考慮する．

それぞれ一長一短があり，患者の希望に添いながら患者・家族・施設の状況を総合的に勘案して決めることが良い．

② for the individual；個々の人の痛みが消える量

鎮痛剤の使用量は，1回の内服で痛みが取れる量にする．痛みが取れる量というのは，患者が「これだけ楽になれば大丈夫」「これなら眠れる」など，患者自身が「これで良い」という評価を大切にする．

患者の日常の生活が痛みによって支障を来しているかどうかを指標にするのが実際的である．

③ by the clock；時間を決めて

鎮痛剤は，徐放剤定時内服（時間を決める）と速放剤の頓用内服が原則である．速放剤は定時内服しても痛みが出たとき（以下突出痛）に使うが，徐放剤の内服時間と重なっても構わない．

④ by the ladder；段々強い鎮痛剤に

三段階ラダーに従って，鎮痛剤の種類を選択する（前述）．

⑤ attention to detail；細かな点に注意

患者の不安・心配に対する配慮である．具体的には医療用麻薬に対する理解と副作用の防止をはじめ，5つの原則が理解できるようにする．

副作用対策としては，副作用の正しい理解と実際の予防策は重要である．前者は，医療用麻薬の副作用は1〜2週間で軽減すること，臓器障害がないことを認識してもらうことであり，後者は悪心・嘔吐の鎮吐剤（プロクロルペラジン［ノバミン®］など）による予防と便秘に対する緩下剤の投与である．

頓用薬（レスキュー）を使うタイミング，頓用薬による効果がなかったときの対処法などを患者と相談しておく．医療用麻薬の使用と病状の進行を結びつけて不安になる患者・家族は少なくないので，副作用・鎮痛効果を一緒に評価しながら将来の痛みの恐れ・不安の解消を図る．

貼布剤（フェンタニルパッチ）は，発熱・入浴の際に吸収が促進され傾眠・意識障害が起きることがあり，高齢者には特に注意が必要である．

● 医療用麻薬

薬剤投与は，経口投与すなわち徐放剤の定時内服と速放剤の頓用が原則である．

時に速放剤だけを好む患者もいるが，医療用麻薬服用の原則を共有できれば患者の判断を優先する．

医療用麻薬の用量の調整（タイトレーション）

はじめに，速放剤（レスキュー薬）の量を決める．1回量を塩酸モルヒネ速放剤（オプソ内服液・モルヒネ塩酸塩錠）5～10 mg の投与あるいはオキシコドン速放剤（オキノーム散）2.5～5 mg を基準にして開始する．速放剤の1回量が決まれば，徐放剤の投与量が決められる．速放剤1回投与量の4～6回分を徐放剤の1日量にするのが原則である．

速放剤の1回投与量の原則は，1日投与量の1/6を基準とする．

医療用麻薬（徐放剤）の増量

原則は徐放剤と速放剤との1日合計投与量を新たな1日投与量の基準とする．1日の投与量によって増量の割合を考える．

モルヒネ換算 100 mg/日以下の場合：50％の増量を基準にして最大100％まで増量．
モルヒネ換算 100 mg/日以上の場合：25％の増量を基準にして最大50％まで増量．

貼付剤使用後に疼痛の増強がみられた時は，速放剤（レスキュー薬）で1日に増やす量を決めてから枚数を増やすようにする．

以上の点に留意すればほとんどのがん性疼痛は緩和できるが，神経障害性疼痛は医療用麻薬に抵抗性の場合がある．医療用麻薬で効果がない場合には，鎮痛補助剤の追加投与を考える[2]．

医療用麻薬の投与経路の変更

患者の希望，副作用対策あるいは嚥下機能の低下，消化管閉塞などで内服が困難なときなどには，非経口投与を考える．非経口投与には坐剤，貼付剤，注射（持続皮下注射，持続点滴）がある．投与量はそれぞれの薬剤・投与経路などから換算表に従って決める．

貼付剤（フェンタニルパッチ）：経口投与など他の経路で疼痛緩和に必要な投与量が安定してからにする．

坐剤：定時薬として長期にわたって使うことは困難な面もあるので，原則は頓用（レスキュー）として使う．

注射：原則的には持続投与（皮下あるいは静脈）とする．投与量は内服の1/2を基準にするが，血中移行の効率が良いので実際には換算表の原則以下の量で効果があることが多い．特に開始時は注意深い評価が必要である．1日投与量が決まるまでは，可能であればレスキューは坐剤と併用しながら換算量より低めから始めるとよい．

● 抗不安薬

がんの最終段階にある患者は心身共に緊張していることが多いので，抗不安薬が有効な場合がある．ベンゾジアゼピン系薬（ジアゼパムなど）等の抗不安薬は筋弛緩作用もあり鎮痛効果が期待できる．

処方の際には，患者との対話の中で痛みの受け止め方，疼痛緩和の評価などを共有しながら，"気がかり"を十分に聞くことが前提である．そのうえで精神的緊張を和らげるほうが良いと判断した場合に処方する．この際，患者と相談しながら処方薬の効果・目的を十分に伝え，患者が納得し患者自ら内服することを決められるようにできれば，顕著な効果が得られる．

2）非薬物治療

薬物治療では十分な効果が得られない，あるいは期待できないとか，薬物治療以上の効果が期待できる時に行う．

● 神経ブロック

末梢神経ブロック（例：肋間神経ブロック），腹腔神経叢ブロック，交感神経ブロック，硬膜外ブロック，くも膜下腔ブロックなどがあり，有効率は高い．

難治性の疼痛とか医療用麻薬の大量投与による傾眠などの副作用が問題になる時には，神経ブロックを積極的に活用することで良い状態の疼痛緩和が得られる．患者の意思・全身状態などを考えて，適応があれば専門医に依頼する．

● 放射線治療

骨転移の痛みには良い適応であり，鎮痛効果は高い．患者の状況にもよるが，積極的に考えたい治療である．また，可能な限り照射期間は短くし，外来で行う．

● リラクゼーション

原因が何であれ，痛みがあることで心身の緊張が高まっているので，薬物治療・他の非薬物治療と同時に行う．

特に全身状態の低下によって引き起こされた廃用性萎縮あるいは全身の筋肉量の減少に加えて筋緊張があると，痛みが起こる．臨死に近い時期の心身の緊張は痛みの恐怖なども加わり鎮痛剤投与では痛みが緩和しないことが多い．有効な対策は，薬物治療ではなくリラクゼーション・マッサージ・温罨法などの理学療法による筋緊張の緩和・局所の循環障害の改善である．

3）「情動」に対する治療

I章「緩和ケアの諸相」（p 53）で述べたように，患者はがんの療養の経過の中で大きなストレス因にさらされる場面に繰り返し遭遇し，身体的にも精神的にも苦悩を深めている．いろいろな場面で生じるストレス因を解消しないでいるとストレス因は痛みを感じる閾値を低くすることから，ある時，急にいままで気にならなかった痛みを強く感じ耐えられなくなる．はっきりした理由がわからないまま痛みが再燃したり強くなったりすると痛みに対する恐怖が強くなる．このような痛みに対する恐怖が痛みに関わる情

動の一つであり，痛みの辛さに大きく影響する（Ⅰ章 27，本章 3 を参照）．

　情動に対する治療の中心は，このような心理社会的な問題に対してであり，緩和ケアの診療のプロセス（STAS-SOAP モデル，Ⅰ章 13 参照）に従ったケアである．痛みのような身体症状の治療においても，心のケアに繋がるだけではなく痛みそのものの治療に繋がる[21,22]．"気がかり"が大きいまま解決されないと，いくら鎮痛剤を使用しても痛みがとれない．

　医療用麻薬を大量に使わないと痛みの緩和ができない場合や急に医療用麻薬の使用量が増える場合には，痛みだけを見てさらなる鎮痛剤の増量をするのではなく，改めて患者の話を聞いて不安などの"気がかり"がないかに留意する．情動に影響する"気がかり"が痛みの強さに関わっていると判断しても，「すぐに痛みを取って欲しい」と言われたらまず鎮痛剤の投与を行う．「あなたが痛いといったことを受け止めました」というメッセージを伝えるためと，情動（心因性）の痛みと判断することは難しいからである．

　がん患者の痛みの治療が困難なのは，痛みによって起こる情動が，あるいは痛みに対する恐れが他の疾患より強く，理性的な力が落ちることも加わって痛みを感じる閾値が大きく下がるためである．

　常にトータルペインの視点を持ち，薬物投与の効果も患者の評価（ナラティブ）で受け止めるという基本を忘れない．

5　がん疼痛緩和ロードマップ

　がん疼痛緩和ロードマップとして，がんの痛みの治療のプロセスをモデル化した（9）．

　がんの痛みはがんの症状の象徴であり，最も恐れられているので，痛みの緩和が十分にできれば，呼吸困難など他の症状もこのロードマップが応用できる．

1）がんの痛みを緩和するためのロードマップ
● 疼痛緩和ができたとき
　WHO 方式に従って医療用麻薬などの鎮痛剤を使って効果があり，痛みに関わる問題が他になければ，痛みの強さに合わせて鎮痛剤の調整をしていく．

● 疼痛緩和ができなかったとき
　「感覚＝痛み」に対する治療が適切に行われていても痛みが緩和されないときには，鎮痛剤・鎮痛補助剤・向精神薬の投与法を再検討すると同時に，情動・"気がかり"の関与を考える．

　廃用性の要因を考えたときには，リラクゼーションを行う．

9 がん疼痛緩和ロードマップ

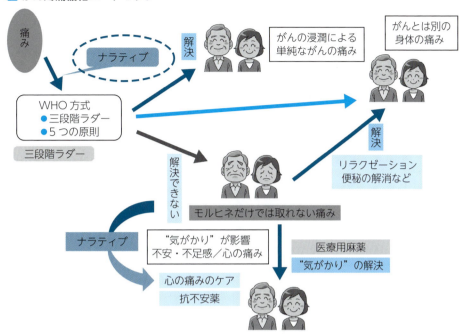

がん疼痛緩和の基本的な考え方を図示したもの．WHO方式に従った鎮痛剤（鎮痛補助剤を含む）の使用で緩和されない時に，さらなる鎮痛剤の増量だけでなく，痛みを感じる患者の身体状況・気がかりにも目を向ける

2) がん疼痛緩和ロードマップの意義

　STAS-SOAPモデルを実践することができれば，緩和ケアにおけるがん性疼痛の治療として，「活動性がん患者においては，慢性疼痛の治療は包括的な戦略の基本的な要因である．この戦略は，多次元評価と，苦しみを和らげるとともに患者や家族に支援を提供するための調整された治療ということを強調する」[23]ということの具体的な道筋を示していることになり，その意義は大きい．

　こうした基本戦略を持たないで，痛みの強さに対して必要以上の麻薬が投与されると，傾眠が強くなったり，もうろう状態になるなど思考力が低下する．

　意識状態の低下によって疼痛が緩和されることもあるが，思考力が低下し状況判断ができない患者は不安が強くなり，痛みの恐れからさらに医療用麻薬を増量するという悪循環に陥る（Fear-avoidance model；恐怖回避モデル）．

　痛みが緩和されない時に，ロードマップに示した手順に従えば少し立ち止まって考えることができる．がんの痛みだけにこだわっていることに気がついて，他の"気がかり"に関心が向けば，痛みの緩和の成果が上がる．

6 自験例から

　筆者のチームは，20年近くかけて緩和ケアのプロセス（STAS-SOAPモデル）の構築を目指して，試行錯誤を重ねてきた（巻末付録⓭⓮参照）．
　この結果をみると，
　①自験例の痛みの緩和は STAS 1 により評価したが，死亡前7日間でスコア3と緩和がやや困難だったのは145名中1名で，入院の必要性はなかった．この1名は，それまでに痛みはなかったが，急速な筋力低下のために歩けなくなり，外出ができなくなったことをきっかけに強い痛みが出現し緩和が困難であった患者である．他は全て疼痛緩和ができていた（巻末付録⓭）．
　②意識状態の代理指標であるコミュニケーションの状況を検証した．スコア9はコミュニケーションが取れなくて評価ができなかったことを示しているが，死亡前日で12名（8.3%）であった．評価ができないことと意識がないこととは別である．スコア9と判断した患者のほとんどは，瞼を動かすなど微かな反応を示し意識はあったと考える．
　③死亡前1週間のモルヒネ使用量およびその1日量の変動はほとんどみられず，最後の段階になって増量することもなかった．死亡3日前と前日のモルヒネ使用量をみると，100 mg以下が114名（79%）／117名（81%），101〜200 mgが17名（12%）／16名（11%）であった．500 mg以上は，3日前，前日ともに3名（2%）であった（巻末付録⓮）．
　がんの痛みの緩和は，ほぼ全員が意識のある状態でできたことを示している．
　がんの痛みの緩和は，鎮痛剤だけではないということを実感してきたし，緩和ケアのプロセス（STAS-SOAPモデル）の有用性が実証できたと考えている．呼吸困難の緩和の結果も同様であり，比較して欲しい．

呼吸困難と症状緩和

　呼吸困難は，痛みに比べて死をより強く想起させるなど，症状の辛さだけではない深刻さがある．また，がんの最終段階に向かってその発症頻度は増大し，臨死期の最後の数日では3/4以上の患者に出現するという報告や，PCU入院患者に鎮静が行われた理由の半数が呼吸困難であるという報告もある．

　一方，呼吸困難の治療の多くは低酸素血症に酸素吸入，呼吸困難にモルヒネ，不安に抗不安薬という要素的・直線的な対応でそれぞれの有効性を並列的に論じる傾向がある．トータルペインの視点が欠落して一般医療の枠（Ⅰ章8を参照）を出ていない．緩和ケアにおける症状緩和がトータルペインの視点を見失ったときには症状緩和に難渋するのは当然の帰結である．

　がん性疼痛は「多次元現象（multidimensional phenomenon）」と認識して，トータルペインの視点で考えることが基本になる．呼吸困難も同じように考えると，複合的，包括的な「トータルディスニア」の視点が必要である．

　「トータルディスニア」はトータルペインと同様に，呼吸困難の要因は，切り分けることができないということを示す言葉である．トータルペインで検証してきた概念は，呼吸困難においても同様に考え「トータルディスニア」として対応する．

　呼吸困難は最も緩和が困難な症状であることは確かであるが，症状緩和ができないということで安易に鎮静という方法をとるのではなく，何故困難なのかを検証しなければならない．

　「呼吸困難緩和に関する共通した誤解を解かなければいけない」のである．

1 呼吸困難の定義

　呼吸困難の定義は以下のATS（American Thoracic Society）の定義が広く使われている．

「呼吸に伴う不快な主観的な体験で，いろいろな強さと感じ方がある」

　a subjective experience of breathing discomfort that consists of qualitatively distinct sensations that vary in intensity (1999 ATS consensus)

　原文では上記文言に続いて，*The experience derives from interactions among multiple physiological, psychological, social, and environmental factors, and may induce Secondary physiological and behavioral responses.*[24]と，「その体験は身体的，心理社会的そして環境要因の相互作用から引き起こされ，身体の行動の反応を引き起こす」と記述されている．

呼吸困難はがん，非がんに関係なく，心理的・精神的な要因（情動）が大きく，痛みよりもその影響は深刻である．特にがん患者の呼吸困難は，死と直結しているイメージが強いので，「このまま息が詰まって死ぬのではないか」と感じるなど，息苦しさを感じた時に精神的な余裕がない．慢性疼痛などで言われる破局化（catastrophizing）[25]，いわゆるパニックを来しやすい理由には，こうした背景がある．

このように呼吸困難と痛みの症状の背景は基本的には同じであり，ATSの定義とIASPの定義は文言に違いはあるものの，内容的には共通している．したがって，呼吸困難に痛みのIASPの定義[11]をあてはめることで，呼吸困難の緩和を痛みの定義あるいは治療で積み上げてきた概念と同一線上に考えることができ，呼吸困難の緩和プログラムの構築に大いに資すると考えている．「不快な感覚性・情動性の体験であり，それには呼吸不全あるいは心不全を伴うものと，そのような病態があるように表現されるものがある」のように，「組織損傷」を「呼吸不全あるいは心不全」と置き換えることで呼吸困難の定義と考えて何ら問題はないことが理解できるのではないか．

また，呼吸困難と呼吸不全を混同しないことも重要である．呼吸困難は，呼吸をするときに息がしづらい，息切れする，苦しい，などの主観的な症状である．呼吸不全は「室内空気吸入時の動脈酸素分圧が 60 mmHg 以下（酸素飽和度に換算すると 89％以下）となる呼吸器系の機能障害」と定義され[26]，客観的な指標をもとにした病態である．

さらに，こうした言葉の意味だけではなく，呼吸不全の重症度と呼吸困難あるいは症状の重篤さと酸素飽和度（肺機能）との相関がないという認識も重要である．

2 呼吸困難発生の機序

呼吸困難の機序は諸説あるが，「感覚受容器からの求心性入力と中枢からの運動出力との解離の存在」があること，すなわち中枢－末梢ミスマッチ説が有力とされる[27]．これは，動作によって酸素需要が増したり，動作に関係なく安静時でも息苦しさを感じると，呼吸努力をする．呼吸努力によって息苦しさが解消されないと不足感を感じ，努力に対して報われない結果のギャップ（中枢－末梢ミスマッチ）が呼吸困難となるということである．呼吸困難のケアの実感とよくマッチする．

3 呼吸困難の病態と診断

痛みと同じで，患者が「息苦しい」と言っていることを，そのまま受け止める．

呼吸困難の原因は呼吸不全や循環不全だけではなく心因性など多岐にわたる．病態によって症状に特徴があり治療法も異なるので，丁寧に患者の話を聞き，胸部を中心に身体診察，検査を行い，その病態をはっきりさせる．

1) がんの浸潤による呼吸困難

がんの局所浸潤による呼吸困難は，気道狭窄・閉塞，がん性リンパ管症などと，がんの胸膜播種の結果としての悪性胸水などの呼吸器の変化がある．呼吸器以外の変化では，悪性心嚢水，悪性腹水，肝転移による肝腫大，あるいは頸部腫瘤，上大静脈症候群による頸部圧迫も呼吸困難の原因となる．

呼吸困難症状の原因として呼吸不全・循環不全など機能的・器質的な変化がある場合には低酸素血症を伴うことが多いが，中枢気道の狭窄は低酸素血症を伴うとは限らない．

低酸素血症の症状は，軽度なときは労作時呼吸困難であり，増悪するに従い安静時にも呼吸困難感を自覚するようになる．

2) がんの浸潤とは別の原因による呼吸困難

● 既往疾患あるいは突発性発症

がんの進展とは直接関係がない原因には，肺炎・気胸・急性心不全，急性肺塞栓血栓症など突発的な病変によって起こる場合と慢性閉塞性肺疾患，心不全などの既往疾患の増悪が原因となることがある（気胸は，まれに胸膜転移が原因のこともある）．

がんの最終段階では全身状態の低下に伴い誤嚥性肺炎発症の危険性が高くなるので，丁寧な胸部の打聴診が必須である．喫煙者は病歴や症状などから慢性閉塞性肺疾患などの合併の有無を確認する．気胸など突発的な病変には注意が必要である．

● 全身状態低下

全身状態低下による呼吸困難は，悪液質による貧血や筋力低下が主な原因である．筋力低下によって，労作時の筋に過剰な負担がかかったり，低換気になることが主な原因である．頑固な便秘や腸内ガス貯留による横隔膜の圧迫が原因になることもある．これらの原因による呼吸困難は高度ではないが，患者は生命の危機を実感していることが多く，心理的な重圧が大きい（Ⅰ章 p 59「緩和リハビリテーション」参照）．

● がん治療による有害事象

がん治療の併発症に，放射線治療による放射線肺臓炎，化学療法による間質性肺炎，手術後の肺機能低下などがある．

がん治療などの病歴を丁寧にとり，画像などの検査所見および身体診察の結果を総合して判断する．

3) 呼吸困難の心因性の要因

患者は精神的緊張が強いことで呼吸パターンに変調を来し，呼吸困難症状を生じる．**3**（p 76）および**7**（p 87）は「痛み」を「呼吸困難」に変えれば，そのまま呼吸困難に当てはめることができる（**11**参照）．

呼吸困難は死の恐怖に直結するので「痛み関連恐怖」以上に「呼吸困難の関連恐怖」

（恐怖回避モデル）の現象は患者にとっての辛さは比較にならない．適切なケアができないと，痛みに比べるとパニックになりやすい．

心因性の呼吸困難と，呼吸困難が心因性の要因（不安が強いなど）によって増悪する場合がある．

● 誤った理解

[Gさんの場合]：Gさん（60代男性，肺がん）は，放射線照射による間質性肺炎で，咳嗽と喀痰が多く，息苦しくて眠れずに困っていた．会話中も絶えず痰を出そうと咳き込んでいた．ティッシュペーパーを1日に2〜3箱を使っていた．「動くとハアハアして動悸がして，ハアハア苦しくトイレに行くのがやっと」とのこと．その時の会話を以下に示す．

[Gさん] 痰が多くて，そのたびに起きて出さないといけないから寝ていられない…
[筆　者] 起きて痰を出そうとしないで，飲み込んだらどうですか．
[Gさん] 飲み込んで良いのですか．
[筆　者] 良いです，問題ありません．
[Gさん] （飲み込む）本当だ，楽だ！　病院では痰は絶対に飲み込んでは駄目ですと言われていたので．
[筆　者] 今も出していたのは痰ではなく唾液のようです．痰を飲み込んでも問題ありませんが，唾液なので，なおさら問題はありません．

精神的に余裕のない患者は，医療スタッフからのアドバイスを守ろうとする．しかし，医療的には正しくても，その患者には適切ではないことは少なくない．医療的に正しいとされる知識であっても，その患者の状況に合わせて対応を柔軟にすることが大切である．

● 恐れ・不安

[Hさんの場合]：Hさん（60代女性，食道がん，両側胸水）は，酸素飽和度は93％（RA）で労作時呼吸困難があり安静時も呼吸は浅く頻回（40回／分）であった．HOT導入はなく医療用麻薬も使用していなかった．呼吸困難が増悪すると胸水を排液していたが，本人の希望で退院した．

[Hさん] 少し動いても苦しくて，楽になるまでに時間がかかるようになりました．だいぶ近づいたということですか？
[筆　者] 近づいたというのは？
[Hさん] もうじき呼吸が止まるのかと…
[筆　者] 息苦しさと残りの時間は別です．病気は進んでいますが，息苦しさが強くなって呼吸が止まるのではありません．
[Hさん] そうなんですね，安心しました．これからどうなるのですか？
[筆　者] 老衰が進む感じです．そのスピードが少し速くなります．

[Hさん] 分かりました．老衰死を目指します．（笑顔）
[筆　者] そうしましょう．

　心因性の要因で認識しなければいけないことは，GさんのようにE師・看護師の医療的な正しい配慮が呼吸困難あるいは症状の緩和を困難にしたり，またHさんのように，呼吸困難を来す病態があっても，不安が解消すると自覚症状が緩和することもあるということである．

呼吸困難の評価

　呼吸困難の強さは，痛みの場合と同じで，患者の自己評価がゴールドスタンダードである．呼吸困難の量的評価尺度は，PRO（Patient Reported Outcome）として VAS（Visual Analogue Scale），NRS（Numerical Rating Scale），修正 Borg スケール（日本緩和医療学会「がん患者の呼吸器症状の緩和に関するガイドライン」）などがある[28]．

　こうした評価法は痛みのスケールと同じで，患者に呼吸困難を強く意識させることになるので，日常の診療には適さない．

　筆者は，症状の緩和は全て STAS（Support Team Assessment Schedule）を用いている（I章 p 17「緩和ケアの診療モデル」参照）．

　呼吸困難の感じ方は，空気飢餓感・努力感・気管支の閉塞感という3つの違う感覚が単独であるいは統合された状況で表現される．

　空気飢餓感は「空気が薄い」と表現されるもので，息を吸っても足りない感じを持つ．ガス交換の障害が起きた場合には息こらえをしたときのような苦しさを感じる．

　努力感は，「息が吸えない」「息をするのに力がいる」など疲労困憊する感じで，胸水で肺が圧迫されていたり中枢気管支が腫瘍で狭窄・閉塞されたときは呼吸に強い抵抗を感じる．「肺が小さくなっている」と表現した人もいる．

　気管支の閉塞感は，胸が締め付けられて「息がはけない」「深く息が吸い込めない」という感じで，気管支が詰まっている感じがあり，喘息患者によく見られる症状である．呼吸困難の引き金になる病因を表現している．

　呼吸困難の内容あるいは状況を丁寧に聞くことで，病因を考える手がかりとなる．

5 治療／呼吸困難の緩和　トータルディスニアの視点

　呼吸困難の病態が明らかになれば，その原因に対する治療を行って症状の緩和を図る（10）．放射線治療，ステント，レーザー焼灼，胸膜癒着術などは病院での治療になるが，胸水などの排液・薬物治療は在宅でも可能である．がんの進行による全身状態の低下が顕著な場合などは，対症療法として苦痛症状の緩和に徹した治療を行う．

　呼吸困難の治療を行うときの実際の取り組みは，呼吸困難に痛みの IASP の定義をあ

10 呼吸困難の原因とその対処法

気道狭窄・閉塞	放射線治療・ステント・レーザー焼灼
がん性リンパ管症	ステロイド
胸水	胸膜癒着術・胸水排液・抗がん剤注入
腹水	腹水排液・抗がん剤注入
心嚢水	心嚢水排液・抗がん剤注入

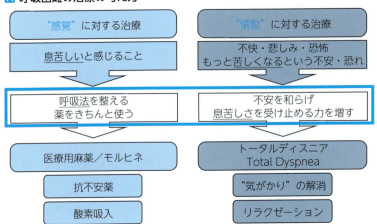

11 呼吸困難の治療の考え方

てはめ，疼痛緩和で用いた「痛みの治療の考え方」の図を応用することができる．呼吸困難の治療の考え方は，痛みの治療の考え方である **7** とほぼ同じ構図である（**11**）．「感覚」に対する治療と「情動」に対する治療は，トータルペインを基盤にしたがんの症状緩和の基本であり，共通した視点である．

呼吸困難の緩和は疼痛緩和におけるトータルペインと同じ「トータルディスニア」（Total Dyspnea）という視点が重要である[29]．また，がん疼痛緩和ロードマップ（**9**）を応用した，呼吸困難緩和ロードマップ（**12**）も有用である．

1）非薬物治療

● 情動に対する治療

まず話を聞いて"気がかり"を受け止め，パニックにならない様にする．患者が落ち着いているためには，ケア側が落ちついていることが，何より重要である．呼吸困難の強い患者は例外なく吸気努力をして助けを求めているので，患者・家族は医師・看護師が落ちついていることで大丈夫だと安心する．そのうえで，苦しいことを受け止めていることを伝え，何を心配しているのかを聞くことである．「苦しい」としか言わない場合もあるし，「これからどうなるのか」「このまま呼吸が止まるのではないのか」など不安に思っていることを話してくれる場合もある．医療者が落ち着いて対応すれば，「苦しい」とだけしか言わないことはあまりないが，「苦しい」を受け止めて酸素吸入や注

12 がんの呼吸困難緩和ロードマップ

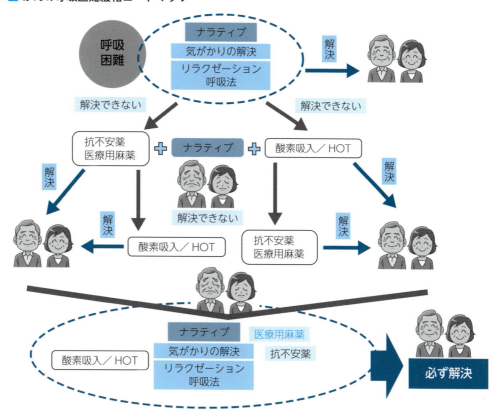

射などの指示的な対応を行うだけでは患者の思いを聞くことはできない．一方的ではなく，相談という形をとることで，症状の理解や患者の考えていることを聞くことができる．不安に思っていることなど患者が話した内容について事実に基づいた率直な話をして，具体的な対策を相談する（Ⅰ章 9 の④）．この苦しさを受け止め対応してくれる相談相手だと伝われば，落ちついてコミュニケーションがとれる様になる．

　ほとんどの患者は，何故呼吸困難が起こっているのかとか，がんの最後の苦しみと結びつけてこれからどこまで苦しくなるのか，息苦しさが強くなるのは死が近づいているのか，など，自身に起こっている状況が分からない不安を募らせている．こうした心配や不安が解消されないままでいきなり酸素吸入あるいは注射などの指示的な提案をすることは，患者の不安が大きくなるので避ける．患者が心配していることを受け止めながら，呼吸困難が起こっている原因を説明し，必要な治療について患者が理解し判断できるように支援する（自律，自己決定の支援）．

　こうした手順を丁寧に踏めば，"気がかり"が解消し，息苦しさを受け止める力が増し（閾値が上がる）症状は緩和する．この手順を抜きにして，薬物治療，酸素療法を行って症状が緩和されても，何らかの理由で不安が強くなったり，呼吸不全の進行などで，症状の再燃あるいは増悪が起こると対応が困難になり，時にパニックになる．

呼吸困難は他の症状よりも不安が強いので，緩和ケアの診療プロセス（STAS-SOAPモデル）をしっかり念頭に置いて対応し，トータルディスニアの視点で"気がかり"を解消することが大切である．

● 酸素吸入

息苦しいという感覚に対する治療である．低酸素血症がある場合には酸素吸入を考えるが，決して酸素吸入ありきではない．最終段階の患者にとって酸素吸入は臨終の場面の象徴である．また，臨死期に近くなってADLの縮小が顕著になると立つ・歩くなどの基本動作が自由にできなくなる中で，酸素カニューレを付けることの拘束感は大きい．

緩和ケアでの酸素吸入の目的は，臓器保護の要因は小さく，症状緩和である．したがって，酸素療法は，酸素吸入によって症状緩和が得られることを患者が実感することが必要である．酸素吸入を導入する場合も常時吸入をするのではなく，動作時など患者の生活の中で有効に活用することが良い．

Iさんの場合：Iさんは大腸がん両側多発肺転移の80代男性である．訪問すると，全身チアノーゼで，大きなゼーゼーした呼吸で椅子に座っていた．モルヒネ持続皮下注（12 mg/日）で呼吸困難は緩和され，日常生活も自立し気ままな生活を続けていた．この日も，いつもと同じように会話をするなど，Iさんはいつもと変わらない．ただ，チアノーゼが一層増悪し，喘鳴も顕著になっていた．動脈血酸素飽和度（SaO_2）75%（RA）であったので，説得してHOT（Home Oxygen Therapy）を導入した．翌日の訪問看護で，Iさんは看護師に「○○さん，昨日から酸素吸入始まってさ，俺病人になっちゃったよ．少しは楽になったけどさ，これでおしまいだな」と語ったという．それまでのIさんは，1日中椅子に座って絵手紙を書いたりして過ごしていたが，HOTを導入した途端，トイレに行く以外はベッドで寝ている生活になり，絵手紙を書くことも止めてしまった（拙著『もしもあなたががんになったら』[30]より）．

Jさんの場合：70代男性．肺がん術後，両側多発肺転移．在宅緩和ケアが始まって1か月くらいすると労作時呼吸困難が強くなり酸素飽和度が95%から90%前後に下がってきた．がん性リンパ管症の増悪と考えたが，酸素吸入は本人が嫌がったのでモルヒネとセルシンを処方し経過をみていた．生活は自立していたが，トイレに行くことが大変になってきていた．酸素飽和度も80%前後に急速に低下したので，酸素吸入を勧めた．Jさんは渋々了解をしてHOTを導入したが，その翌日，妻から苦しがっているという電話があり，緊急往診となった．診察するときは落ちついていたが，「どうですか？」と聞くと，「苦しい」と唸るように言ったあとに「苦しいから酸素を外してもいい？」と言って酸素吸入を外し，「ああ，楽になった」とにっこり．この時の酸素飽和度は76%であった．その後は呼吸困難によるパニックはなく，Jさんの希望で入浴し，その2日後に亡くなった．

Kさんの場合：80代女性．肺がん術後，両側多発肺転移．両側胸水，呼吸困難で診療開始時にすでにHOTが導入されていた．ほぼベッドの上での生活で1日の大半をう

とうとと眠っているような状態だった．それでも診察のときにはハアハアしながらも頑張って座ろうとしていた．会話をしながら，様子をみて酸素流量を 2 L から 1 L にして，最終的には 0 にした．酸素飽和度は 95％から 88％に低下したが，会話は楽しそうに続いていた．そばにいた家族も「おばあちゃん，苦しくないの？」と驚いていた．酸素流量を 0 にしてから 30 分が経過した頃に，酸素の流量はゼロになっていると K さんに伝えた．「なんということでしょう！ 酸素をやらないと大変なことになると思っていました．全然苦しくないですよ，病院では□□先生から治療は酸素しかありませんって言われたから，片時も離さず必死でつけていました」．このままでは病院医師に申し訳ないので，「酸素がいらないということではなく，やってなくてはいけないと思わなくていいです．酸素をすると楽になるようならやりましょう」と説明した．しかし，その後も K さんは酸素吸入をすることはなく，家族は「あんなに酸素にしがみついていたのに嘘みたいです」と話され，一緒に車椅子で外出されたり自宅でも好きなシャンソンを聞いて過ごされていた．

このほか，酸素吸入を常に外せない患者が，「トイレに行く時とか入浴の時は外しています」と涼しい顔で言うことも珍しくない．酸素吸入についてのこうしたちぐはぐさを修正し，症状緩和の視点に立ち戻って対応できれば呼吸困難の辛さが和らぐことが増える．

筆者は，I さんや J さんのことがあってからは，患者を説得して酸素を導入することはなくなった．低酸素血症があっても，症状に合わせた行動をとることで，酸素吸入なしで外出したり，庭仕事をする人は少なくない．

低酸素血症はさまざまな原因で起こるが，酸素吸入で低酸素血症の改善がみられても呼吸困難の緩和が得られるとは限らない．特にがんの緩和ケアにおける酸素吸入の効果は一般に考えられているよりも低い．「酸素吸入は終末期患者の難治性呼吸困難の緩和に有効とはいえない．したがって，患者にとって負担が少なく有効な方法を選択すべきである．」とする報告もある[31]．

自験例では息苦しいという患者には前医が HOT を導入して在宅緩和ケアに移行することが多いが，HOT 導入の半数が酸素飽和度 90％（RA）以上であり，HOT による自覚症状の改善効果は少なかった．酸素飽和度 89％（RA）以下の患者も改善効果は必ずしも高くなく，死亡前 1 週間の酸素飽和度が 89％（RA）以下の患者の半数は HOT を導入せずに症状緩和が可能であった（巻末付録 ⑮）．

低酸素血症がある場合に酸素吸入を行う必要がないということではなく，酸素吸入をするかどうかの判断も症状が緩和されるかどうかを含めて患者に委ねることが呼吸困難の緩和に有用だということである．

● 呼吸法と身体のリラクゼーション

リラクゼーションの基本は呼吸法と身体の筋緊張の緩和である．

呼吸困難は過剰な吸気努力によって増悪するので，吸気よりも呼気を意識すると効率

の良い呼吸になり，同時に身体の緊張も和らぐ．

身体の緊張，特に頸部～肩にかけての筋緊張を緩和すると呼吸のしやすさを感じる．肩を少し挙上すると首の運動がしやすくなる．呼吸困難が強い時に行うのではなく，落ちついている時や少し息苦しさを感じたときに呼気を意識した呼吸法と身体のリラクゼーションを行うようにすると，呼吸困難の症状緩和だけではなく，その発現の予防にも大きな力になる．

ジアゼパムあるいはモルヒネが呼吸困難に有効な理由の一つは，心身の緊張を和らげると同時に呼吸数を減少させることであることを考えると，呼吸法は極めて合理的な対応であることが分かる．

2）薬物治療

薬剤選択の基本は抗不安薬と医療用麻薬である．必ず患者の話を聞くことをはじめとした非薬物治療を行って，その効果を見ながら薬物の投与を考える．

呼吸困難が強くないときは，不安を解決することで緩和されることが多いが，必要であれば抗不安薬を投与する．筆者はジアゼパムを用いているが，他のベンゾジアゼピン系薬（ワイパックス，ソラナックスなど）でも問題はない．

抗不安薬で不十分な場合や呼吸困難が強いときは，医療用麻薬を用いる．呼吸困難に対してはモルヒネが第1選択である．呼吸困難が強く内服が困難な時は，持続皮下注射か坐剤を使用する．

モルヒネ投与の考え方は疼痛緩和の麻薬投与の方式（定時薬とレスキュー薬）に準じる．モルヒネのタイトレーションも疼痛緩和の時と同様で，レスキュー薬で効果をみて1回量，1日量を決める．一般的には疼痛緩和に必要な量より少ない量（1/2程度）でよいとされるが，患者が呼吸困難の緩和に満足する量とする．

抗不安薬とモルヒネはそれぞれ単独で使用するか併用するかは，呼吸困難の状況と薬剤投与の効果とで判断する．

がん性リンパ管症のように，低酸素血症が増悪する病態や気道狭窄・閉塞で呼吸困難が高度になる場合には，持続皮下注射で呼吸困難の状況に合わせて増量することが望ましい．

時に副腎皮質ホルモンが有効であるが，対象は拡散障害の病態が原因になっているか，気道閉塞がある場合である．

呼吸困難の治療の緊急性

生命の危機に関して緊急性があるかどうかは，呼吸不全の程度（低酸素血症），バイタルサインへの影響，末梢循環障害（循環虚脱の有無），呼吸困難の強さ，などから判断する．

一般的には，がんが直接の原因になっている場合には急激な変化は考えにくく，「急

変」する場合は，何らかの理由でパニック状態になるなどの心因的な要因か，それまでの経過の中で呼吸循環不全の徴候を見逃している場合がほとんどである．

症状が急激に増悪する病態としては，喀血／気道内出血，悪性胸水，肺塞栓・血栓症，肺水腫，気胸などがある．高度の呼吸困難，チアノーゼ，頻呼吸，頻脈がみられるときは，原因の診断と患者の全身状態・余命を総合的に判断しながら冷静に自身の技術水準をふまえたうえで，自宅で対応するか病院へ依頼するかを判断する．

長期の予後が期待できるのでなければ，病院での治療内容も限られているので症状緩和が可能であれば自宅での治療が望ましい．

Lさんの場合：40代女性．直腸がん，多発肺転移．左がん性胸水，肺塞栓症のため高度の呼吸困難があり，診療開始時から酸素吸入（酸素飽和度95％前後／3L，88％前後／RA）とモルヒネ1,000mg／日を使用していた．経口摂取が困難になり持続皮下注射に変更していた．夫から「身の置き所がないというか…落ち着かない感じで手をバタバタと動かしている．ずっと声を出して苦しがっている」と電話があり，看護師が訪問した．

Lさん：あー，あー，背中離して．あー．起こして．
看護師：何か，お手伝いできることはありますか？
Lさん：背中を押して　あー苦しい（大きな声を出して体を左右に揺らしている）
看護師：起こすのを手伝いましょうか？（支えて起き上がる）
（ベッドサイドには夫，母親，長女，友人がいる）
　　　　Lさん，頑張りましたね．皆さんそばにいますよ．
Lさん：ありがとう．（はっきりした声で呼吸は穏やかになっていた）
　　　　じゃーね．はやく，はやく．○子，○子（次女）を起こして
（次女が起きてくる）
Lさん：眠るんじゃないよ，天国に行くんだからね．じゃーね．バイバーイ．

眠っていた次女が起きてくると家族全員が揃い，Lさんは落ち着いて，穏やかな表情になり眠りについた．急激で高度の呼吸困難は，器質的な病変によることがはっきりしない場合には心因性の要因が大きく関わっている可能性を考える．したがって必要があればジアゼパムなどの抗不安薬あるいはモルヒネを投与すると同時に，患者・家族の話をよく聞き，解決されていない"気がかり"や不安がないか考える．

呼吸困難の緩和で重要なことは，なんといっても症状緩和における自律支援・自己決定支援である．他の症状に比べて不安が強いということは，生命に対する危機意識が強く，状況が分からないとか自身の気持ちを分かってもらえないことに耐えられないからである．

患者が，呼吸困難の状況が分かり，苦しみが増したときにどのような対策をとることが良いのかを医療側と共有し，自身の"気がかり"を率直に話ができれば，ほとんどの呼吸困難は緩和でき，耐えがたい苦痛にはならない．

在宅緩和ケアと病院緩和ケアでの対応に違いはない．

7 自験例から

　自験例で，診療経過中に呼吸困難の緩和目的で麻薬を使用した患者は36名だった．

　死亡7日前に呼吸困難の緩和を目的に麻薬を使用した患者26名を対象に，呼吸困難の緩和状況，死亡前7日間のモルヒネ使用量およびその1日量の変動をみた（巻末付録 ⑯ ⑰）．呼吸困難の緩和は STAS 2 で評価した．死亡前の7日間ではスコア2は8～10名で，スコア3は1名（Lさん）である．

　死亡前1週間の麻薬の使用量の増加はなく1日量の変動もなかった．

　呼吸不全の17例を含めて呼吸困難は緩和され入院が必要になる患者はいなかった．

　呼吸困難の緩和は痛みより困難という実感はあるが，トータルペインの視点でケアできれば意識のある状態で，麻薬使用量が増えることなく緩和が可能であることが実証できた．

　急性呼吸不全が起こることは滅多にない．呼吸困難の治療は酸素療法とモルヒネを補助的治療と考えてトータルペインを実践すれば症状の緩和は十分に可能である．

8 呼吸困難に関わる病態・症状

　がんの進展によって呼吸困難を引き起こす病態として，悪性胸水，悪性心囊水，がん性リンパ管症，中枢気道の狭窄について，それぞれの病態にそった個別的な対応を主に取り上げた．

悪性胸水

1）診断

　胸水の貯留は，症状と身体診察の胸部理学的所見（打診で濁音など）で疑い，画像検査（胸部単純X線，超音波検査など），胸水穿刺をすれば胸水貯留が確定できる．悪性胸水貯留の確定診断は胸水細胞診か胸膜生検組織診による．

　非がん性疾患の胸水貯留の原因は心不全，肝硬変，低蛋白血症，細菌感染，結核など多岐にわたる．心不全の場合は顔面をはじめ全身性の浮腫を伴うこともあり，労作時呼吸困難などの症状が強い．また膿胸，結核性胸膜炎をはじめとする感染症との鑑別も重要であり，発熱などの自覚症状をはじめ身体診察，病歴，血液検査などから判断する．

　血性胸水の場合は，まれではあるが，外傷・血管腫からの出血に伴う血胸などがある．

● 胸水増量の有無

　胸水増量のチェックは，呼吸困難などの症状増悪の予防のためにも日常の診療の中で身体診察を丁寧に行い，胸部打診を注意深く行う．

　バイタルサインの軽微な変化や身体症状の変化に気をつけると共に，縦隔の位置の変

動を日常的に前胸部の打診を行って確認し，縦隔の異常偏位を早期に発見できれば高度の呼吸困難を予防できる．

2）症状と治療[32]

主な症状は，呼吸困難（あるいは労作時呼吸困難），胸痛，咳嗽であり，治療は，胸水排液，薬物治療，酸素療法がある．

呼吸困難

呼吸困難の原因は，胸水貯留による呼吸面積の減少およびシャントによる低酸素血症のためである．しかし，シャントは胸水の増量が緩やかであれば短期間で解消されるので，症状が和らぐことが多い．一側の胸水貯留の場合は，継続する高度の呼吸困難はないが，両側胸水では高度の呼吸困難が見られる．

悪性胸水の貯留防止に最も効果があるのは，胸膜癒着術である．注入する薬剤としてはOK-432，タルクが推奨され成功率は高いが，持続胸腔ドレナージを行うなどで1週間前後の入院が必要となるなど治療に苦痛を伴うことが多い．したがって，適応は長期（3か月以上）の予後が期待できる場合で胸水の増量が顕著な時である．

胸腔内抗がん剤注入も有効であり，OK-432，ブレオマイシン，マイトマイシンC，シスプラチンなどを用いる．

また薬物治療として利尿剤を用いるが，悪性胸水の場合は効果を期待できない．利尿剤は頻尿を伴い患者に負担がかかるので，症状緩和の効果がなければ中止する．

胸水増量に対する治療の効果がないときは，必要時に胸腔穿刺・胸水排液を行う．胸水の排液を繰り返すようであれば細めのドレナージチューブの留置も有効である．基本的には，p99「5．治療／呼吸困難の緩和」にあるような対応を丁寧に行い，胸水の排液は慎重にする．

緊急処置

留意すべきは胸水による縦隔の健側（胸水非貯留側）への異常偏位である．急激に高度な呼吸困難が起こる．対応が遅れると不整脈・心停止の危険が高まるので，緊急に胸腔穿刺・排液を行い，縦隔偏位を解消する．特に右胸水貯留では上大静脈の圧迫による静脈灌流の減少が起こりやすく注意が必要である．

胸痛

胸膜播種による胸膜の全周性の肥厚あるいは播種したがんの胸壁への圧迫・浸潤によって起こる．通常は，激痛ではなく，「何となく胸が重苦しい」などの胸部圧迫症状が多い．痛みの場所も「胸全体が圧迫されるような」と，特定できない表現をすることが多い．強い痛み，限局された痛みの場合には，胸壁に浸潤している可能性を考える．
肋間神経に浸潤すると電撃痛が起こることがあり，痛みが肋間神経に沿って帯状になることもある．

鎮痛剤で痛みが緩和されても，胸部の圧迫感は残ることが多いので，痛みの緩和の満足感が得られないことがある．肋間神経浸潤による神経障害性疼痛がはっきりしている場合には，鎮痛補助剤を併用することを考える．時には，肋間神経ブロック，鍼灸が有効なこともある．

● 咳嗽

臓側胸膜の刺激，特に肺の虚脱に伴う刺激が原因になる．がん性胸膜炎，がん性胸水で強い咳が出ることはあまりない．咳嗽は乾性咳嗽で，胸水貯留の変動あるいは体位による胸水の移動に伴う肺容量の変化による胸膜刺激で起こる．

鎮咳剤を投与する．非麻薬系の鎮咳剤から始め，効果がなければリン酸コデイン・モルヒネなどの医療用麻薬を使う．がん性胸膜炎・胸水貯留による肺虚脱の状況が安定しても乾性咳嗽が緩和されないときは，心理的な要因の影響も考え抗不安薬（ジアゼパムなど）を併用する．

悪性心嚢水

1）診断

がん性心外膜炎によるもので，主に心外膜へのがんの播種による．

静脈拡張，心拡大，頻脈，脈圧の減少がみられるが，心タンポナーデの状態になると全身浮腫・肝腫大などの心不全の所見が一層顕著になり，患者は起座位をとることが多い．心電図検査で低電位が特徴的であるが，超音波検査で心嚢水の貯留が確認できる．がん性心嚢水の確定診断は心嚢水の細胞診であるが，それまでの画像検査所見・臨床経過（患者診察を含む）などを参考にして総合的に判断する．

2）症状と治療[32]

呼吸困難，頻呼吸および動悸（頻脈）が主な症状である．心タンポナーデになると呼吸困難はさらに高度になり起座呼吸を伴い静脈怒張，四肢冷感が起こる．症状の強さは心嚢水の貯留の程度によるが，心タンポナーデになると安静時でも高度の呼吸困難が出現し，心停止の危険が高くなる．

薬物治療は，利尿剤，強心剤の投与が基本であるが心嚢水減少の効果はあまり期待できない．心タンポナーデあるいはその危険性が高いときは，全身状態，予後などを総合的に判断するが，心嚢穿刺・排液が最も効果的である．その場合は超音波ガイド下で経皮的に穿刺と同時に細いカテーテルを挿入留置する．心タンポナーデで緊急排液をするときの穿刺は，手技的には比較的安全である．心タンポナーデの状態になっていると，心嚢は剣状突起周辺あるいはそれより下部（臍部方向）まで膨らむ．患者が半座位の姿勢になると心臓との距離がさらにとれるからである．超音波ガイド下で剣状突起側方より穿刺針を刺入すれば皮下直下で排液をより安全にできる．スキルがなければ一刻も早

く専門科に依頼する．

　カテーテルより抗がん剤（ブレオマイシン，マイトマイシン C，シスプラチンなど）の注入も効果がある．

　時に外科的に心膜開窓術を行うが，開胸手術は侵襲が大きいので剣状突起下部の小切開による方法が良い（呼吸困難の基本的な対策は，p 99「5．治療／呼吸困難の緩和」を参照）．

がん性リンパ管症

1）診断

　がん細胞がリンパ管内に浸潤，流入してリンパの流れが停滞している状態である．肺がんに限らず，食道がん・胃がんなどの他臓器原発のがんの縦隔リンパ節転移によっても起こる．自覚症状，低酸素血症，呼吸音の副雑音などの所見および病歴からリンパ管症を疑う．

　胸部 X 線・胸部 CT などの画像診断で，特徴的な所見から診断できる．CT 画像では気管支壁の肥厚，血管影の不整な肥厚，胸膜側の小葉間隔壁の肥厚などがみられる．同時に肺門・縦隔のリンパ節腫脹，胸水が貯留することも多い．

2）症状と治療

　咳嗽，呼吸困難が主な症状であるが，低酸素血症による呼吸困難が問題になる．病状の進展に伴い，低酸素血症が増悪し高度の呼吸困難が起こることがある．

　治療の基本は「5．治療／呼吸困難の緩和」の項（p 99）に準じることが中心になる．一般的には肺胞レベルでの浮腫の軽減を図るなど病態の改善を期待して，ステロイドを使用する．利尿剤を使用するが効果は限定的である．抗がん剤の効果があれば病態は改善されるが，全身状態，治療歴などを考えると適応になることは少ない．

　低酸素血症が次第に増悪するが，低酸素血症と呼吸困難の強さは並行しないこと，呼吸困難に対する対策は十分にとれることを伝える．ケアが遅れることがないようにする．

中枢気道の狭窄

　高度の気管狭窄は，呼吸困難の対応として，最も困難な病態である．患者本人はもとより，家族・ケアチームのスタッフが病態を理解し対策を共有しないと，閉塞に近い状態の厳しさを受け止めることができない．

1）診断

　気管〜左右主気管支への浸潤が問題になる．気管原発の悪性腫瘍，中枢気管支発生の肺がん縦隔リンパ節浸潤あるいは食道がんの浸潤である．狭窄部位として問題になるのは，気管そのものの狭窄・閉塞および気管分岐部における狭窄閉塞である．

必要があれば胸部X線・胸部CTで確認する．気管支鏡を行えば確定するが，緩和ケアではがんの進展が分かっているので，自覚症状，病歴，身体診察を行うことで中枢気道狭窄の診断は可能である．

2）症状と治療

気管の狭窄は，高度になると呼吸そのものができないという呼吸困難の中で最も辛い症状である．症状は内腔の 2/3 以上の狭窄で起こるようになる．喘鳴などの狭窄症状は吸気時に強くなるが，高度になると吸気・呼気に関わらず呼吸努力が必要であり，強い喘鳴を伴う．喘鳴の強さは狭窄の程度と呼吸努力の総和であるが，身体的・精神的緊張は呼吸困難感とともに喘鳴の強さの増悪因子になる．

診断がついた段階で，放射線治療を行うことで高度の狭窄を防ぐことができる．放射線治療ができない場合には，一定の予後が期待できればステント[33]，レーザー照射[34]を検討する．肺実質の病変ではないので低酸素血症をともなうことは少なく，酸素吸入はほとんど適応にならない．

呼吸困難感に対しては，呼吸困難の程度に応じてモルヒネあるいは抗不安薬を投与する．喘鳴が増悪するようであれば早めにモルヒネと抗不安薬の持続皮下（静脈）注射が必須である．モルヒネの量は気道狭窄の進展に伴う症状の増悪に合わせて増量するが，特に気管狭窄に対しては呼吸抑制が起こらない限り増量に躊躇しない．

モルヒネの増量については患者と相談しながら患者の主導（自律あるいは自己管理）で行う．症状の厳しさが他のがんの症状とは比較できないほど深刻であるだけに，自律支援と症状緩和を徹底することが重要である．最終的には呼吸抑制・意識レベルの低下はやむを得ないこともあるが，こうしたコミュニケーションをとりながら対応することができれば，持続的鎮静を行う必要は起こらない．

気管の高度な狭窄の対応はかなり専門的なスキルが必要なので，入院を依頼する場合でも呼吸器の専門医など対応できる病院を選択することが望ましく，その時期については喘鳴などの症状が出現したらなるべく早く入院の時期を相談する．

病態に対する薬物治療としては，狭窄部位の浮腫軽減を目的に副腎皮質ホルモンを投与し，その効果をみる．高度の呼吸困難出現の可能性が高い場合にはモルヒネの使用に躊躇しない．

Mさんの場合：Mさんは60代の肺がんの女性で，縦隔リンパ節転移の気管浸潤があり病状の進行に伴い気管狭窄が高度となり，ゼーゼーと大変な努力をしてようやく息をしている状況が続いていた．吸気努力をすれば気管狭窄が強くなり窒息してしまうような状況である．しかし，Mさんは話すことで細く長く息をはき，はききると話すのをやめて，ゆっくり吸気が入ってくるのを待ち，また話し始めることを繰り返していた．臨死期になると呼吸回数は1分間に6回となったがMさんは話し続けていた．モルヒネ持続皮下注の増量の可否も最後まで一緒に相談ができた．呼吸困難感は緩和された状態で，息を引き取るときには家族に合図をして旅立った．

腹部症状と症状緩和

　腹部症状は悪心・嘔吐・腹痛などが主なものである．本項ではそれぞれの症状を個別的に取り上げるのではなく，緩和ケアにおいて重要で頻度の高い病態を取り上げる中でこれらの症状緩和に触れた．腹部症状は呼吸困難（安静時）などの胸部の症状に比べ生命危機の切迫感はないが，患者の苦痛の本来的な原因に応じた対応ができなければ症状の緩和は困難となる．

　個別的症状として取り上げなかったが，便秘の対策にしても機械的な緩下剤の投与や摘便をすることで不要な痛みを引き起こし，耐えがたい痛み・苦痛に繋がることもある．

悪性腹水

1）診断

　腹水の存在は，自覚症状と診察による腹部理学的所見で疑いを持つことができる．特徴的な所見としては腹部の波動が確認できる．腹水の存在診断の確定は，腹部超音波検査で容易である．

　悪性腹水の診断は，腹水細胞診でがん細胞が認められれば確定する．

　悪性腹水が貯留する病態は，腹膜播種によるがん性腹膜炎である．肝がんの場合は，悪性腹水の場合もあるが，併存する肝硬変に伴う門脈圧亢進症による腹水の可能性もある．

　非がん性疾患の肝障害・腎障害・心不全・炎症性・低アルブミン血症および感染性腹膜炎も念頭におく．鑑別には，症状と身体診察と採取した腹水で，肉眼所見，顕微鏡検査（細菌検査・白血球数），細菌培養，生化学的検査（アルブミン・アミラーゼなど）を行う．

2）症状と治療

　腹部膨満感・腹痛・悪心・嘔吐・便秘・食欲不振などが主な症状で，二次的に下肢の浮腫，高度の腹部膨満による呼吸困難がある．

● 腹部膨満

　腹水穿刺・腹水排液が有効である．膨満感だけではなく，腸管圧迫による食欲低下にも有効であるが，一時的に食べられるようになっても蛋白質の喪失によって低蛋白血症を招き，衰弱を加速することのほうが多いので慎重に考える．また，腹水の再貯留によって症状が再燃することになるが，一度楽になると耐える力が落ちていることが多

く，排液を繰り返すことになる．

外科的には腹腔静脈シャント，CART（cell free and concentrated ascites reinfusion therapy：腹水灌流法），KM-CART あるいは温熱療法も一部では試みられていて選択肢の一つにはなるが，評価は定まっていない[35-37]．

最も重要なことは，「このままでは，お腹がぱんぱんになって破裂してしまうのではないか」「胃が圧迫されて，このまま食べられないと死んじゃう」などの"気がかり"に対するケアである．その上で「腹水はいざという時の貯蔵タンクです」などと話をして恐れを和らげ，排液をする頻度を少なくする．

"気がかり"が解決できないと，腹部膨満感・緊満感や痛みなどの症状が，耐えがたい苦痛となる．"気がかり"に伴う不安に対して，必要があれば抗不安薬を投与する．

悪性腹水の貯留に対して，利尿剤は期待できない．効果がない場合は，頻尿になるだけでかえって苦痛を増すので直ちに中止する．

卵巣がんなど，がん腫によっては腹腔内抗がん剤注入が有効なこともある．薬剤はOK-432，タキサン系抗がん剤（パクリタキセルやドセタキセル），CDDP（シスプラチン）などを用いるが，評価は定まっていない．

悪心・嘔吐，便秘

腹水による腸管圧迫，腹膜播種による自律神経の浸潤などによる．便秘や腸管内ガスの貯留などによって，腹部膨満感などの増悪もみられるので，食事，緩下剤など便秘対策は重要である．悪心・嘔吐に対しては，メトクロプラミドなどの蠕動亢進薬，ハロペリドールなどのドパミンD2受容体拮抗薬，カイトリルなどのセロトニン5-HT_3受容体拮抗薬を用いる．

これらの症状は器質的な要因だけではなく，不安などの精神的苦痛の影響が大きい．便秘対策としての緩下剤の投与など，それぞれの症状に応じた薬物治療と同時に精神的なケアも重要である．必要があれば，抗不安薬の投与を考える．

痛み

膨満感が強くなると痛みとして感じる．痛みに対しては鎮痛剤が有効だが，腹部膨満感に対してはあまり期待できない．筋緊張も強くなるので，心身の緊張緩和のために，時に抗不安薬が有効である．

消化管通過障害

消化管の狭窄の部位・程度・原因によって症状が異なり，治療も症状に応じた工夫が必要である．狭窄部位は食道・胃幽門部・小腸・大腸に分けて考えると，それぞれの症状に特徴が見られる．またがん性腹膜炎の場合には，がん腫の腹膜への播種があるのが一般的なので，多発性に狭窄が起こることがある．

1）診断

原因としては，原発巣の増大に伴い食道～直腸の腸管内腔を狭窄・閉塞する場合，腹膜播種，腹腔内リンパ節転移の腸管壁浸潤による場合，肝腫大・腹水による圧迫などである．非がん性病変の場合は，開腹手術後あるいは放射線治療後の癒着性の閉塞，瘢痕性内腔狭窄，捻転などである．

狭窄・閉塞の原因，部位，狭窄の程度を評価する．病歴，身体診察（腹部視診・触診および打聴診／蠕動音），画像検査，嘔吐物の性状等で推測はできる．

外科治療の検討は，既往の検査・治療を参考にして検査の負担を最小限にして，丁寧な問診・身体診察で判断する．

どこまでの検査を行うかは，患者の全身状態，症状の緩和の緊急性および予後の予測を勘案して外科治療が考えられるかどうかで判断する．

2）症状

腹痛，悪心・嘔吐が主な症状である．完全閉塞になると排便・排ガスがなくなる．蠕動亢進に加えて，腸管の拡張が強くなると腸管壁に虚血性変化が生じて強い痛みが起こる．腸管壁浮腫の高度化など障害が増悪し，時には壊死にいたる．食道の通過障害で最も辛い症状は，唾液の嚥下ができないので，流涎など唾液の処理である．

● 悪心・嘔吐

狭窄部位によって症状が異なる．食道狭窄では飲水後すぐに嘔吐するが，嘔吐物には消化管分泌液（胃液・胆汁など）が混入していないために不快感が少ない．幽門狭窄では，食道狭窄ほどではないが，飲水後比較的短時間に悪心・嘔吐がある．下部消化管は，悪心はあっても嘔吐は時間が経ってから出現する．小腸近位部では胆汁などが混在するので多量のことが多く，小腸遠位部から大腸では嘔吐があっても比較的少量のことが多い．ただ大腸の場合は便臭があり，不快感が強い．大量の嘔吐の時には誤嚥の危険があり，注意が必要である．

● 痛み

痛みは，消化管周囲組織へのがんの浸潤，蠕動亢進，腸管拡張による虚血が原因となる．前者で強い痛みが出ることは比較的少ないが，小腸・大腸の場合は間欠的であるが，時に高度の蠕動痛が起こる．強い痛みはなくても，上腹部あるいは腹部全体の膨満感あるいは不快感・噯気（げっぷ）・吃逆（しゃっくり）を伴うことが多い．

腸管拡張による痛みは強くはないが，持続的で張るような感じである．大腸壁は小腸壁に比べて菲薄なので，腸管壁の拡張によって虚血が起こると強い痛みが起こるだけではなく穿孔する可能性があるので注意が必要である．

3）治療

治療は，全身状態，余命および狭窄部位と患者の苦痛症状によって検討する．がんによって起こる腸管狭窄・閉塞は回復する可能性はほとんどない．

● 非薬物治療

外科治療によって，狭窄部の切除，バイパス手術，ストーマ造設術が可能であれば，全身状態によっては積極的に検討する．ただ腹水貯留など腹膜播種の時は適応にならない．

また，内視鏡の挿入が可能であれば，閉塞部位・原因によっては上部消化管であれ下部消化管であれレーザー治療，ステントが有効なこともある．食道狭窄に対しては，照射歴がなければ適応になる．

狭窄部に対する治療ができなければ，狭窄部位によっては胃管あるいはイレウス管を挿入する．しかし，胃管の挿入・留置は苦痛を伴うので，患者が病状と対策を十分に分かっていれば，挿入するかどうかは，患者の判断に委ねてよい．胃管あるいはイレウス管を挿入するよりも，自分で吐くほうが楽だと考えるかどうかである．胃管の場合は，留置しないで必要時に挿入するという方法もある．いずれの場合も飲水（時にはアルコールも）することはできる．

イレウス管の留置が必要になるのは，痛みが強く，腸管穿孔，腹膜炎の恐れがある場合や，大腸の閉塞で嘔吐物が便状であるときなど，かなり限られる．

PEG（percutaneous endoscopic gastrostomy；経皮内視鏡的胃ろう造設術）は，幽門側よりも遠位部の狭窄の場合は有効である．経管栄養のツールとしてではなく，排液を目的とする．機能すれば飲水してもPEGから排液できるので，胃管・イレウス管の挿入は不要となる．常時開放しておくか悪心時に開放すれば，貯留液は排出されるので嘔吐による苦痛はかなり緩和される．がん性腹膜炎などがなければ積極的に考えてよい．アルコール飲酒後にしばらくPEGカテーテルを閉じれば，酔い心地を楽しむことができる．

● 薬物治療

症状緩和が目的である．悪心・嘔吐に対しては，原因が物理的な狭窄・閉塞なので効果は期待できないが，中枢性の制吐剤は抗不安作用も期待して用いる．内服はできないので，ハロペリドール（セレネース®），ジアゼパム（セルシン®），ヒドロキシジン（アタラックスP®）などの注射製剤か坐剤を用いる．

酢酸オクトレオチド（サンドスタチン®）は，腸管分泌物を抑制し，悪心・嘔吐さらには痛みの緩和に有効である．持続投与（皮下，静脈；300 μg/日）をすることで胃管挿入が不要になることも多い．オクトレオチド投与3日で症状の改善がなければ，増量しても投与の意義はあまりないので中止をする．効果があれば継続するが，臨死に

近くなるにつれて腸管分泌液量の減少があれば，オクトレオチドが不要になることもある．

鎮痛目的としては，蠕動痛であることがはっきりしている場合には抗コリン剤（ブスコパン®）を用いる．他の原因の痛みの場合は，鎮痛剤（NSAIDs，医療用麻薬）をWHO方式に従って坐剤か貼付剤あるいは注射製剤で用いる．

◉ 栄養補給

中心静脈栄養（total parenteral nutrition：TPN），末梢静脈栄養（peripheral parenteral nutrition：PPN）を検討する．食道狭窄などの場合は経管栄養のルートとしてPEGが有効である．予測される余命によっては，患者の意向を尊重していずれかの方法を選択する．状況によっては末梢補液を行う．

狭窄という病態が改善できなければ，栄養補給という意味での経口摂取はできない．しかし，飲水は禁止しない（前項「非薬物治療」を参照）．固形物でも飲み込まずに噛んで味を楽しむのもよい．飲酒を楽しむ患者には，スルメなどはしゃぶって味を楽しめるので，つまみとなる食材を工夫する．

出血と症状緩和

出血は緊急性が高いが，どの部位からの出血であってもがんの進行度・患者の全身状態などを勘案して，予後・全身状態を共有して患者・家族と相談をしながら慎重に検査・治療の方針を決める．

喀血

本項での喀血は，下気道からの出血とする．喀血は吐血に比べると患者の不安が大きく，パニックになりやすいので，対応するスタッフが喀血について理解して慌てないようにする．

1）診断

がん組織自体からの出血の場合の多くは原発性肺がんであり，大量の出血が起こるのは扁平上皮がんが最も多い．まれではあるが，がんが大血管に浸潤し肺に穿破したときには大量の出血が起こる．他の組織型あるいは転移性肺がん（乳がん・大腸がん・腎がんなど）でも喀血を起こすことはあるが，大量出血は少ない．

非がん疾患の場合には，気管支拡張症・肺結核・肺真菌症などの炎症性病変が多く，時に大量喀血する．他には，肺血栓塞栓などが原因のことがある

大量喀血の場合には救命が先であり検査をしている時間はないが，出血部位は病歴（画像所見を含む）と聴診など身体診察から確認できる．

喀血量が少ない場合や，喀血の対応後に出血が落ち着いてくれば，それまでの病歴と画像所見，気管支鏡検査などから，がんの進展状況を確認し，問診，身体診察などと合わせて判断する．

がんの最終段階の緩和ケアでは病歴・身体診察で状況の推測はかなりできるので，画像および内視鏡検査の適応はほとんどない．

2）症状と治療

喀血の治療の第一の目的は救命である．そのためには，医療側が落ちついた対応をすることが必要である．

大量喀血であっても，意識があれば救命できる可能性が高いので，まず窒息を防ぐことである．そのためには患者が落ち着いて血液を吐き出すことが最善の対策である．パニックになると呼吸困難感が強くなるだけでなく，喉頭の血液を吐き出すことも飲み込むこともできなくなり窒息の危険性が高くなる．最も重要なことは，患者に喀血の原因

と出血は必ず止まることを知ってもらうこと，そして最善の対策は落ちついて血液を喀出することである．落ち着いて血液を吐き出していれば大きな問題はない．

血痰あるいは少量の喀血でも患者・家族は驚くが，原因と対応が分かれば落ち着ける．また，少しでも喀血の可能性があれば，喀血した時の対応を伝えることで多めの出血があっても落ちついた対応ができる．

出血量が多いと，窒息しないまでも，主要気管支が凝血塊で閉塞したり健側肺への血液の流入が起こる．落ち着いて対応しても血液が健側肺に流れ込むと，呼吸不全となり生命の危機となる．健側肺が確保されれば，患側肺が完全無気肺になっても生命は確保できる．

健側肺への流入を防ぐため，①〜③のいずれかの体位を取る．
①出血部位が分かれば，出血側を下にした側臥位をとる．
②出血部位が分からなければ，聴診で呼吸音を確認し雑音のないほうの肺が上になる側臥位をとる．
③出血部位が判断できない場合は，腹臥位をとる．

出血が止まったら含嗽して，凝血塊があれば除去し，不快感を和らげる．出血が続いている場合は，出血側の胸部を冷やして，患者が楽な姿勢をとれるようにする．

窒息を防ぐ，健側肺を確保するなどの緊急対応と同時に，咳嗽・呼吸困難・不安の緩和を目的としてモルヒネの注射をする．出血による気管支などの刺激で強い咳嗽が起こると，さらに出血が誘引されるので鎮咳剤として使用する．同時に冷静に血液を喀出するために不安の緩和が重要である．不安症状が強いときは，パニックになることを防ぐために，抗不安薬もあわせて皮下注射する．

大量の喀血で血圧低下などショック状態につながる症状が予想される時は，補液を行うとともに，ステロイドを投与する．

出血源に対する治療としては，気管支鏡下のレーザー照射，気管支動脈塞栓術あるいは放射線治療（気管支腔内照射など）が有効なことがある．これらの方法は多量の出血が続いている時は行い難く，ある程度落ちついてからとなる．

喀血の頻度および出血の程度と患者の全身状態をみて総合的に判断するが，がんの最終段階の患者に適応になることは少ない．

消化管出血

吐血と下血がある．吐血の場合，出血源は食道から十二指腸までの上部の消化管領域である．一度の大量の出血があるか，上部消化管に通過障害がなければ，胃十二指腸からの出血のほとんどは肛門側に流れる．吐血しない限り消化管出血は全て下血の形をとる．

少量の下血でも腸管内に大量に出血していると，一気にショック状態になることもあるので注意が必要である．

1）診断

　吐血は，食道がん，胃がんなど上部消化管のがんが原因であることが多いが，膵臓がんの十二指腸浸潤が原因になることもある．がん病巣からの出血は突然起こることもあるが，何らかの前兆があることが多いので，嘔吐物・便の色調に注意する．がん以外の上部消化管出血では，出血性胃炎，胃および十二指腸潰瘍，マロリー・ワイス症候群，食道静脈瘤などが原因である．

　下血は，食道から直腸までのどの部位に出血があっても起こる．下血でがん以外で最も多いのは痔核である．肝硬変に伴う痔出血もある．他に憩室炎，炎症性腸疾患が原因となる．便の表面に付着する時には下部のS状結腸，直腸や肛門からの出血を考える．骨盤への放射線照射による有害事象として，腸管から出血することもある．

　出血の原因ががんによるのか，がん以外かの鑑別は重要だが，基本的には病歴と身体診察で診断する．

　吐血で色調が鮮紅色の場合は，食道からの出血が考えられ，黒色（コーヒー残渣様）の場合は，胃十二指腸からの出血である．食道静脈瘤による出血は緊急性が高いので，肝がんの場合には日常の診療の中で常に注意をしておく．

　下血の場合は，便の色調・自覚症状・直腸指診で出血部位を判断する．黒色（タール便・コーヒー残渣様）の場合は主に上部消化管からの出血であり，暗赤色は横行結腸以下の出血である．肛門に近づくほど鮮紅色になる．比較的鮮紅色に近く，大量の場合にはがんよりも憩室出血と虚血性腸炎の可能性を考える．全身状態が良ければ，精査が必要である．便の表面に鮮紅色の血液が付着する時にはS状結腸，直腸や肛門からの出血を考える．

2）症状と治療

　大量の吐血の場合の緊急対応として最も注意することは誤嚥であるが，全身状態・嚥下力が低下している場合には窒息の危険もあるので注意する．喀血の場合と同じで医療側が落ちついた対応をして，患者・家族が血液・凝血塊などの嘔吐物を落ち着いて吐き出せるようにする．体位は，側臥位をとるが，困難な場合には頸を傾けて顎を引くようにする．

　上部消化管より多量の出血があり，なかなか止血しない時は，緊急内視鏡を行って止血する．食道静脈瘤で出血が止まらないときはセングスターケン・ブレイクモア・チューブ（Sengstaken-Blakemore tube）を挿入して風船をふくらませて圧迫止血をする．内視鏡的には硬化療法（endoscopic injection sclerotherapy：EIS）と内視鏡的静脈瘤結紮術（endoscopic variceal ligation：EVL）がある．いずれも，全身状態，予後などを勘案して慎重に判断する．在宅での内視鏡対応は困難なので，適応がある時は病院へ依頼する．在宅での緊急対応としては，胃管を挿入して氷水での洗浄が有効なことがある．

　下血は肛門近くからの出血と分かれば止血用ゼラチンスポンジなどを詰めて止血する

が，多くの場合は効果的な止血策はない．

　吐血・下血は衝撃が大きいので，必要があれば抗不安薬を筋注または皮下注射する．また腹痛などを伴うこともあるので，医療用麻薬を使うことに躊躇しない．

　少量出血の場合か，多量であってもの緊急対応が一段落したら，上部消化管出血の時は，NSAIDs など胃に対する障害作用のある薬，アスピリン，ワルファリンなどの抗凝固剤の内服は中止する．

　非がん性病変の原因としては，胃十二指腸潰瘍が多い．その場合は，胃粘膜保護剤（マーロックス，アルサルミンなど），プロトンポンプ阻害薬（タケプロン），H_2 受容体拮抗剤（シメチジン）などを使用する．

　放射線治療による出血性腸炎に対してはステロイド投与を考える．ステロイドの直腸注入を行うこともある．

　多量の出血が予想されたり，血圧の低下がみられるようであれば，輸液ラインを確保し，ステロイド，昇圧剤，止血剤を投与する．

　輸血は，緊急対応の場合と貧血症状改善のための場合がある．いずれの場合も患者の全身状態と予後を総合的に検討して決める．輸血が必要で緊急でなければ，在宅で輸血することは十分に可能である．

　臨死期あるいは臨死に近い時期であれば患者が落ちついていられることを第一とする．血圧低下があってもそのために不穏になることがなければ輸液ラインの確保などを考えないで経過をみる．

3）予防

　がんというより非がんの出血に対する予防である．上部消化管からの出血は薬剤が原因になることが多いので，胃に障害のない薬剤に切り替える．また，ストレス因などの精神的な要因も無視できないので，"気がかり"の解消に努め，必要であれば抗不安薬の投与を考える．

血尿

　腎から膀胱にいたる尿路系の出血である．顕微鏡的血尿と肉眼的血尿に分けられるが，本項では肉眼的血尿について述べる．

1）診断

　腎がん，尿管がん，膀胱がんが原因であり，膀胱がんの頻度が高い．大腸がんなど尿路系のがん以外のがんによる，尿路系の浸潤が原因となることもある．

　がんが直接的な原因ではないが，がん治療に伴う血尿がある．抗がん剤としてはシクロホスファミド・イホスファミドがあり，出血性膀胱炎を引き起こす．放射線照射による放射線膀胱炎が原因となることもある．女性の場合は感染性の膀胱炎も念頭におく．

診断は，症状・血液検査・尿の細菌検査などの結果と治療歴を検討して行う．さらに精査が必要な時は，専門医に依頼して内視鏡および超音波など画像検査を行う．

2）症状と治療

血尿は大量でなければ経過をみる．凝血塊が尿道を閉塞することもあるので，必要があれば膀胱留置カテーテルを挿入する．尿閉の可能性があるとか，尿閉が疑われるようであれば定期的にあるいは必要時に生理食塩水でカテーテル洗浄を行う．

がんの浸潤の場合は放射線治療か内視鏡的な止血を検討する．膀胱からの出血が継続しているとか大量の場合には，膀胱鏡下に腫瘍切除，ジアテルミー，焼灼術を行う．

薬物治療は，全身投与と局所投与がある．全身投与は，抗生剤，止血剤を投与する．放射線膀胱炎の時はステロイド剤が有効である．多量の継続する血尿の場合は，ミョウバンなどの薬剤を用いた持続膀胱灌流を行う．

いずれにして多量の血尿で対応が困難の時は，早めに専門医に相談する．

神経症状と症状緩和

　緩和ケアで遭遇する神経の症状は，原因がはっきりしていて原状回復の手段がないこと，直接生命の危機に繋がらないことから医療側の重要度と患者の深刻さに目に見えない大きなギャップがある症状である．

　本項では反回神経麻痺と脊髄圧迫症状を取り上げた．反回神経麻痺は嗄声と誤嚥が問題となるが，患者自身が何とか対応していることが多いので，痛みなどの症状に比べるとケア側の関心は高くない．しかし絶えず声が掠れて言いたいことが伝えられない，誤嚥の恐れを抱いて飲食をしなければいけないという大きなストレスにさらされているということに思いを馳せる必要がある．

　脊髄圧迫症状は，下肢の麻痺，直腸膀胱障害に関心が向きがちであるが，実は肋間筋の麻痺に伴う呼吸困難感などが加わることで患者は生命の危機を感じ，精神の崩壊に繋がることが多い．この視点を持った対応をすることが緩和ケアの本来の役割を果たし，患者は危機を脱することができる．

反回神経麻痺

1）診断

　甲状腺がんあるいは食道がん，肺がんのリンパ節転移による頻度が高い．反回神経麻痺を来しやすいリンパ節転移は，甲状腺がんの局所リンパ節，左縦隔のボタロリンパ節，右縦隔〜頸部にかけての鎖骨下動脈リンパ節である．また，外科手術で甲状腺摘出術あるいはこれらの部位のリンパ節郭清の際に反回神経を損傷して起こることが多い．非がん性疾患では，まれに胸部大動脈瘤で起こる．中枢性麻痺ではまれである．

　診断は，症状および治療経過（術式，がんの進展）から，比較的容易にできる．診断を確定するためには，喉頭鏡，ファイバースコープにより声帯の動きで確認するか，頸部〜胸部X線写真で喉頭気管の透亮像辺縁が左右非対称であることを確認する

2）症状と治療

　症状で問題になるのは，嗄声と咳嗽・誤嚥である．話すことにエネルギーが必要なので，息苦しさを感じる人もいる．両側反回神経麻痺になると声門閉鎖が起こり，発声ができないだけではなく呼吸ができなくなり，気管切開が必要になるが緩和ケアで問題になることはない．

嗄声

片側の声帯麻痺のために起こる．声を出そうとして力が入るほど逆に嗄声が強くなることがあり，呼吸困難さえ起こる．発声のリハビリテーションは必ずしも有効ではないが，腹式呼吸や大きな声を出そうとせずに呼気に力を入れてゆっくり話すようにすると声が出やすい．嗄声のために生活する上で困ることを共有し，対策を相談する．

反回神経麻痺の回復がなくても健側の声帯が患側に偏位をして声帯間の間隙が狭くなって，嗄声が改善することがある．外科手術などによる麻痺は，神経が切断されていなければ自然に回復することがある．通常は3〜6か月位までは可能性がある．

外科的治療としては，甲状軟骨形成術Ⅰ型，あるいは声帯にコラーゲン・脂肪組織・ハイドロキシアパタイト（BIOPEX）などを注入する声帯形成術もあるが，がんの最終段階では適応になり難い[38]．

誤嚥

反回神経麻痺によって嚥下反射の起こるタイミングが遅れるために，喉頭蓋の反転が食塊の通過に間に合わず，閉鎖不全の声帯の隙間から気管に流れ込む．反回神経麻痺の30％で誤嚥がみられるという報告がある[39]が，咳嗽の原因になったり，肺炎を引き起こすこともあるのでその対策は重要である．

対策の第1は，食物調理形態の工夫である．カステラやバナナなどのように食塊を作りやすいものが良く，挽肉のようにばらけるものは避ける．

第2は姿勢である．咀嚼の段階で流れ込まないように前傾姿勢をとり，嚥下をするときには頸部を麻痺側に向けて前屈して喉頭閉鎖を助ける．そして嚥下の後には喉頭に残留した食物残渣が気管に流れ込まないように，咳払いと空嚥下を行う．

誤嚥予防の対策を講じても，咳嗽ができず誤嚥した場合は丁寧なスクイージングをして排出する必要がある．誤嚥に伴う咳嗽は防御機制なので，辛さの程度にもよるが鎮咳剤は基本的には使わない．患者・家族には誤嚥性肺炎の防御機制であると伝えると，咳嗽による辛さが和らぐ．

常に誤嚥の危険があるので，呼吸音の変化に注意する（Ⅰ章 p61「嚥下リハビリテーション」参照）．

脊髄圧迫症状（横断症状）

手足が動かないだけでなく，排尿・排便の感覚も失われる．突然に想定外の事態に襲われた患者は自身を見失い，不安を超えて恐怖で混乱するなど，精神的な衝撃の大きさは想像を絶する．何が起こったのかわからないまま精神的パニックに陥り，命を落とすことさえある．麻痺にだけ目を向けるのではなく，脊髄圧迫症状の深刻さを認識した対策が必要である．

1）診断

原因のほとんどは椎体骨転移腫瘍の脊髄浸潤である．脊髄浸潤のレベルによって四肢麻痺と対麻痺が起こる．四肢麻痺は頸髄レベルの脊髄障害で，対麻痺は胸髄（胸椎～第1腰椎）レベルの障害で起こる．馬尾神経になる腰椎以下の転移では，横断症状は起こらない．本項では対麻痺について述べる．

対麻痺があれば診断は比較的容易だが，問題はより早期に診断し麻痺の回復を図ることである．麻痺が顕在化する前に，ふらつくとか足が疲れやすいなどの症状がある．症状の変化を逃さないで，項部～胸腰部の痛み・圧痛および感覚・筋力の異常の有無をチェックする．対麻痺の可能性があれば，臨死に近い状態でなければ緊急に専門家に依頼して診断する．

緩和ケアを受けている患者は，X線・CT・MRI・骨シンチグラフィー・PETなど，必要な検査を行って転移状況などを含めた病状が確認されていることが多いので，症状と神経学的所見から診断は予測できる．

2）症状と治療

深刻な症状は傷害された脊髄レベル以下の運動障害・感覚障害・自律神経障害（交感神経／胸腰椎，副交感神経／仙椎）で，いわゆる脊髄横断症状である．

主な症状は痛みと麻痺であるが，椎体骨転移による局所の痛みと神経根性疼痛が麻痺に先行することが多い．

痛みに対しては，NSAIDs，医療用麻薬の投与が基本になるが，深刻なのは対麻痺である．

足がもつれる，ふらつくなどの症状が出現してから麻痺が完成するまでの時間的経過は数日である．脊椎転移に対しては放射線治療が基本であるが，麻痺が完成した後では回復は望めないので，症状が出現していれば時間との闘いである．照射などの治療を予定していても，直ちに副腎皮質ホルモン投与を開始して麻痺の進行を遅らせる[40]．脊椎骨転移，特に頸椎・胸椎の転移は脊髄に影響が及び横断症状が出現すると，深刻な事態を引き起こす．がんの最終段階であっても，全身状態が良好で，長期予後（2～3か月以上）が期待できる場合には，頸胸椎の転移が確認された時点で放射線治療を検討する．痛みがあるときは疼痛対策および脊髄横断症状の予防の意味を含めて放射線治療の検討を行う．照射回数，照射線量は患者の状態を見ながら放射線専門医と相談をする[41]．

長期の予後が期待でき，他の椎体に圧迫の危険がない場合には手術的治療も考える．麻痺の徴候が現れ，脊椎外科の対応ができる整形外科医がいれば，患者の状況によっては緊急手術のコンサルトをする．

放射線治療以外では，ビスホスホネート系製剤（ゾレドロン酸［ゾメタ®］）・デノスマブ（ランマーク®）などの薬物治療を考える．カルシウム値の異常に対してだけではなく，時に抗腫瘍効果を示して麻痺の予防，疼痛緩和が期待できる．

3）麻痺後の治療

　常に死と対峙している患者が，突然下半身麻痺になり動けなくなった時の衝撃は想像を超える．適切なケアが提供できないと，精神的に立ち直ることができない．まずこの事実を受け止めることがはじめである．

　脊髄圧迫症状による変化であることを早期に診断し，患者が体験している状況を説明し今後の経過についても患者が理解できるように伝え，麻痺が完成するまでのプロセスを一緒に歩む．大変な事態ではあるが工夫をすれば日常の生活（食事・排泄・入浴・外出）は十分に可能であることを伝え，その場でできることを一緒に相談しながらケアをしていく．ボディイメージの変容を受け入れ適応ができないと，麻痺にもかかわらず歩こうとするので注意が必要である．対麻痺では上腕の麻痺はないので，車椅子への移乗方法を検討するなど残存機能を最大限に生かす工夫によって生活行動の拡大は可能である．

　脊髄圧迫症状による症状の一つ一つの対応を丁寧に行いながら，患者の"気がかり"や不安を可能な限り解消し，生活の維持が可能になる様に支援する．

　脊髄横断症状が完成すると，知覚麻痺などの感覚障害・直腸膀胱障害・自律神経の障害が起こり，下肢の麻痺以外にも腹筋・肋間筋の麻痺のために呼吸困難感が強くなる．胸筋・腹筋・肋間筋の麻痺のために吸気努力を主体にした呼吸困難感が強くなるので，呼気を意識した呼吸ができるようにする．姿勢は，セミファーラー位がよい．第3頸髄のレベルだと横隔膜の麻痺を引き起こすので高度の呼吸困難を引き起こし，生命の危機も大きくなる（横隔神経は第3～5頸神経を起始部とする）．

　痛みの緩和に対しては，WHO方式に従った通常の方法で行う．麻痺と痛みは相関しない．しかし，痛みの増強は強いストレス因による精神的緊張が大きく影響することを認識する．知覚麻痺は皮膚分節に従って起こるが，麻痺が起こると痛みを感じないので外傷あるいは褥瘡が発生すると重症化しやすい．

　褥瘡のケア（予防・治療）が重要となるが，麻痺のある患者は，エアマット等の褥瘡予防具だけでは褥瘡の発生を予防できないので，患者の体力や活動意欲に応じて，患者が自身で身体を動かせる工夫をする．長時間の座位姿勢では，仙骨部の循環障害から褥瘡が必発するので，時折のプッシュアップは効果的である．ベッド上では背もたれの角度調整や，下肢の位置を変えて長時間の同一部位の圧迫を避ける．

　褥瘡が発生した場合には，ラップ療法が効果的である．皮膚の発赤は，指で押して消えるようであれば，圧迫部位の血流をよくすることで消退する．方法としては，温湯タオルを当てたマッサージなどである．発赤が消退しない場合には，フィルム材で保護し表皮剝離を予防する．

　尿閉に対しては，留置したカテーテルを尿バッグに接続せずにカテーテルをクランプして時間を決めて排尿する．患者の拘束感が和らぎ，移乗動作やベッド上での体動を妨げないだけでなく，膀胱機能が温存できる．膀胱に尿をためてから流すことで内腔のdebrisを一緒に流すことができるので，留置カテーテルのつまりによる尿漏れや感染

防止にも役立つ．男性の場合は自己間欠導尿も一つの方法である．

　排便コントロールは有形便のほうが排出しやすい．下剤の服用は失禁状態になり皮膚汚染から褥瘡を発生するので慎重にする．失禁状態を回避するためには，坐剤を使い重力による排便を促す．移乗動作を工夫しトイレでの排泄がよい．トイレ用車椅子が便利である．トイレでの排便が可能であればオムツの使用は不要である．

● 緩和リハビリテーション [42,43]

　横断症状によって自立できなくなった基本動作の支援が重要であるが，いわゆる介護のレベルだけで考えると，精神的な衝撃を和らげることは困難である．リハビリテーションの本来の目的である「自律を支援し，患者の QOL（満足度）を高めること」（Ⅰ章 p 59「緩和リハビリテーション」参照）という視点を持って，残存機能の最大活用と麻痺肢の拘縮予防をはかることが重要である．まさにトータルペインを受け止めた，全人的ケアの提供である．

　足・膝・股関節の拘縮予防のために他動的に関節の屈曲・伸展を行うが，対麻痺の患者は上肢が使えるので，工夫すれば自分でできる．自身の麻痺の状態を認識して，体位変換や座位の取り方を自身で考えられるほうが，活動の可能性を追求できる．

　食事・排泄・入浴などの基本動作は移乗動作ができるかどうかで，そのあり方が異なる．患者の QOL は，リハビリテーションの手法を駆使して，どう保証するのかにかかっている．

　頸椎・胸腰椎のコルセットはその目的を明確にして，常時装着する必要はない．椎体骨の破壊の程度によるが，動作時や抗重力姿勢での痛み状況をみながら判断する．

精神症状と症状緩和

　人は「がん」と診断されたときから「がん患者」になり、それまで経験したことのない異次元の世界に入り込む。病気や治療だけではなく、これまで関わってきた社会や人間関係が違う景色に見え、未知の世界に入り込む。
　命が続く保証がないがん治療を受ける不安と結果が想定を超えた時の辛さに否が応でも向きあわなければならない。
　人はがんが進行し最終段階に至る過程で、治らないという現実を突きつけられる衝撃を受ける。さらに、この世から消えるという喪失感・孤立感の中に身をおくことになるなかで普通の精神状態でいることは難しい[44]。「がん患者」の精神の症状は、精神の障害ではなく、こうした状況の中で現れる「心理的反応」である。
　がんと診断される、治療の効果がない、治らないという、重ねて受ける衝撃に混乱し、うつ的な気分になる。何とか自身を保とうと必死の努力をするが、考えがまとまらなかったり眠れない夜が続き、自分の力ではどうにもならないことがある。このような混乱状態やうつ状態のときに精神疾患と診断されて対応されたら、その人の人生の最終段階はQOLどころではない。

精神科に勤務していた看護師の話

　痛い、苦しいと訳のわからないことを言って入院する患者さんが何人か常にいます。せん妄で混乱が強くて家では看られなくなるのです。末期がんの患者さんなので病院では入院しても治療がないことと、せん妄があると一般の病棟では対応ができないので受け入れを断られることが多いと救急隊員も話しています。病院であれば治療するうえで必要な抑制ができますが、介護施設は病院のように抑制ができませんので、せん妄があると受け入れてもらえないようです。とくに痛みと呼吸困難の症状は、薬での緩和ができないので、最後は持続的な深い鎮静をしています。

うつ状態で精神科に医療保護入院していた患者の家族の話

　抗がん剤の治療中に話をしなくなり動かなくなって、うつ病の診断で精神科に医療保護入院して、薬（ジプレキサ・セロクエル）が処方されたけど、食事を摂らないため「何とかして欲しい」というと、鼻から管を入れて栄養が摂れるようにしてくれた。MRI検査で脳幹部の転移と診断されたので、ガンマナイフの治療を受けて、その後も抗がん剤治療を継続していた。主治医から余命は「1週間かも知れないし抗がん剤が上手くいけば数か月」と言われたけど、体重は38 kgでほとんど食べられない状態が続いている。管から栄養を入れても吐いてしまうので抜いてもらった。そんなに長くはないと思う。でも本人には辛い思いはさせたくないし絶望させたくないので最後まで治る事を前提にした話を続けている。最近は腰の痛みが強くて座っていられないという。何を聞いても「痛い」としか言わなくて、寝ていることが多くて…抗がん剤治療は続けてあげたいけど…だから緩和ケアで痛みをとってもらって、心穏やかに過ごせたらと思う。

がん患者が精神病院に入院という現実．混乱すると安全管理のために拘束されたり，「痛い」「苦しい」としか言えずコミュニケーションがとれなくなると持続的鎮静をされるという事態は何としても予防しなければいけない．

がん治療医は，家族の必死な思いに応えようとするが，置き去りにされている患者の心に寄り添う緩和ケアを受けられない患者の悔しさに思いを馳せる．

本項は，緩和ケア医として死を覚悟した患者と一緒に死のその時までの時間を刻むなかで，患者の発信を受け止めた記録からの総括である．

1 がん患者の精神症状の特徴

がん患者の精神の症状は「心の揺れ」という表現があてはまる．がん治療のために医療との関わりがありながらも「心の揺れ」に対するケアが受けられないだけでなく，検査・治療が医療側のペースで進むことで「心の揺れ」は更に大きくなり，さまざまな精神の症状が現れる．実際に，がんにおける精神疾患の有病率を検討する研究では，がん患者の精神症状はいずれの特異的精神疾患の診断基準も満たしていない[45]．

緩和ケアで対象となる精神の症状は，死の恐怖に対する反応がその起点である．死の恐怖によって表出される症状や病態は多様であり，トータルペインの視点がしっかりしていないと一面的な対応になってしまう．たとえば「難治性の終末期せん妄」と診断されると，家族が鎮静を希望すれば持続的な深い鎮静が行われる．ガイドラインにおいて家族の気持ちの確認以外に持続的鎮静をする基準は明確ではないので，「難治性の終末期せん妄」と診断された患者は，医療者の判断で持続的鎮静が中止されることはない．診断に対する治療の結果が評価されないままに患者は死に至ることになる．

緩和ケアはチームケアによる関わりが基本である．患者の精神状態が揺らぐと精神科医（精神腫瘍医）に委ねる傾向があるが，ケアチームの一人一人ががんに罹患することによって生じた患者の「心の揺れ」を理解し，患者の言動は死の恐怖の表れであると認識した対応が必要である．

精神の症状の発症は，死を回避し生を希求する手がかりをあらゆる方法で求めているが，自身で手がかりをうまく処理できず，解決するための支援が得られないことで現出する．

2 精神症状をもたらす要因

がん患者はストレスの塊である．見通せなくなった将来やがん治療の辛さ，仕事のこと，家族のことなど，さまざまな思いが頭をよぎり，精神的に緊張する．

死が自分の力ではどうにもならないことは全ての人に共通しているが，がん患者のストレスにはがん治療および，その先の見通しがたたない経過の不確かさが大きく関わっている．色々な心配ごとを解決するために考えなければならないことで頭がいっぱいの

状態であるが，自分のペースで解決の方向には向かえずジレンマに陥る．心身の緊張感が高まると，思考力や判断力は多大な影響を受け，身体的にも身がすくんだり，茫然自失として動けなくなったり，落ち着かなくなってじっとしていられなくなったりする．時には冷や汗をかく，激しい動悸に見舞われることもある（Ⅰ章 27 参照）．

「一回限りのストレスよりも持続的あるいは繰り返されるストレスの方が，精神発達，精神健康に影響を与えること」「人生の出来事としてのストレス因が精神健康に影響する場合，その出来事そのものよりも，その後に生じた日常的ストレスの方が問題」[46]なのである．

がん患者は，ストレス因に日常的にさらされ，ときに強いストレスが加わる．そして生命の危機というストレスが継続するところに，がんの辛さがある（Ⅰ章 p 53「緩和ケアの諸相」参照）．

がん患者は，自身の生死を医療者に握られている，医療者にとって「よい患者」でいなければ，生命の危機にさらされる，という恐怖を抱えている．家族との関係性の変化も大きな問題である．男女を問わず家族を支えていた優位な立場から，家族に迷惑を掛ける立場へと追い込まれ，家族の中の力関係は逆転する．家族は患者のために良かれと思う対応をするが，患者は家族の指示的な対応に耐えられなくなる．

医師からの「動くと首の骨が折れちゃう」などの何気ない一言で患者は動けなくなる．ケアスタッフからの「褥瘡予防に…」などの何気ない言葉や，介護保険認定調査で「歩けますか？ お金の管理は？」の質問に，深刻な事態が自分に起こっていることに強い衝撃を受ける．いずれも「心因性錯乱」「せん妄状態」の引き金となる．このような衝撃は，健康な人間には想像を絶するものがあり，PTSDそのものといっても過言でない．

がん患者の精神の症状は多彩であるが，共通しているのはストレス因に耐える力が低下していることである．なかでも周囲の人との関わり（人的環境／家族・友人知人・ケアスタッフなど）は継続的なストレス因となる．ケアスタッフは自身の関わりがストレス因になるかもしれないこと，患者の状態（錯乱やせん妄）は関わりの結果であるかもしれないことを認識する必要がある．

チームケアでは，それぞれの専門職の関わり方が問題になる．複数のスタッフによる関わりは，対応能力の衰えている患者の混乱を招くからである．チームケアは，患者からみたときに統一性があり，わかりやすいシンプルな対応がよい．そのためにはチームのコーディネーターの役割が重要になる．

③ 精神症状の諸相

不安・ストレス反応・パニック症状・気分障害・適応障害・うつ

がん患者のさまざまな精神の症状に対して病名をつけることは，「心の揺れ」を超え

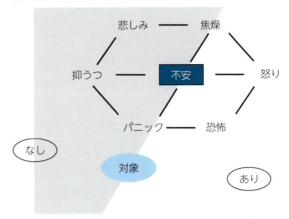

13 不安を中心とした不快感情

（田代信維．臨床精神医学 2010 [47]）より）

て精神疾患として位置づけられ，ストレス因に対する心理的反応に向き合うという対応ではなく，精神疾患としての治療の枠組みに入ることになる．不安・ストレス反応・パニック症状・気分障害・適応障害などは動的反応で，うつ状態は静的反応であるが感情として位置づけることで同一平面上に考えることができる（**13**）[47]．いずれも器質的な精神科疾患ではなく，ある種のストレスに対する精神の反応の仕方の表現である．これに対して，せん妄は注意の障害・意識の変容と定義され，理性のレベルの問題として捉える（次項参照）．

1）がんの診断と精神の反応／症状

　気持ちが落ち込み，将来の希望がなくなる感じを持つ，何も考えられない，何もする気になれない状態になるのは抑うつ状態，適応障害である．

　うつ状態は DSM-5 [48] の大うつ病エピソードの診断基準の9項目ある症状のどれかを示すと考えるが，緩和ケアにおいてはうつ病の診断基準である5つ以上の症状がそろっているかどうか，2週間継続するかどうかにこだわらず，それぞれの症状に丁寧に対応する．うつ病の診断基準を満たさないが，強い不安・抑うつで仕事がこなせない，家族・友人と話ができないなど，仕事や生活面で支障を来す場合に適応障害とされる．

　恐怖・うつなどは一時的で時間とともに軽快することが多いが，不安は適切な対応がないと遷延することが多いし，不安が強く遷延化すると対処できているうつ状態が病的になり精神科の対応が必要になる．

　また，新たなストレスによって，**13** に示されたような不安・不快感情が精神症状として出現する．特にがんが進行した最終段階には，全般性不安障害・パニック障害・適応障害あるいは抑うつ状態などが重症化しやすい．

　不安はがん患者の精神症状の鍵を握っているといえる．原田は「不安感情の中で対象が常に一定しているような場合，その不安を恐怖と呼ぶ，と理解する方が良い」と述べ

ている[46]．不安・恐怖あるいは危惧・心配は一般的にはほとんど区別されずに扱われるが，恐怖は現実の，切迫していると感じる脅威で対象物がはっきりしている情動反応であり，不安は将来の脅威で対象物がない予期である．対象物のはっきりしない不安への対処は難しいが，恐怖は対象物がはっきりしているので具体的な対処法が考えられる．不安への対処は，その背景にある対象を明らかにすることが必要である．

パニック症状は，「軽度の身体症状または薬の副作用から破局的な結果をしばしば予感する」（DSM-5）とあるように，対象のはっきりしない強い予期不安の結果として生じる．耐えがたい苦痛につながる強い痛み・呼吸困難に代表される耐えがたい苦痛につながる身体的症状のかなりの部分は，予期不安の緩和ができないことによるある種のパニック反応である（p 81「がんの痛みと症状緩和」，p 95「呼吸困難と症状緩和」参照）．

こうした事態を予防する意味でも，言葉の定義を共有して不安に対するケアの視点を明確にする必要がある．

精神症状はそれぞれの反応に特有のものではなく，移行あるいは重複していることが多い．ある程度整理することは必要であるが，病態を明確にするために整理しようとして，それぞれの症状を独立したものと考えるのではなく常に総合的に捉えるようにする．

2）精神の症状に対する治療

● 非薬物治療

まず第1は，心理的反応とする立場に立ち，精神の症状そのものを受け止めることである．つまり患者の話す症状に対して，どう考え，何に困っているのかということをはじめ，何があったのかなど症状に関わる話を聞く．そのうえで，がんの診断時から治療の過程で患者に生じるさまざまな心理的反応を受け止め，患者が自身のストレス因と向き合い，生活・人生を考えられる様に支援する．

継続するストレス因は回避することではなく，向き合う（コーピング）ことでしか解決されない．向き合うことを実践するプログラムが，緩和ケアのプロセス（STAS-SOAPモデル）である．NBMを基盤としており，患者のナラティブを中心にサイクルを繰り返すなかで"気がかり"を解消あるいは解決するプロセスである．この時に，緩和ケアのガイドライン「General Guidelines for the Palliative Care」（Ⅰ章 25 参照）を認識したうえで活用できれば一層効果的である．

緩和ケア医の役割は，精神症状を心理的反応すなわち「異常な状態における正常な反応」にとどめ，精神疾患として扱われることの予防である．

がん患者の精神症状を精神の異常として捉えると，正常な状態に戻そうとする力学が働いて患者の思いにそった対応ではなく精神疾患の治療に準じた対応になる．厳しい状況において生じる正常な反応という捉え方ができれば，患者の辛さに思いを馳せた対応が可能になる．双方向のコミュニケーションがスタートできる基盤が整うことで症状緩和の可能性は高まる．

● 薬物治療

薬物治療は，決して精神症状治療の第1選択ではなく，緩和ケアのプロセス／STAS-SOAPモデル（非薬物治療／NBM）を補完するものである．薬剤は，睡眠薬，抗うつ薬，抗不安薬，向精神薬等があるが，うつ状態だから抗うつ薬，不眠だから睡眠薬という直線的な使用は慎む．

抗うつ薬は，うつ病，強い不安障害に用いるが，効果発現までに数週間かかるといわれているので，投与する長期の予後が期待でき，抑うつが病的状態に近い場合でなければ，安易に使わない．

抗不安薬は主にベンゾジアゼピン系薬剤が第1選択になることが多い．抗うつ薬と異なり即効性が期待できる．短期の使用であれば副作用は軽微である．依存が問題になるが，長期予後が期待できる場合には，状況を見ながら減量ないし中止する．予後が短い場合にはあまり問題になることはない．

向精神薬は通常は精神運動性興奮，幻覚などが顕著な場合にやむを得ず一時避難的に用いる．向精神薬が興奮を静めるのに有効であれば，改めて患者とのコミュニケーションを見直し，"気がかり"を受け止め解消する様に一緒に相談する．評価に際しては，症状の強さだけではなく生活するうえでの支障の有無を重要な判断材料とする．

緩和ケアのプロセス（STAS-SOAPモデル）を丁寧にたどるなかでも，薬物による治療に難渋し，病的な精神症状が継続する場合は精神科医にコンサルトする．

せん妄

せん妄は，緩和ケアでもっとも大きな問題の一つである．せん妄は生命予後を短縮する要因であるだけでなく，意識の障害のためにコミュニケーションがとれなくなるので，家族の心労が強くなるなど重要な問題を抱えているとされる．

筆者の緩和ケアに関わってきた40年近くの経験を振り返ると，心理的な錯乱を来す患者はいたが，拘束しなくてはいけないとか持続睡眠にしないと治まらない患者はほとんど記憶がない．

1） せん妄の概念の変遷

せん妄の概念は，Lipowskiが1980年代に発表したせん妄の一連の論文が出発点になった．Lipowskiは，せん妄を急性の混乱状態とし，睡眠覚醒のサイクルあるいは精神運動性の障碍を伴った，認知および注意の障害である[49]と定義した．

せん妄の基本となるLipowskiの認識は現在に至るまで変わりはないが，実際の対応においてはかなり変遷している．一瀬は「意識の障害はもうろう，錯乱などと表現されるが，現在はすべてせん妄という言葉になってしまっている感がある．もうろう状態，幻覚症，アメンチア，夢幻様体験など歴史的記述から集大成し，全体を急性の脳機能不全として一括されている．そして10年後に，せん妄概念はより広範化し，狭義の精神

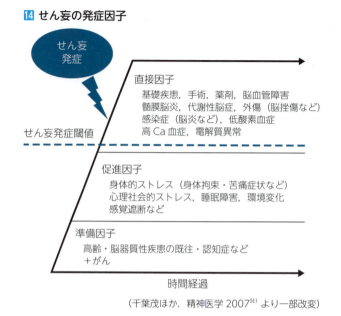

図14 せん妄の発症因子

(千葉茂ほか．精神医学 2007[51] より一部改変)

症状を伴う意識変容状態は全てせん妄として一括して定義された」[50]と述べている．

せん妄の発症因子として「直接因子」「促進因子」「準備因子」に分けて考えることが，せん妄の病態が複合的で単純ではないことを示している（図14）[51]．

せん妄の直接因子として，身体疾患や薬物がある．身体疾患としては，アルコール性脳症，肝性脳症（肝不全），てんかんをはじめ高カルシウム血症，貧血など多岐にわたる．薬物としてはオピオイド，睡眠薬，抗不安薬などである．岡本は，人的医療的環境の激変という状況変化もあって，"直接原因"がなくても容易にせん妄は発症する，と考えた方が現実に近いように思う」[52]とし，現実の状況に合わせたせん妄の認識が必要としている．

医療用麻薬がせん妄の直接因子と考える場合にも，慎重な判断が求められる．医療用麻薬を直接因子として考えると同時にもう一つの要因を念頭におく必要がある．つまり，医療用麻薬の増量を図らなければいけない症状増強の背景に，精神的な問題があることを考える必要がある．Ⅰ章で述べたトータルペインに関わる問題であり，気がかりが解消されない状態にあると精神は不安定になる．症状緩和に医療用麻薬は効果がないなかで麻薬が増量されると麻薬が直接因子というよりもせん妄症状の増強の準備因子ないし促進因子になっている可能性も大いにあるということである．

身体拘束によってせん妄状態を発症したり，病室で暴れて拘束されていた患者が自宅に帰ると落ちつく，などはよくある．これは脳の器質的な障害に基づく意識障害とはいえず，心因的な要因と考え心因性錯乱とするほうが自然である．

原田は「器質性の意識障害であるせん妄と非器質性精神障害（いわゆる精神病性や心因性など）の錯乱状態とは，典型例ではその病像は区別できるけれども，時には鑑別が

15 DSM-5のせん妄の診断基準

A. 注意の障害（すなわち，注意の方向づけ，集中，維持，転換する能力の低下）および意識の障害（環境に対する見当識の低下）
B. その障害は短期間のうちに出現し（通常数時間〜数日），もととなる注意および意識水準からの変化を示し，さらに1日の経過中で重症度が変動する傾向がある．
C. さらに認知の障害を伴う（例：記銘欠損，失見当識，言語，視空間認知，知覚）．
D. 基準AおよびCに示す障害は，他の既存の，確定した，または進行中の神経認知障害ではうまく説明されないし，昏睡のような覚醒水準の著しい低下という状況下で起こるものではない．
E. 病歴，身体診察，臨床検査所見から，その障害が他の医学的疾患，物質中毒または離脱（すなわち，乱用薬物や医療品によるもの），または毒物への曝露，または複数の病因による直接的な生理学的結果により引き起こされたという証拠がある．

（APA〈原著〉日本精神神経学会〈日本語版用語監修〉高橋三郎・大野裕〈監訳〉．DSM-5精神疾患の診断・統計マニュアル．医学書院，2014[48]）より）

難しい」，また，高齢者は心因性のストレスが加わると，意識障害を来しやすくなると述べている[46]．せん妄は，準備因子・促進因子だけで発症するということである．

急性の錯乱状態つまり意識変容を一括してせん妄というようになり，「錯乱（confusion）という言葉は器質性に限らず，ただ広く精神機能の急性の混乱状態を指しても用いられる」[46]と，せん妄の概念はかなり広げられたという経過がある．

2）せん妄の診断

せん妄は，脳が生物学的に侵襲を受けて，その結果意識が障害され，さまざまな精神機能の変化を生じる器質性脳症候群である．せん妄は注意の障害と意識の障害を中心とした症候診断であり，一般的にはDSM-5の診断基準に基づいている（**15**）．そこには，注意の障害は1日の重症度に変化があり認知障害を伴うが，それは既存の神経認知障害では説明のできないものであり覚醒水準の低下している状況下で起こるものではなく，身体異常の証拠があると明示してある．

せん妄の診断の一番の問題は，「せん妄」と診断すると，患者に対して人格が崩壊した人とでも思われるしかない対応をすることである．話が通じない患者に話しかけることや関わることは，患者の混乱を強くし辛さを増すと考え，患者と話をしなくなってしまう．せん妄と診断することで，対応が困難な患者として，薬剤で眠らせたりするなどの対応になりがちであるため，せん妄という言葉を使っての診断は慎重にしたい．

身体異常に伴う脳機能障害というDSM-5に準じる場合と，精神症状を伴う意識変容状態は全てせん妄とするかによっても対応は異なる．

せん妄の概念の混乱のなか，僅かな注意障害などの意識変容があればせん妄と診断し，精神運動性興奮が限度を超えた場合には管理的な判断が医療的な判断に優先する現実がある．このような対応は緩和ケアの考え方からはかけ離れていると認識する必要がある．

せん妄の原因をDSM-5の基準のように身体異常と考えると，症候診断だけでは不十分であり，画像検査による脳の器質的変化あるいは血液検査で，低ナトリウム血症，

高カルシウム血症などの有無を確認することが必要である．血液データに異常があるからといって，そのことがせん妄の直接因子と判断するのは必ずしも容易ではないが，身体的な異常を裏づけた上で診断をするという手順を丁寧に踏む必要がある．

　診断基準に合致すれば，原因に対する器質的な障害の治療と同時に心理療法あるいは精神療法を行う．合致しなければせん妄という言葉を使わないで，広い意味で心理的錯乱と考えて対応する．

　現在のせん妄の診断基準は，DSM-5 に準じている場合が多いが，それぞれの緩和ケアチームで一人一人の患者について診断の根拠を明確にして厳格に適用しないと医療側の恣意的判断が大きくなる．

　せん妄のガイドライン[53]は，身体的な異常が前提になっているので，原因となる身体的な異常がはっきりしなければ治療の手立てがなく，身体異常を前提としているガイドラインに従うと向精神薬だけの対応になってしまう．

　緩和ケアで「がん患者の意識変容」を考えるときに，広い意味でせん妄という言葉を使うとしても，あくまでも「がんのせん妄」を考えるのであって，肝不全あるいはアルコール依存症のせん妄とは本質的に違う．せん妄は症候診断であり，がん患者のせん妄は身体的な異常よりも，患者が体験している厳しい現実との関係が深く，対応しきれない結果に起こった脳機能の不全であり，一過性の錯乱状態・意識変容である．

　緩和ケアを提供するケアスタッフが，患者が対応しきれなくなった誘因となっているケア側の対応に気づければ，せん妄だけでなくがんのあらゆる精神症状の予防に大いに力を発揮するし，患者は錯乱状態から復帰できる可能性がある．

　自験例では，過活動性せん妄・低活動性せん妄の診断基準に合致すると判断した患者とのコミュニケーションが全く取れなくなったことはない．

昼夜逆転

Nさんの場合：70代男性のNさんは，夜になると眠ろうとせずに，家族を呼んで起こすことが続いた．眠ろうとしない理由を聞くと，「眠ると，死にそうだ」と話された．起きていても眠っていても，その時がこなければ死なないと話すと，「じゃあ寝るか」と眠った．

　家族が仕事などで不在なため，日中は1人で過ごしている人は，夜になると目がさえて家族に色々な話をして，家族が眠れないことがある．

　昼間は1人なので話をする相手もいないため眠っていて，夜になると家族がいるので話をしている．昼夜逆転ではあるが，そのことで患者は困っていない．困ってしまうのは家族であるが，最終段階にある患者と家族に残された貴重な時間である．それを患者と家族で共有し，互いに思い残すことのない別れができるようにすることが緩和ケアである．このような家族ケアは予防的なグリーフケアにもなる．

Oさんの場合：肺がんの80代女性Oさんは，完全な昼夜逆転で家族を悩ませていた．2人の孫がおばあちゃん子だったので，夜中中起きてOさんの話し相手になっ

た．学生だったことも幸いしたのだが，4～5日続いた後は，自然に昼夜逆転がおさまった．孫たちは「何を言っているのかわからないことも多いけど，色々な話をするので，面白いし，何回も同じ話をするから段々と何を言っているのかわかってきた．ずっと昔の若い頃の話とか知らなかったし，お母さんも知らなかった話を聞けて良かった」と話していた．

Pさんの場合：膵臓がんの60代女性Pさんは夫と2人暮らしで，夜になると部屋中を歩き回って寝なかった．夫は夜中に出勤することがあり，Pさんは元気な時から夜勤の時は夫が出勤するまで寝ずに起きていることが習慣だった．夜勤ではない日に家にいても眠れない夫の話を聞くと「とても続かないので入院してもらったほうがいいかと思いますが，どうでしょうか？ でも病院で1人はかわいそうなので，家族の付き添いが24時間必要だということになったら仕事を休んでそばにいます」と話された．「今がそのときですよ」と応えると，仕事を休み毎日Pさんに「今日は夜勤じゃないよ」と伝えると，歩き回ることがなくなった．

訳の分からないことを言う

Qさんの場合：乳がんの40代女性Qさんの家族から「訳の分からないことを言うんですけど，せん妄でしょうか？」と聞かれた．どんなことを言っているのかと聞くと「知らない人が家に入ってきて何か話をしている」と言う．もちろん知らない人がいるわけではない．臨死期が近づき，思ったように身体を動かせない状態になった時だった．家族に状況を詳しく聞くと，眠っているようだったので患者から見えない所で小さな声で聞こえないように話をしていたという．Qさんは眠っていたわけではなく，家族がボソボソと話をしている声を，誰が何を話しているのかがわからないので，錯覚したのである．家族には，Qさんは話が聞こえる位置に移動はできないので，家族がQさんの近くに移動して話をするように，またQさんに関係のない話をするときも小さな声で話をする必要はないとアドバイスをした．患者は，それが家族であることが認識できるだけで，誤った認知にはならない．また話が聞き取れず内容がわからない会話は患者に予断を与える．家族はその意味を理解し，Qさんから家族が見えるようにベッドの位置を変え，Qさんは部屋への出入りが見えるようになると，表情も穏やかになり，訳の分からないことを言わなくなった．

点滴を抜いてしまう

Rさんの場合・Sさんの場合：前立腺がんの70代男性Rさんの点滴が何回も自然に抜けるため，はじめは固定が悪いか，点滴をしているのを忘れて動くためだと思い，刺し直しをしていた．点滴についてどう思っているのかをRさんに聞いてみると「治らないのに，点滴をしても意味がない」「点滴をしているとトイレにも行けない」，更に話を聞いていくと，「点滴は私が希望したので，やりたくないと言い出せなかった」という．また，肺がんの60代男性Sさんは，「点滴の針が抜けちゃう」と言いながら，抜けた点滴の先端部を丁寧に床に貼り付けてあった．それでもSさんは「抜けちゃった」という．

これらの患者は，全てせん妄とされる．しかしいずれも病歴，身体診察，臨床検査所見から，その障害が引き起こされたという証拠は確認できなかった．経過からも意識障害は心理的要因によって引き起こされたと考えるほうが合理的である．

なによりも「訳の分からないことを言う」「いくら言っても歩こうとしてベッドから落ちる」などは，見ている側が現象だけを見て判断しているから異常な行動としてうつる．しかし，話を丁寧に聞くとか行動をよく観察すると，患者の言動にはほとんどの場合意味があり，メッセージ性がある．家族は患者のこうした言動に衝撃を受けるが，そこにあるメッセージ性を共有できるように支援できれば受け止められることが多い．

患者に関わる人とのコミュニケーションが維持できれば，せん妄状態の回復につながるか，完全な回復がなくてもせん妄状態の増悪を防ぐことは可能である．

実際にせん妄状態にある患者にみられる精神運動性興奮，心理的錯乱の多くは，その原因と思われることを取り除いたり，患者の"気がかり"に対応して落ちついた．

● 低活動性せん妄について／臨死期のせん妄

臨死期に近くなると筋力低下や傾眠傾向などのために活動性が低下している状態になる．低活動性せん妄は，呼びかけに反応しない，話をするとつじつまの合わないことを言うなどである．呼びかけに返事をしなければ，精神活動の水準が低いと判断され，繰り返しの呼びかけに返事をしなければ意識がないと判断される．

悪液質による全身状態の低下は筋力低下や易疲労性などにより話すこと，問いかけに反応することが大きな負担になっている．健康な時でも自分の意に沿うことであれば意欲を増し対応する力が出てくるが，意に沿わないことに対してNOという意思表示は気遣いなどもありさらに困難である．

Aが話しかけると返事をするが，Bが話しかけた時には返事をしないという状況はしばしば経験する．返事をしない患者は，その相手とは話をしたくない，話が通じない，言われていることに賛同できない，など関わる人間に対する拒否的な対応に見える．

うつ的な状態との鑑別が難しいということを含めて，「反応しない」と判断するのは患者ではない，ということを思い起こす必要がある．

がんの最終段階で全身状態が低下し"自立"した言動が難しくなって死を直近のものとして向き合っている中で，普通にコミュニケーションをとり，その人の元気なときのような対応をすることのほうが尋常ではない．限られた空間で1日の大半をベッド上で生活している状況の中では，活動性が落ち，多少つじつまが合わなくなることを言うのはある意味では自然なのではないかという説明のほうが，「80％に発症する」ということを含めて，あえてせん妄という診断名をつけるより合理的な説明に思える（Ⅰ章 29 参照）．

臨死に近づくに従って日常動作が自力では困難になるし，会話をする際にも話す力が落ちることだけではなく理解する力（注意力）の低下が起こる．コミュニケーションの内容は長い文章表現から，短い文章表現，単語による表現，頷くなどの非言語的表現な

どに変化する．発信力が低下し受け身のコミュニケーションになるので，患者の状況に応じてケア側が選択肢を提示して患者のYESの返事を受け取ることができれば，対話が成立し，最後まで双方向の合理的なコミュニケーションが可能である．

臨死期の活動性が低下している状態に，低活動性せん妄という診断をつける意味があるのか．診断することで，患者の人格が及ばない異常な状況にあることを共有することになる．返事をしないのは意識の障害なのか？ 意識に障害があるとしも，それは病的なのか？ 患者の意味不明の言動は病気のせいなのか？ 患者にとってはケア側の言動が意味不明ではないだろうか？ などと考えてみると，患者の体験している事実の理解に繋がる．

Tさんの場合：Tさんは70代の腎がんの男性で，臨死に近く，1日中閉眼し，家族が話しかけてもほとんど反応がない状態であった．訪問の時に，急にもぞもぞ動きだして腕をばたばたさせ始めた．なにやら言葉を発していたが聞き取れない．家族は困惑し，ばたばたしている腕を押さえつけようとする．看護師が，「起き上がろうとしていますか？」といって手を差し出すと，手をつかんで起き上がろうとした．看護師が手伝いベッドに端座位になると，筆者の方を向き，パジャマのボタンを外そうとした．ここで初めて，診察を受けるために起きようとしていたことに気づいた．いつものように顔から胸，腹にかけて診察を終わると，穏やかな表情になって横になった．翌朝，妻から「眠るように逝きました」と電話をもらった．

せん妄という診断をしていたら，この光景はなかった．

3）せん妄の鑑別診断

せん妄の鑑別診断は重要である．鑑別する疾患には，認知症，急性一過性精神病性障害，統合失調症の急性状態，あるいは錯乱状態にある気分（感情）障害がある．しかし，患者の思いを受け止めるケアができていれば，がん患者がそれまではっきりしていなかった精神疾患が顕在化することはあっても，新たに発症することはほとんどない．

がん患者の精神の症状に対しては，せん妄の診断も含めて精神科的診断をつけることの意義は少ない．緩和ケアの視点であるトータルペインを受け止める姿勢をしっかり持てれば，苦悩の表現である精神症状に向き合い，対応することができる．

4）せん妄の治療

せん妄の治療は，せん妄の原因をどう考えるかで大きく異なる．ほとんどの成書で見られる治療のアルゴリズムは，せん妄の原因を直接因子に求めるが，身体所見の異常を検索し対応することに系統だったプロセスは示されていない．意識変容を幅広くせん妄とするのであれば，診断と治療には論理的な整合性を持たせる必要がある．

🔵 非薬物治療

　患者の言動に最大限の注意を払う．患者の言葉や行動は患者がおかれている状況と無関係ではないので，思いを受け止めたことが伝われば患者の状況は改善することが多い．原因となっていることを取り除くことができていれば完全に元の状態に戻ることもある．実際に，話が支離滅裂でせん妄状態にあると思われる患者と話をしていると，次第に話の筋道が整い患者本来の意識状態に戻ることをしばしば経験する．

　話が支離滅裂であるというのは，患者にだけ責任があるのではなく，「聞き手が患者の言っていることを理解できない」という認識に立つことが必要である．肝不全のための高アンモニア血症による脳症であれば治療の第1は肝不全に対する治療である．しかし，肝不全などのように器質的な脳障害によるせん妄であっても，患者との対話の中で"気がかり"を解消していくという支援は重要である．

　人生の最終段階という極限状態におかれている患者が，元気な時と同じように昼間起きて，夜は就眠するという生活を送ることのほうが特別で異質な状況である．

　せん妄症状がはっきりした患者の思路は混乱し，言葉の取り違えも多い．しかし，聞き手が患者の使った言葉の意味の整合性を確認し，時系列で患者の体験している事実を整理していくと，患者の認識に近づくコミュニケーションがとれる．一見妄想のような内容であっても，患者が伝えたい過去の話や現在の"気がかり"を裏づけることが多い．患者の自由な言動を可能な限り保証しながら，対話を積み重ねることで，患者は次第に自身を取り戻していく．

　筆者は，がん患者のせん妄について『もしもあなたががんになったら』[30]にまとめた．その本の中から一部抜粋する．

[Uさん] 助けて欲しい．自分がどこにいるのか，わからなくて怖い，怖かった．マフィアの麻薬シンジケートに紛れ込んでしまったんですから．私の部屋の隣は麻薬シンジケートの事務所だったんです．何やら作業をして，売人が私のところへ麻薬を打ちに来るんですよ．怖くて逃げ出そうとしました．でも，監視カメラがついていて，身体もちょっと動かすだけで見張り役が見にきました．怖い．

[筆　者] 病院に入院していたのですよね？

[Uさん] そのはずなんです．でも……以前に入院していた時に，とても優しくしてくれた看護師さんが麻薬を持って，迫って来たんです．個室にしてもらったんですが，今度は監禁されていたので，とても嫌だった．

[筆　者] 監禁されていたんですか？

[Uさん] トイレに一人で行かないように言われていたんです．でも夜中に看護師さんを呼ぶのは悪いので一人で行こうとすると，すぐに看護師さんが飛んできて，怒るんです．

[筆　者] 監禁されていたわけではなかったんですね．

[Uさん] だから見張られていると言ったでしょう．

[筆　者] こうしておうちに帰ってきて，監禁されたり，見張られたりしている感じは少し和らい

でいますか．

[Uさん] ええ，そのような感じは少し取れては来ています．
[筆者] それは良かった．時間が必要ですから，少しゆっくりしましょう．

　シンジケートの事務所はナースステーション，監視カメラはセンサーマットである．家に帰ったことで落ち着きを取り戻した．間違いなくせん妄と診断される状況であるが，そうなる原因がはっきりしていて原因がなくなって落ち着きを取り戻した．つまり，心因性の錯乱の状態だったわけである．Uさんは入院を嫌がっていたが，家族の強い希望で入院することになった．退院したことで症状が改善したが，入院したまま向精神薬を増やされていたらどうなったであろうか．

　精神的支援の基本は，患者の「満たされないニーズ」の充足である．緩和ケアの診療モデルのプロセス（STAS-SOAPモデル）を実践し，患者の考えていることや"気がかり"を丁寧に聞いていくと，患者に実際に起こっている事実や患者が体験し感じたことにたどり着く．また，何よりも話を聞くという姿勢が患者に伝わるだけで，患者の意識状態が戻ってくることがある．

薬物治療

　ハロペリドール（経口・注射），リスペリドン，オランザピン，クエチアピン，クロルプロマジンなどの向精神薬を用いるが，過剰投与にならないような注意が必要である．またベンゾジアゼピンも有効であるが，単独で用いると精神運動性興奮の増悪を来すことがあるので注意深い観察が必要とされる[54]．

　向精神薬の効果についての評価は分かれている．Agarらはリスペリドン，ハロペリドールのせん妄に対する有効性をプラシーボとの二重盲検法で検証した結果，プラシーボ群のほうに有意に改善が見られたと報告し，非薬物的なケアの有効性を証明している[55]．他にも同様な報告が散見され，向精神薬に依拠している現在のせん妄治療に大きな警鐘をならしている．

　向精神薬は，非薬物的なケアを行った後で補助的に用いるか，いわゆる問題行動に対してやむなく使うという程度にとどめておく．例示した患者の状況でも分かるように，せん妄患者の言動のほとんどは強いメッセージ性があり，コミュニケーションをとることを願っている．鎮静になる原因のなかでせん妄の占める割合が大きくなっていることとあわせて考えると，向精神薬一辺倒のアルゴリズムについての見直しの必要性が示唆される．薬物治療は本来的には鎮静目的ではなく，脳機能障害を改善するために使用すべきである．現実的には向精神薬は鎮静の意味合いが強い傾向にあるが，反対にせん妄を悪化させてしまうなど副作用も多い．向精神薬の使用は最小限にとどめ，可能な限り非薬物治療のアプローチを優先させる．過剰な精神運動性興奮が緩和できず，向精神薬の増量・変更が迫られる状況であれば，精神科医にコンサルタントする．

5）せん妄の予防

せん妄は重症になると改善が困難となり，薬剤投与の目的が鎮静を意図したものにならざるをえないことが多い．

せん妄の治療で重要なことは，せん妄発症の予防である．最終段階のせん妄の多くは可逆的であるが，重症度が増すと治療の困難性は飛躍的に高くなるので，発症しても重症化させないことが重要である．

せん妄発症の構造図（13）を見ると，促進因子に対する適切な治療・ケアを日常的に行えば，せん妄発症の閾値が高くなり，予防に繋がる．また，身体的な異常所見がせん妄発症の主たる原因と考える場合は，症状緩和という視点からも身体所見のチェックを組み込む．

最終段階のせん妄のほとんどは，がんの診断がついてからの治療さらには最終段階にいたる療養の過程の中での「満たされない思いの蓄積」や「想定外の結果に対する衝撃」が契機になっている．単に感情の問題だけではなく理性的な判断が減退したことを意味し，本章 2（p75）で示した想い・願い・価値観のズレに対する対応力の破綻が大きな要因となっている．

理性的な判断が減退する理由としては，がん治療における医療スタッフとの関わり，すなわち患者が納得できるようなコミュニケーションが成されなかった結果であることがあげられる．したがって，予防として第1に考えることは，コミュニケーションのズレへの対応である．患者の求めに応じたコミュニケーション，NBMの実践である緩和ケアのプロセス（STAS-SOAPモデル）を実践することが最大の予防になる．

自験においてはDSM-5の基準の身体異常についてはすべての患者で確認をしていないが，意識の障害・認知の障害のあったせん妄症状の患者の全員と，双方向のコミュニケーションがとれていた．少なくとも持続的な深い鎮静を必要とした患者はいなかった．

II章 文献

1) 伊藤恭史, 春原啓一. がん長期生存者の痛みの管理. 日本ペインクリニック学会誌 2016；23（4）：538-541.
2) ロバート・トワイクロスほか（著）／武田文和（監訳）. トワイクロス先生のがん患者の症状マネジメント（第2版）. 医学書院, 2010.
3) 村田久之. ケアの思想と対人援助－終末期医療と福祉の現場から（改訂増補）. 川島書店, 1998.
4) Cicely Saunders ; with an introduction by David Clark. Cicely Saunders : Selected Writings 1958-2004. 25. Current Views on Pain Relief and Terminal Care. Oxford University Press, 2006 ; pp 163-182.（First published in The Therapy of Pain, ed by Swerdlow M, MTP Press. 1981. pp 215-241）
5) 中島美知子, 白井幸子. ブロンプトン・カクテルによる疼痛治療. 現代のエスプリ［ホスピスと末期ケア］1983：No 189：89-116.
6) Saunders C. Into the valley of the shadow of death : a personal therapeutic journey. *BMJ* 1996 ; 313 (7072) : 1599-1601.
7) 大岩孝司. がんの最後は痛くない. 文藝春秋, 2010.
8) 大岩孝司. がんの痛みと緩和ケア－シシリー・ソンダースを知っていますか. 千葉県ゐのはな会会誌 2018；18（1）：17-21.
9) Cicely Saunders ; with an introduction by David Clark. Cicely Saunders : Selected Writings 1958-2004. 13. The Need for Institutional Care for the Patient with Advanced Cancer. Oxford University Press, 2006 ; pp 71-77.（First published in Anniversary Volume, Cancer Institute, Madras. 1964. pp1-8）
10) シシリー・ソンダース（著）／小森康永（編訳）. シシリー・ソンダース初期論文集 1958-1966 －トータルペイン 緩和ケアの源流を求めて. 北大路書房, 2017.
11) Merskey H, et al. Pain terms : a list with definitions and notes on usage. Recommended by the IASP Subcommittee on Taxonomy. *Pain* 1979 ; 6 : 249-252.
12) LeShan L. The world of the patient in severe pain of long duration. *J Chronic Dis* 1964 ; 17 : 119-126.
13) Cicely Saunders ; with an introduction by David Clark. Cicely Saunders : Selected Writings 1958-2004. 16. The Management of Terminal Illness. Oxford University Press, 2006 ; pp 91-114.（First published by Hospital Medicine Publications Ltd. 1967. pp1-29）
14) 長井信篤. 慢性疼痛と心理社会的因子. 心身医学 2010；50（12）：1139-1144.
15) 平木英人. 慢性疼痛－「こじれた痛み」の不思議（ちくま新書940）. 筑摩書房, 2012.
16) 小山なつ. 痛みと鎮痛の基礎知識［下］臨床編－さまざまな痛みと治療法. 技術評論社, 2010.
17) Waddell G, et al. A Fear-Avoidance Beliefs Questionnaire（FABQ）and the role of fear-avoidance beliefs in chronic low back pain and disability. *Pain* 1993 ; 52（2）: 157-168.
18) 松岡弘道. 心身医学を専門とするわれわれが意識できる疼痛緩和. 心身医学 2017；57（2）：124-137.
19) 日本緩和医療学会 緩和医療ガイドライン作成委員会（編）. がん疼痛の薬物療法に関するガイドライン（2014年版）. 金原出版, 2014.
https://www.jspm.ne.jp/guidelines/
20) 世界保健機構（WHO）編／武田文和（訳）. がんの痛みからの解放とパリアティブ・ケア－がん患者の生命へのよき支援のために. 金原出版, 1993.
21) 岸本寛史. 緩和ケアという物語－正しい説明という暴力. 創元社, 2015.
22) Cicely Saunders ; with an introduction by David Clark. Cicely Saunders : Selected Writings 1958-2004. 10. The Treatment of Intractable Pain in Terminal Cancer. Oxford University Press, 2006 ; pp 61-64.（First published in Proceedings of the Royal Society of Medicine 1963 ; 56（3）: 195-197［Section of Surgery, pp5-7］）.
23) Portenoy RK. Treatment of cancer pain. *Lancet* 2011 ; 377（9784）: 2236-2247.
24) American Thoracic Society. Dyspnea. Mechanisms, assessment, and management : a consensus statement. *Am J Respir Crit Care Med* 1999 ; 159（1）: 321-340.
25) 水野泰行. 慢性疼痛と破局化. 心身医学 2010；50（12）：1133-1137.
26) 厚生省特定疾患「呼吸不全」調査研究班. 昭和56年度報告書.

27）西野卓．呼吸困難の生理．日本臨床麻酔学会誌 2009；29（4）：341-350．
28）日本緩和医療学会（編）．専門家をめざす人のための緩和医療学．南江堂，2014．
29）Amigo P. "Total Dyspnea": more than pulmonary function tests and oxygen saturation.
http://palliative.org/NewPC/_pdfs/editorial/ 2005 /Total% 20 Dyspnea.pdf
30）大岩孝司．もしもあなたががんになったら．晩聲社，2011．
31）Abernethy AP, et al. Effect of palliative oxygen versus room air in relief of breathlessness in patients with refractory dyspnoea: a double-blind, randomised controlled trial. *Lancet* 2010；376（9743）：784-793.
32）日本肺癌学会．EBM の手法による肺癌診療ガイドライン 2015 年版．転移など各病態に対する治療−癌性胸膜炎・癌性心膜炎・副腎転移．
https://www.haigan.gr.jp/guideline/2015/4/150004020100.html
33）日本呼吸器内視鏡学会 気道ステント診療指針作成ワーキング・グループ．気道ステント診療指針―安全にステント留置を行うために．気管支学 2016；38（6）：463-472．
34）宮島邦治ほか．気道狭窄におけるレーザー治療の臨床応用．*Medical Photonics* 2010：No 4：22-29．
35）太田惠一朗，松﨑圭祐．癌性腹水に対する CART と薬物療法．臨床外科 2015；70（13）：1487-1492．
36）寺本瑞絵，斎藤豪．胸・腹水の管理．臨床婦人科産科 2015；69（12）：1150-1158．
37）竹内義人．デンバーシャントの概念と適応．日本インターベンショナルラジオロジー学会雑誌 2012；27（2）：175-180．
38）喜友名朝則，鈴木幹男．声帯麻痺の診断と治療．沖縄医報 2012；48（9）：997-1003．
39）河村裕二ほか．反回神経麻痺の臨床統計的観察．日本耳鼻咽喉科学会会報 1987；90（7）：1004-1009．
40）佐藤将之ほか．悪性腫瘍の脊髄圧迫神経症状に対するデキサメタゾン大量療法の有効性と副作用の検討．*Palliative Care Research* 2013；8（1）：515-522．
41）Rades D, et al. Evaluation of five radiation schedules and prognostic factors for metastatic spinal cord compression. *J Clin Oncol* 2005；23（15）：3366-3375.
42）千葉県がん対策審議会緩和ケア推進部会．介護スタッフのための緩和ケアマニュアル（監修：鈴木喜代子）．2017
http://www.pref.chiba.lg.jp/kenzu/gan/gankanwa/kanwakea-manual.html
43）大岩孝司，鈴木喜代子．在宅緩和ケアでのリハビリテーション．終末期リハビリテーションの臨床アプローチ（安倍能成 編）．メジカルビュー社，2016. pp 112-126．
44）大谷弘行．症状マネジメント：精神症状−不安，抑うつ，せん妄の評価と治療．*Hospitalist* 2014；2（4）：935-944．
45）がん情報サイト．［PDQ® 日本語版］がんへの適応：不安と苦痛（PDQ®）．
http://cancerinfo.tri-kobe.org/pdq/summary/japanese-s.jsp?Pdq_ID=CDR 0000062891
46）原田憲一．精神症状の把握と理解．中山書店，2008. p 244．
47）田代信維．人はなぜ不安になるのか．臨床精神医学 2010；39（4）：383-387．
48）American Psychiatric Association（原著）／日本精神神経学会（日本語版用語監修）／高橋三郎・大野裕（監訳）．DSM-5 精神疾患の診断・統計マニュアル．医学書院，2014．
49）Lipowski ZJ. Delirium（acute confusional states）．*JAMA* 1987；258（13）：1789-1792.
50）一瀬邦弘．「せん妄」を巡って．日本老年精神医学会第 25 回大会（生涯教育講座第 3 回）抄録．2010 年 6 月 25 日
51）千葉茂ほか．せん妄と睡眠障害．精神医学 2007；49（5）：511-518．
52）岡本拓也．わかりやすい構造構成理論−緩和ケアの本質を解く．青海社，2012．
53）日本サイコオンコロジー学会 HP．［せん妄］（スライド作成：日本サイコオンコロジー学会教育委員会）
http://www.jpos-society.org/ver1/JPOS 基本教育せん妄スライド公開 ver.2.0.pdf
54）日本緩和医療薬学会（編）．緩和医療薬学．第 2 章 B 1 病態生理−意識障害（せん妄）．南江堂，2013. pp 80-81．
55）Agar MR, et al. Efficacy of oral risperidone, haloperidol, or placebo for symptoms of delirium among patients in palliative care：a randomized clinical trial. *JAMA Intern Med* 2017；177（1）：34-42.

Ⅲ章

緩和ケアの実践

患者・家族からの65の質問にこたえるノウハウ

患者が自身の状況を認識するためのアプローチ

❓「治療はない」と言われたけど，本当にがんを治す治療はないのですか？

　患者の認識を確認して，がんを治す方向の治療を考える時期でないことを伝える．患者が治療の意味や目的を理解し，自分にとって今必要な治療を冷静に考えて選択できるようにする．

Q1 「治療がない」と言われても，意味がわかりません

　治療医からどのようにこれまでの治療経過や現在の病状について聞いているか，それをどう受け止めているのかを知り，誤解していることがあれば修正し理解を補う．

- 患者：急に言われても意味がわかりません．
- 医師：急に，というのは？
- 患者：「効いている」と言っていたのに，急に「これ以上はできない」と言われて．
- 医師：診断された時には，どのような説明がありましたか？
- 患者：抗がん剤で小さくなってから，手術をすると聞いていました．
- 医師：抗がん剤の効果があれば，手術の予定だったということですね．
- 患者：効果がなかったから，手術ができないということですか？
- 医師：そうですね．残念ですが手術をするまでの効果はなかったということでしょう．

　患者は治療医の「抗がん剤で治療をしましょう」という言葉に"治る"ことを期待する．治療医から「効いている」と言われれば，さらに期待は大きくなり，"治る"手術ができる日を待ち望んで，抗がん剤治療を継続するであろう．
　治療医から"治らない"ことが前提の抗がん剤治療と説明を受けていても，患者の気持ちは"治る"方向へと変わってしまうことがある．治療医の言葉を自分にとって都合よく解釈してしまう患者の心理を忘れてはいけない．

Q2 本当に"治療はない"のでしょうか？

　緩和ケアを紹介されて来院しても，がん治療を受けられる医療機関を紹介して欲しいと相談されることもある．

- 患者：他にも，がん治療は沢山ありますよね．
- 医師：他の治療というのは，○○さんが具体的に考えていることはありますか？
- 患者：重粒子とか，分子標的薬とか，免疫治療とか

医師 重粒子治療は……，分子標的薬は……，免疫治療は……
（患者が気になっている治療の具体的な説明）

　緩和ケア医を訪れる患者が，必ずしも緩和ケアを望んでいるわけではない．医療者が知りたいことを先に質問してしまうと，患者の相談したいことには辿り着けないので，特に患者との最初の関わりでは相手が話し出すまで待ち，患者主導で話を展開する．

患者 緩和ケアになったら，がんの治療はしないのですか？
医師 緩和ケアの診療が始まってからも効果を期待できる治療はします．脳転移に対するγ-ナイフや骨転移に対する放射線治療は患者さんの状況を考えて勧めることもあります．
患者 勧められない治療は，しないほうが良いということですね．
医師 ○○さんの治療の経過を考えると，これからは辛い症状を緩和して体調を整えることが一番の延命になります．
患者 がんが進行して死ぬのは仕方がないと思えるけど，痛み苦しむことが何より怖いです．

　がん治療から緩和ケアへの移行を躊躇している理由は，死を回避したいだけではない．がんを治す方向の治療をしなければ，がんは進行し痛みなどの辛い症状が増悪することを心配している患者は少なくない．
　これまでの治療経過に納得し，がん治療の区切りをつけることで，これから直面する状況に向き合える．患者が受けてきた治療を肯定的に評価することで，辛いけれども今置かれている現実を肯定的に受け止めようとする．

医師 これまでの治療に何か疑問点や納得できていないことはありますか？
患者 冷静に考えれば，これ以上治療はしないほうがよいのかなと思います．
医師 今まで受けてきたがんの治療と状況から考えると，治療の考え方は私も○○病院の○○先生の判断と同じです．辛いところですが事実を受け止めていくことが必要だと思います．
患者 わかりました，聞いてみて良かったです．痛みで苦しまないようにしてもらえますか？
医師 痛みは必ず緩和できます．これからのことについて一緒に相談していきましょう．

　緩和ケアチームは患者・家族の心情に共感的姿勢で対応するが，守らなければいけない視点がある．それは患者が受けてきた治療や主治医（治療医）を否定する言動は，医療過誤が明らかな場合を除いて絶対に避けなければいけないことである．

> **POINT**
> ＊受けてきた治療を肯定的に受け止められるための共感的対応―いきなり治療のあるなしに応えようとせずに，状況を共有する
> ①患者が話し出すまで，じっくり待つ
> ②患者の思考を限定せず，患者の使った言葉を返して話を促す
> ③受けてきた治療や治療医を否定する言動は絶対に避ける

Q3 「抗がん剤の効果は30％」と言われましたが，治るということではないのでしょうか？

　早期がんは，肺がんにしても食道がんにしても抗がん剤と放射線治療で治るようになってきている．しかし，進行した固形がんは睾丸腫瘍などの例外を除いて，抗がん剤・放射線治療など非手術的治療で治ることはないので，治癒は期待できないことをはっきり伝える．

患　者　抗がん剤治療をしていますが続けていてよいのかと．
医　師　抗がん剤治療の目的は，どのように聞いていますか？
患　者　治すことを目的とした治療ではないと．効果は30％と言われました．
医　師　抗がん剤の奏効率が30％というのは，一時的な効果のことで，30％の人が治るという意味ではありません．
患　者　効果があるというのは，治るということではないのですね．
医　師　診断の時に「治らない」と言われても，「抗がん剤で治療をしましょう」とがんの治療が始まり「効いてますよ」と医師から言われていると「治そう」と思って治療を続けてこられたと思います．
患　者　そうです．そのとおりです．期待しちゃっていました．

　近年の抗がん剤の進歩は著しく，進行がんの治療においても分子標的薬やPD-1などの免疫チェックポイント阻害剤の出現で殺細胞性化学療法の時代から新しいがん治療の時代に変わりつつある．
　一般的に肺がん・食道がんなどの固形がんでは殺細胞性化学療法の効果は良くて30％前後である．肺腺がんの分子標的薬のように遺伝的条件が整えば，高い治療効果を示す薬剤の出現で，がん治療のガイドラインも大きく変化しているが，薬剤だけでがんが治癒するところまでは期待できない．

Q4 延命のためには，抗がん剤を続けていたほうがよいですか？

　化学療法の効果は予後の改善に結びつくとは限らず，効果がはっきりしない場合には延命にはつながらない．

患者 抗がん剤の治療中ですが「次はどうしますか？」と聞かれました．
医師 抗がん剤治療の効果については，聞いていますか？
患者 効果がないかも知れないと言われましたが，延命のためには，抗がん剤を続けていたほうがよいですか？
医師 はっきりした効果がなければ，継続する意味はありません．「効果がないかも知れない」というのは？
患者 腫瘍マーカーが上がっているそうです．
医師 腫瘍マーカーだけでは判断できませんが，上がっているのであれば抗がん剤の効果があるとはいえません．効果があれば体調もよくなります．
患者 体調は悪くなる一方です．

　個々の患者の治療が予後改善に繋がるのは，効果がはっきりしていることが最低の条件である．臨床試験と個々の患者の生存期間は別であり，治療効果がある場合には，治療効果の程度と副作用の状況を総合的に考えて，抗がん剤治療の継続の可否を決める．

　臨床試験で延命があるとしても，患者が治療によって本当に利益を得るというエビデンスは多くない．分子標的薬・免疫治療薬のように従来の治療効果とは違うものもあるので，個々の患者の効果の評価がますます重要になる．

> **POINT**
> ＊がん治療の基本的な考え方を伝えるためには
> ①がん治療の総論的な（プライマリケア医としての）知識を持つ
> ②がん治療に関わるセカンドオピニオンの役割を果たすことも大切である
> ③不足している知識や情報を得る努力をする
> ④病院主治医に問い合わせるか，がん治療に関するアドバイザーを得る
> ⑤患者の相談を真摯に受け止める姿勢が大切である

❓ 在宅では，抗がん剤治療はできないのですか？

　基本的には，在宅緩和ケアで抗がん剤治療は行わない．抗がん剤については，在宅緩和ケア医がセカンドオピニオンの役割を果たせるようにしたい．

Q5 自宅で，抗がん剤の点滴はできますか？

　緩和ケアを勧められた患者の中には，いつまで続くのかと思いながら治療を受けている患者や，自宅で抗がん剤治療が受けられるのであればと，在宅医を紹介された意図を誤解している患者もいる．

患者 抗がん剤の治療中ですが，自宅でも抗がん剤の点滴はできますか？
医師 できますが，今後の治療については，どのように聞いていますか？
患者 病院と同じ治療ができると言われて，紹介をしてもらいました．
医師 今まで病院で受けている抗がん剤治療の継続ということですか？
患者 そうだと思います．

　患者の理解は，がん治療医との関わりの結果であるため，患者の真意を確認し抗がん剤治療の適応について説明する．適応を判断するための情報が不足している場合には，がん治療医に連絡して確認し，確実な情報をもとに患者と今後の相談をする．

患者 がん専門の看護師から緩和ケア病棟では抗がん剤治療はしないと聞きました．ソーシャルワーカーからは在宅療養の説明があって，病院と同じ治療が受けられると聞きました．
医師 抗がん剤治療と同時に緩和ケアを行うこともありますが，抗がん剤治療を継続するかどうかは，効果があるかないかで判断します．
患者 緩和ケア病棟の話や在宅療養の話は，抗がん剤が効いていないから終了ということですね．

　抗がん剤の中止を治療医は決めていても，患者に伝わっていなければ，在宅療養の説明を受けた時に，自宅で抗がん剤治療ができると誤解してしまう．がん治療中の患者は，医師だけではなく緩和ケアチームの様々な職種から情報を得られるようになっている．しかし，患者は都合のよい解釈をしやすいので，患者の話をよく聞き，事実を基にした情報の整理が必要である．

Q6 免疫細胞療法を継続したいので，培養した細胞を注射してもらえますか？

　標準治療では治癒が望めない進行がんの患者の中には，保険診療ではなく高額な診療費が掛かる治療に効果を期待していることがある．その中の一つが免疫細胞療法であり，血液から採取した細胞を培養させて体内に戻すというものである．

　予約して診療費が口座に振り込まれたことを確認して治療が始まる前払い診療の場合，無理をしてでも継続したい患者の気持ちは理解できるが，医師として引き受けられる事かどうかを判断して対応する．

患者 採血には何とか行けましたが，もう通院する体力がないので，培養した細胞を注射してもらうことはできますか？
医師 保険適用ではない治療はしていません．
患者 培養はしてもらっているので，注射するだけです．

医師 手技の問題ではなく，責任がもてない治療はしていません．
患者 これを読んだら信じられると思いました．資料がありますので，読んでください．
医師 お気持ちはわかりますが，薬機法で未承認のものです．有効性・安全性の確認がされていないものを人の身体に，注射することはできません．

　医師として責任のもてない医療はしない，すべきではないと考えている．倫理的な観点と効果の定かでない治療を求め続けることは，期待した成果が得られないことで患者をさらに苦しめるからである．
　医師は患者にとって最善の利益を考えて治療の可否を決定すべきである．

Q7 旅行の予定を優先して，抗がん剤治療を継続できますか？

　病院に通院して抗がん剤治療を受けている患者は，治療のスケジュールを優先した生活になる．しかし，がんは治らないと理解している患者にとっては，抗がん剤治療よりも大切にしたい生活もある．

患者 この日に，ここにと思っても，治療があるから諦めることが多い．抗がん剤の予定をずらすのは，まずいですか？
医師 多少ずれることに大きな問題はありません．
患者 今までも，今も一番の楽しみは旅行なのです．
医師 病院はたくさんの患者さんを診ているので，一人一人の希望を聞いてスケジュールを決めるのは難しいことです．
患者 抗がん剤は続けようと思いますが，治るわけではないのでやっぱり旅行を優先したいから，なんとかなりませんか？
医師 病院の先生と相談してみましょうか．○○先生の了解が得られれば，自宅で抗がん剤治療をしましょう．
患者 お願いします．

　抗がん剤治療も継続したいが，楽しみにしている旅行を優先したい，このような相談に応じられることに緩和ケアが関わる意味がある．

Q8 副作用がないので，抗がん剤を飲んでいても大丈夫でしょうか？

　症状としての副作用はなくても効果のない抗がん剤はマイナスでしかない．しかし，抗がん剤を中断することによる心理的葛藤も無視できないので，抗がん剤内服を続けるにしても中止するにしても納得できるように相談する．

患者 抗がん剤で治らないことはわかっていますが，止めると，がんが進むような感じがして……
医師 効果がないことがわかっているのですね．
患者 でも，飲んでいると痛みが出ないかなあと思ったりします．
医師 抗がん剤は痛み止めではないです．効果がなければ飲む意味はありませんが……
患者 気の持ちようだとは思っています．

　病状と薬の効果を理解している患者は，ある時期になると自分から服用を止めるので大きな問題はない．休薬を勧めるよりも患者が自分から服用しなくなるのを見守りたい．
　がん治療医や緩和ケアチームの対応に不足感があると，インターネットや知人などから情報を得て保険外診療の免疫治療や意味のない放射線治療を行う医療機関の受診，高額な代替治療を求めるようになる．
　患者が良い選択をする相談相手となれるように力をつける必要がある．

> **POINT**
> *患者が厳しい現実に目を向けられるように話を聞くためには
> ①患者の思いを否定しない
> ②患者の現実的な対応や許容できる部分を見いだす努力をする
> ③病名や予後にこだわるのではなく，患者の求めに応じて病状をありのままに，わかりやすく伝える

❓ 緩和ケアは，どんな治療が受けられるのですか？

　患者が求めていることにケアチームが対応できなければ，緩和ケアには移行できない．痛みや呼吸困難などの症状コントロールやカテーテル管理・創傷ケアが必要な患者にとっては，"これまでと同じ医療"が受けられるかどうかは切実な問題である．

Q9 緩和ケアに移行しても検査はしてもらえますか？

　定期的な検査はしないが，治療（症状緩和）に必要な情報を得るための検査は行う．検査をすることの意味についても説明する．

患者 定期的に血液検査とかCT検査はしてもらえますか？
医師 検査をしたい理由は何ですか？
患者 検査をして自分の病気の状態は知っていたいです．
医師 今までの主治医からの診療情報提供書で状況がわかりますから，特に検査をし

なくても診療には問題ありません．検査をして病気の状態を知ることも必要ですが，症状を中心にみていくほうがずっと良いです．病状変化があって検査が必要な時には検査をします．

患者 今までは定期的に行っていたので．

医師 抗がん剤治療中は副作用のチェックや効果をみるのに必要ですが，今は定期的には必要はないです．

患者 希望した時は，してもらえますか？

医師 希望される時にはいつでもしますよ．

　通常の血液検査・尿検査などの検体検査は，自宅で問題なくできる．最近は心電図・超音波・X線検査装置も小型化され，在宅でできる検査が増えてきた．
　基本的な病態は前医からの情報でほとんど把握できるので，患者の病状を知るためには，問診・視診・触診・聴打診などの基本的な身体診察で十分であること，症状中心の医療が良いことを伝える．

患者 レントゲン検査も自宅でできるのですか？

医師 何か気になっていることはありますか？

患者 胸水があると言われているので，時々検査をしていました．

医師 レントゲン検査もできますが，胸水は聴診と打診で状況がわかります．胸水を抜く場合には，超音波検査で穿刺部位を確認します．

　基本的な診察から得られない情報が必要な時に，その情報によって症状を緩和する治療が考えられる時には検査を行う．がん治療中でなければ，検査の結果に一喜一憂することになるので，定期的な検査によるマイナス面が大きい．患者が気にしている検査については具体的な例で説明するとよい．

患者 貧血があるので，血液検査は定期的に必要ですか？

医師 数値よりも，めまいやふらつきなどの貧血症状をみていきます．

患者 症状がある時に輸血をするのですか？

医師 輸血をすることで貧血症状の緩和が期待できる時には，輸血を考えます．

Q10 輸血が必要な時には，入院になるのでしょうか？

　予定した輸血は自宅でも可能であるが，緊急輸血が必要な場合には入院になる．夜間・休日の検査体制がなければ交差試験ができないなど対応できない事態も想定されるので，地域の状況を説明する．

Q11 家でも，腹水を抜いてもらえますか？

胸腹水に対して胸腔・腹腔穿刺を行い排液することは自宅でできるが，"できる"ことと，できるから"する"ということは別であり，症状緩和ができれば抜かないほうがよいことを伝える．

- **患者** 腹水を定期的に抜いていますが，家でも抜いてもらえますか？
- **医師** 家でも抜くことはできます．
- **患者** 病院では2週間おきに抜いていました．
- **医師** 抜いたあとは楽になりますか？
- **患者** なりますが，2〜3日で戻ってしまいます．
- **医師** 2〜3日で戻ってしまうのに，また2週間後に抜いているのですか？
- **患者** 腹水が溜まると食事が摂れなくなるので．
- **医師** 食事が摂れるのは嬉しいことですが，栄養という点では腹水の排液による喪失のほうが多いかも知れません．
- **患者** 腹水は，ただの水ではないので，抜かないほうがよいと聞きました．
- **医師** 抜いた後は，圧が下がるので腹膜からしみ出しやすくなります．
- **患者** だから，すぐに溜まるのですね．抜くたびに消耗する感じがします．
- **医師** お腹の張る感じを薬で和らげて，腹水を抜かずにすめば，そのほうがよいです．
- **患者** 抜かないと，どうなりますか？
- **医師** 腹水は増えるばかりではなく，食べる量や水分摂取の量が減ると身体の中に戻ることもあります．
- **患者** 抜かないと，どんどん溜まって破裂しちゃうかと心配でした．

在宅緩和ケアの開始時に，腹水の治療の考え方を伝えることと，実際に腹水を抜かなくても患者が苦しむことがないように，緩和ケアをしっかりと行うことが必要である．在宅緩和ケアを開始してから，患者に「苦しいから腹水を抜いて欲しい」と言われた時は腹水の排液をする．しかし「腹水を抜いて欲しい」と患者から言われるのは，症状緩和ができていない結果であり，それまでのケアの不足である．患者が「苦しいから腹水を抜いて欲しい」と言っている時に，薬などの他の方法で対応しようとしても，なかなか難しい．とくに腹水を抜いて楽になった経験のある患者が腹水の排液を希望した時には行う．

Q12 がん以外の病気になった時は，どうするのでしょうか？

がん以外の病気にかかることはあるので，その治療は当然行うことをしっかり伝える．誤嚥性肺炎，感染性腸炎などの発症時には，入院治療と同じ治療を自宅で受けられることを伝える．

患者 肺炎を起こした時は，入院しなければいけませんか？
医師 入院して行う抗生剤の点滴などの肺炎の治療は自宅でできますので，入院を希望されなければ自宅で治療します．
患者 脳梗塞とかの場合には．
医師 脳梗塞の診断には CT や MRI 検査が必要です．脳梗塞を疑う症状が発症した時の患者さんの状態で，入院治療が必要かどうか治療の適応を判断します．
患者 治療を受けることが良いかどうかも相談できるのは安心です．

　在宅では検査・治療が困難と判断した時は，患者の状態が許せば病院に依頼する．この際，再び退院し自宅での生活に戻れる可能性がどの位あるかを考え慎重に判断する．患者の在宅療養の希望が頓挫しないように，泌尿器科や皮膚科などの往診可能な専門科医と連携することは入院を希望しない患者にとって有益である．
　在宅緩和ケア医は患者の希望を叶えるために，必要な検査や治療を可能な限り在宅で行えるように努力する．

> **POINT**
> ＊"在宅緩和ケア"をどのように理解しているのかを知る
> ①病院からどのような説明を受けているのかを知る
> ②患者が考えていることを話してもらうことから始める
> ＊本来の"治療"の意味を伝える
> ①患者にとって，今一番良いと思われる治療の選択を支援する
> ②無意味な延命措置はしないが，必要な治療はすることを伝える

❓ 在宅緩和ケアを始めるのは，何時（いつ）からがよいですか？

　最後まで自宅で心穏やかに暮らすためには，早い段階から日常の問題を解決していかなければ対応が間に合わない．

Q13 通院はできるので，訪問ではなく外来で診てもらえますか？

　外来診療が可能であれば，訪問診療・看護という形をとらずに外来診療から関わる．その場合でも早期に訪問診療に切り替える．通院が完全にできなくなってからでは，身体機能低下に伴う生活の支援が間に合わない．

患者 まだ通えますので，通えなくなったら訪問診療をお願いします．
医師 通えなくなった時に，自宅での生活を続けるためには，一緒に生活しているご家族との相談が必要です．
患者 大丈夫です．在宅療養の理解はあります．

医師 在宅療養は，医療者が常にそばにいない状況で，ご家族が看られるための準備が必要です．
患者 それはそうですね．初めてのことですから．
医師 外来に通えなくなってからでは，ご家族は何をどうしたらよいかわからないので，とても大変になってしまいます．
患者 実は，わからないことだらけで，心配だと言っています．
医師 ご家族が心配されるのは当然です．その都度，心配な事を相談ができる方が，安心して在宅療養を続けられます．

　在宅療養を継続できるかどうかの鍵は，急速な変化への対応である．通院が困難になった時点からの急速な変化を患者に伝えることは難しいが，家族が対応するための準備が必要なことを伝える．可能な限り早い時期から訪問診療を開始する．

❓ 介護保険の申請はしたほうがよいですか？

　在宅緩和ケアに移行する際に，介護保険の申請を勧められることが一般的になっているが，介護保険の申請が必須なわけではない．患者が介護サービスの利用を必要としているかどうかで判断する．

Q14　申請は，早いほうが良いのでしょうか？

　日常生活が自立している段階で介護保険の申請をする必要はない．介護が必要になることが前提の話は，患者にとって辛いものである．介護を受けることは考えたくない患者には無理に申請を勧めず，実際に何かサービスを利用する時点での申請で問題ないことを伝える．

患者 介護保険の申請をするようにと言われました．いずれは介護が必要にはなるのだろうけど，まだねえ…実感がなくて．
医師 利用したいと思うサービスがなければ，慌てなくても大丈夫です．
患者 必要になったらで，大丈夫ですか？
医師 介護保険は申請と同時にサービスが利用できるので，大丈夫です．

　短期間に心身の状況が変化するため，サービスの利用が必要な時点で申請するほうが身体状況にあった要介護認定が受けられる．早めに申請して認定を受けると，実際にサービスの利用が必要になった時には患者の状況が変わっているため，改めて変更申請が必要になる場合もある．

Q15 認定結果が出ていませんが，ベッドは借りられますか？

多くの市町村ではがん患者の要介護認定を迅速に行うようになっているので，申請の際に介護保険担当窓口で"末期がん"であると伝えれば，訪問調査はすぐに実施される．

厚生労働省からは「末期がん等の方で介護サービスの利用について急を要する場合，認定調査は申請を受けた同日に実施するように」と末期がん患者の申請を優先するように都道府県に通達されている．また「ケアマネジャーが暫定ケアプランを作成し，介護サービスの提供を」と，認定結果を待たずに介護サービスを利用できるように指導している．

患者 要介護2以上でなければ，ベッドは借りられないと言われています．
医師 要支援でも，ベッドが必要であることが意見書に記載されていれば借りられます．申請して訪問調査が済んでいれば大丈夫です．
患者 認定結果が出る前でも，ベッドが借りられるということですか？
医師 そうです．申請が今月であれば，今月から借りられます．

介護保険制度では「申請と同時にサービスの利用が可能」とされている．要介護認定を受けると，申請日までさかのぼり認定結果が出るまでに利用した介護サービスも給付対象になる．この場合，申請と同時に居宅サービス計画作成依頼届出書の提出と暫定プランの作成が必要になる．要するに緩和ケアチームが制度に関する知識をもち，フレキシブルに対応すれば，末期がんであってもタイムリーに必要なサービスを受けられる．

Q16 認定結果が出る前に死亡してしまったら，どうなりますか？

死亡した後でも，訪問調査を受けていれば要介護認定は受けられる．訪問調査が間に合わずに死亡した場合には，利用したサービスは自費となってしまう．医師の意見書は申請時点での記載ができるので，死亡後になってしまっても，必ず記載して保険者に提出する．

Q17 住所変更をしていない場合でも，介護保険は利用できますか？

住民票のある市町村に申請手続きをするが，住んでいる地域で介護サービスを受けることができる．市町村によって，サービス内容が異なるものもあるため住民票の移転をしていない場合などは注意が必要であり，不明な点は保険者である市町村の地域包括支援センターに問い合わせるとよい．

家族の抱えている不安を一緒に解決する

❓ 急変した時は，どうすればいいですか？

"急変"という言葉からは深刻さが伝わるが，その意味合いを深く考えずに使っていることが多い．死に至る過程は，がんとの壮絶な戦いのイメージが強く不安に拍車をかけていることもある．そのため，家族にとって"急変"がどのような意味をもっているのかを確認しながら，聞かれたことに一つずつ応えていくようにする．家族が考えていないことを先回りして伝えることは，不安材料を増やすことになるので注意が必要である．

Q18 "急変"した時は，入院できる病院を紹介してもらえますか？

入院が必要になるのは，どのような状況の時だと考えているのかを聞き，家族にとっての"急変"について知る．

> **家　族**　家に居られる間は，家で看たいと思います．
> **医　師**　家に居られなくなる状況は，どんな時だと考えていますか？
> **家　族**　"急変"した時です．入院する病院は紹介してもらえますか？
> **医　師**　入院を希望される場合には，入院できるように手続きをしますが，急変した時というのは，具体的にどのような時ですか？
> **家　族**　今はトイレにも歩いていますが，それができなくなった時とか・・・

病状は時間の経過とともに悪いほうに変化していくことは，残念ながら確実であるが，病状が進行し自立生活が困難になった状態は，"急変"ではない．しかし介護が必要になった時に入院を考えている家族にとっては，急に在宅療養の継続ができなくなるという意味で，そのタイミングが"急変"ということになる．今後の経過をイメージできるように具体的な対応について説明する．

> **家　族**　治療がないと入院はできないと言われました．
> **医　師**　がんを治す治療だけが治療ではありません．入院治療が必要な時は，連携している病院があります．

入院することができないと心配している家族は，必要な時に入院できる病院があることがわかると安心する．その上で，在宅療養を継続できないと考えている理由を具体的に聞く．

家　族	具合が悪くなった時には，どうしようと心配でした．
医　師	自宅でも，必要な医療を受けることはできます．
家　族	老老介護ですので……
医　師	大変なことは，看護師や介護士がお手伝いします．
家　族	入院しなくても，家で看られるでしょうか？
医　師	ご家族に，家で看てあげたいという気持ちがあれば大丈夫です．
家　族	できることなら，入院はさせたくないです．

　在宅療養の継続が無理だと思っている理由が解決できれば，家族は入院を希望しない．介護の問題で入院を考えている場合には，自宅で医療が受けられることを説明しても不安は解決されないが，家族の力量に合わせた支援ができることを伝えれば，入院を考えていた家族の気持ちは，在宅療養を継続する方向に変化する（p 59「緩和リハビリテーション」参照）．

Q19　肝臓が破裂すると言われましたが，どうなるのでしょうか？

　医療者は"破裂"という表現を使うが，"破裂"は爆発するイメージが強く，家族には恐怖だけが伝わってしまう．肝内腫瘤が原因で腹腔内へ出血することであるが，その頻度は比較的低いこと，腹痛などの症状に対する治療はあることを伝える．

家　族	やはり"急変"が一番，怖いです．
医　師	なにか具体的に"急変"について，話を聞いていることはありますか？
家　族	肝臓が破裂すると言われました．
医　師	肝臓からの出血が起こることはあります．
家　族	救急車で病院に行っても，出血をとめる治療はないと言われました．
医　師	確かに大出血をした場合には，そうです．
家　族	ネットで調べても，命が危険とか，怖いことしか書いてなくて．
医　師	大出血を起こす頻度は，とても少ないです．
家　族	痛み苦しむのでしょうか？
医　師	痛みを伴わないこともあります．痛みが起こっても痛みをとる方法はあります．

　実際に肝臓破裂の症例は，腹腔内の出血で強い痛みが起こるとは限らず，破裂の有無を確認できないことも多く，家族は気づかないことも多い．

Q20　"急変"した時は，すぐ医師か看護師が来てくれますか？

　緩和ケアチームの診療体制を説明し，必要な時は昼夜を問わずに訪問することを伝える．

|家　族| 入院したくないと言うので，家で看てあげたいとは思います．
|医　師| 家族で対応できるようにお手伝いします．
|家　族| "急変"した時は，すぐに来てくれますか？
|医　師| 必要な時は，いつでも訪問します．
|家　族| 夜中に具合が悪くなった時でも，来てもらえますか？
|医　師| 昼夜を問わず訪問します．
|家　族| 夜だと申し訳ないという気持ちもあるので…
|医　師| 朝まで我慢せずに，夜でも心配な時には，いつでも電話してください．

　家族は緩和ケアチームに対して「申し訳ない…」と表現するが，夜間に本当に来てくれるのだろうかと半信半疑でいる．実際に訪問診療が始まらなければ実感がもてないのは当然であり，診療をしながら家族との認識の距離を縮めていくようにする．"急変"と思った時でも，在宅緩和ケアチームに電話をして相談ができれば，家族で対応できることが多い．家族が対応できることが一番早い問題解決の方法である．そのためには，患者・家族と常に状況を共有し，予測できることについては対処法を事前に伝えておくことが大切である．

Q21 呼吸が止まっていることに気づいた時には，どうしたらよいですか？

　医師が確認して，死亡診断書の記載をすることを説明する．呼吸停止に気づいた時に連絡がとれるように，かかわる家族全員に連絡方法がシェアされているかを事前に確認しておく．

|家　族| 呼吸が止まっていることに気づいた時には，どうしたらよいですか？
|医　師| 訪問診療をしている患者さんには緊急時の連絡先をお伝えしていますので，電話は24時間つながります．
|家　族| すぐに電話をしたほうが，よいですか？
|医　師| 呼吸が止まってからも，耳が聞こえていることもあります．ゆっくりと傍にいて，落ち着いてからの連絡でよいです．
|家　族| 電話をしてからは，そのまま待っていれば，よいですか？
|医　師| そうです．訪問して死亡を確認して，診断書を記載しますので，待っていてください．

　在宅で最期を迎えることが認知されてきているが，自宅で亡くなったら警察の取り調べを受けるのではないかという質問を受けることは，まだある．

| 家　族 | 家で亡くなると"警察が来る"と聞いたことがありますが．
| 医　師 | 主治医が決まっていれば警察は来ません．訪問医が診断書を記載するので，問題はありません．
| 家　族 | 訪問診療を頼まないと退院はできない，と言われました．
| 医　師 | 救急車が自宅に到着した時に心肺停止の状態にあると，救急車で病院に搬送ができません．そういう時に困るからではないでしょうか．
| 家　族 | 救急車が間に合わないと警察が来ると言われた意味がわかりました．

　呼吸停止に気づいた時に，落ち着いた対応ができるように，家族の誤解や疑問点は解決しておく．

Q22 急に苦しくなることは，ありますか？

　それまでになかった症状が，がんの進行によって急に出現することはない．しかし，患者は症状があっても，家族には言わないこともあるので，家族とっては"急に"と感じることもある．

| 家　族 | 急に苦しくなることは，ありますか？
| 医　師 | がんのために辛い症状が突然に起こることは，あまりありません．何か気になっていることはありますか？
| 家　族 | 時々，ハアハアという呼吸をしています．
| 医　師 | 動いた後の息切れは，あるかも知れません．
| 家　族 | 我慢強い人なので「苦しい」と言いません．
| 医　師 | 安静にしている時は，どうですか？
| 家　族 | 大丈夫です．歩いたりした後に，ハアハアして苦しそうにしています．
| 医　師 | 動き方の工夫や薬の調整で，苦しくならないようにしましょう．
| 家　族 | 私には何も言わないので…言われても何もできないし．
| 医　師 | 家族の相談も大事な診療です．みていて心配な事は医師や看護師に話してください．

　患者が感じている苦しさと，みている家族が"苦しそう"と感じるのは別のことである．患者と家族のコミュニケーションが上手くとれていない場合に，家族は状況が理解できない不安から"急変"を恐れていることがある．
　いわゆる"急変"を予防するためには，ケアスタッフが次に起こる変化を予測する力をもつこと，いつもみている家族が患者の病状を理解しケアチームの一員として対応できるように，家族ができる方法で対応策の準備をしておくことが必要である．そのためにも普段から家族が気になっていることや困っていることを在宅緩和ケアチームに相談できる関係を作っておく．

在宅緩和ケアにおいて，定期的に訪問する一番の目的は，いわゆる"急変"が起こらないようにすることである．

> **POINT**
>
> *家族が考えている"急変の意味"を知る
> 急変とは病状の急激な変化で，治療を必要とするという意味合いである．がんの進行による変化のほとんどは治療の対象ではないので，急変という言葉は使わない．不安の対象を具体化することで，対策は立てられ解決の方向に向かう．
> ①"急変"を家族がどのような時のことと考えているのかを確認する
> ②『急変というのは，何か具体的に聞いていることはありますか？』と聞いてみる
> *"急変"への対応
> "急変"は現象の変化であるが，受け止める側の感覚的なものが含まれる．
> ①実際に病状が変化している場合と，変化していない場合があるので区別する
> ②がんの進行に伴って起こる予測可能な変化は"急変"とはいわない
> ③"急変"と思った時に重要なことは，患者・家族が慌てないこと
> ④家族ができる具体的な対応を伝える
> *"急変"の予防；家族がパニックにならないために
> ①ケアスタッフが予測する力をつける
> ②患者の状況が変化した時の対応を患者・家族に具体的に伝えておく
> ③家族の責任ではなく病気の経過であることを伝えておく

❓ 痛みが強くなったら，家で看るのは無理ですか？

がんの痛みは患者・家族にとっては最大の問題であり，痛みの緩和が在宅でも可能であることがわかれば，在宅緩和ケアを希望する患者・家族は多い．痛みの緩和は必ずできること，患者の痛みの強さと周りの人との関わりは密接な関係があることを伝えて理解してもらう．

Q23 これから痛くなりますか？

現在の痛みではなく，今後起こりうる痛みを心配している場合には，痛みを恐れている理由となっている家族の体験や考え方をよく聞く．

- 【家族】まだ痛みはありませんが，食欲がなくて痩せました．
- 【医師】これから痛くなると思っていますか？
- 【家族】母も膵臓がんで，20年前ですが・・・かなり痛がっていました．
- 【医師】がんの進み方によっても違いますが，必ず痛みはとれます．
- 【家族】これから痛くなりますか？

医師 今，痛みがない状態で，これから，がんの進行による痛みが起こることはありません．

今後，がんの進行による強い痛みはないことをはっきり伝える．ただ，痩せてくることで，じっと寝ている時，急に動いた時の痛みとか便秘による痛みは起こることもあるが，対策を講じれば予防できることを同時に伝える．

家族 母も食べられなくなって入院する頃に，痛みが強くなりました．
医師 膵臓がんでは，腸の動きに伴う痛みが起こることがあります．
家族 腸が動いた時の痛みは，わかります．がんが大きくなると，痛みが強くなりますか？
医師 がんが大きくなるのと痛みが強くなるのはあまり関係がありません．病気が進むと痛みの強さは同じでも，辛さが増すことはあります．
家族 それは，そうですね．だんだんと動けなくなってきているので…
医師 がんの痛みよりも，動けなくなる辛さのほうが大変です．

今後起こりうる症状は"痛み"よりも"動けなくなる"ことである．このことを患者も家族もケアチームも認識し，ADLの維持と痛みの予防を目的とした緩和リハビリテーションを勧めたい．

Q24 食事の時間になると「痛い」と言うのは，どうしてでしょうか？

「痛い」という訴えには，色々なメッセージが含まれている．患者が医師に「痛い」という場合は，薬などの治療の相談や痛みの原因を知りたいことが目的である．家族に「痛い」と言う時は，辛さをわかって欲しいという思いが込められている．

家族 食事の時間になると「痛い」と言うのは，どうしてでしょう？
医師 食事の時間が決まっているのですか？
家族 いえ，今日は何を食べる？　と聞くと，「痛い」って言うので…
医師 三食の食事を摂ることが大変になっているかも知れません．
家族 そう言っています．「食べる？って聞くな！」と怒ることもあります．
医師 「食べられるものなら食べたい」と一番思っているのはご本人なので，食事を勧められると辛くなります．食事の時間になると「痛い」というのは，"痛くて食べられない"という意味で"食べられない"と言っていると理解しましょう．

患者は"食べられない"ことを家族に伝えている．実際に患者に話を聞くと，「食べ

て，と言われるのが何より辛い」「せっかく作ってくれたのに，食べたくないとは言えない」「食べなければいけないと思うと，痛くなる」などの話をよく聞く．しかし，家族にはなかなか理解できないことが多い．

Q25 痛いと言いながら，痛み止めの薬を飲まない時は，どうすればよいですか？

痛みを感じているのは患者であり，薬の効果も患者は知っているはずである．服用すれば痛みが緩和する薬であれば，それを知りつつ服用しない患者の考え方を尊重する．

家　族 痛い痛いって言うけど薬を飲まないので困っています．
医　師 薬を飲まないと，何が困りますか？
家　族 痛いと言われると，聞いている私が辛くなります．薬を飲まない時は，どうすればよいですか？
医　師 痛み止めの薬を飲む時も，ありますか？
家　族 薬を飲むように言っても飲まないけど，自分では飲んでいます．
医　師 痛みの程度は，痛い本人にしかわかりません．薬をいつ飲むかは，痛みがある人が決めるのがよいです．飲まない時には"薬を飲むほどの痛みではない"と思うことにしてはどうでしょうか？
家　族 そうですね，そう思えば気が楽になります．

　痛みの強さは患者本人にしかわからない．家族から勧められて服用していると，自分で痛みの評価ができなくなってしまい，疼痛コントロールが難しくなるので家族に十分な指導が必要である．

Q26 痛みは，気のせいもありますか？

心因性の痛みはあるが，気のせいということではなく，何か他に気になることがあるとか，何かに集中していると痛みを忘れることはある．

家　族 痛くない時もあるようですが？
医　師 あると思います．
家　族 サボテンを眺めたりテレビを見ている時は痛みがないようです．
医　師 そういうことは，あります．
家　族 気のせいもありますか？
医　師 単なる気のせいということではありません．痛みは感じるものなので，なかなか他の人の痛みはわからないものです．「痛い」と言った時には，「痛いんだ」と思いましょう．そばにいる家族がわかってくれていると思えると，「痛い」と言葉にする必要もなくなるようです．

「気のせい」とは明確な根拠がなく自分だけが感じることであり，他者に向けて使うのは適切ではない．家族が「痛みは，気のせい」として，患者の痛みを理解しようとしなければ，患者の「痛い」という訴えは強くなり，"耐えがたい痛み"といわれる事態になる．決して気のせいではなく，医学的にも納得できることであることを伝える．

- 医師　痛みは脳で感じるので「痛い」という時は，痛みを感じています．
- 家族　好きなことをしていると「痛い」とは言わないのは，どうしてですか？
- 医師　同時に複数の人の話を聞き取れないように，脳が一つのことで忙しいと痛みを感じません．いくつもの辛い症状で苦しむことがないのも人間の脳のしくみの素晴らしいところです．

テレビを見ていても，考え事をしていると映像は見えていない．読書に集中していると，隣に座った人に気づかないこともある．聞く・見る・感じることは，全て脳で操作されている．

Q27　「痛い」と言われた時に，家族にもできることはありますか？

家族は患者と率直に話ができないこともある．患者と話ができれば，患者が何をして欲しいかがわかり，できることがたくさんあるはずである．

- 家族　「痛い」と言われた時に，家族にもできることはありますか？
- 医師　「痛い」と言う時は，その相手に何か用事があるものです．
- 家族　背中をさすって欲しいと言われます．
- 医師　そういう時は？
- 家族　背中をさすっていると，「気持ちがいい」と言います．
- 医師　痛み止めの薬よりも，ずっと効果があるでしょう．家族にだからできることがたくさんあります．

まずは「痛い」と言われた時に，傍に居て患者の話を聞くことを勧める．例えば，「背中をさすって欲しい」「痛いから横になりたい…手伝って」「痛いから，頑張れない」などの患者の話を聞けると，家族はどうすれば良いのかがわかってくる．痛みは，言いたいことが言える家族が傍にいることで，かなり緩和される．どうしたら良いかがわからない時は，患者に「どうする？」と聞いてみることである．

余命を本人にも伝えたほうが，よいでしょうか？

医師から自分だけに余命が告げられた家族は，重大な事態に衝撃を受けると同時に，

患者と病気の話ができない辛さを抱えることになる．どのような状況で，治療医から説明を受けたのかを具体的に聞き，戸惑いや"気がかり"を受け止める．

Q28 余命3か月と言われました．本人に話したほうがよいでしょうか？

治療医は具体的な数字を示すことがあるが，残された時間が短いことを家族に伝えるためである．外来化学療法中の患者は，治療の効果などを医師から伝えられているので，家族よりも状況は理解している．

- 家族　突然，余命3か月と言われて，びっくりしています．
- 医師　これまでの治療の経過は聞いていますか？
- 家族　本人に聞いても「いつもと同じ」としか言わないので，よくなっていると思っていました．
- 医師　治療を始める時には，どのように聞いていましたか？
- 家族　手術はできないので，抗がん剤の治療をしましょうと言われました．
- 医師　手術ができない理由については，聞いていますか？
- 家族　取れない場所にあるからと．
- 医師　抗がん剤の治療については，どのように聞きましたか？
- 家族　治す治療ではなくて，進行を抑えて延命するため，と聞きました．
- 医師　治す治療ではなくて，進行を抑えて延命するため．ということは…今まで治療をよく頑張られたと思います．

突然に短い余命を告げられた家族は，治療医に騙されたかのような怒りを露わにすることもある．しかし，少しずつ時間を遡って話を聞くと，抗がん剤治療で治ることはないという治療開始時の説明を思い出す．

- 家族　治らなくても進行を抑えていれば同じ状態でいられるのかと．進行を抑えきれなくなったということですか？
- 医師　残念ですが，そうです．これまで頑張ってこられたと思います．
- 家族　頑張ってきたと思います．

家族が冷静さを取り戻すのを待って，がんを治す方向の治療は考えないほうが良いことを伝え，今後のことが考えられるように，これまで頑張ってきたことを肯定する．

- 家族　本人に余命3か月と話したほうがよいでしょうか？
- 医師　ご本人とは何か話をされましたか？
- 家族　気持ちが落ち込んでいないことはないと思いますけど，なにか抗がん剤が終

わって，ほっとしたような感じでいます．
- 医師：ほっとしているのかも知れません．余命 3 か月については，あえて話さなくてよいでしょう．3 か月という期間を区切られるのは辛いことです．もっと長いかも知れないし，短いこともあるかも知れません．

余命 3 か月などの具体的な数字での話は確信がないだけではなく，人の命を時間で区切る権限は誰にもない．患者が聞かなければ，家族から余命を伝える必要はない．

Q29 本人に「あとどれくらいと言われているか」と聞かれたらどうしたらよいですか？

家族は，自分だけが知っている秘密を背負い，聞かれたらどうしようという不安を抱えている．隠していると思わなくて良いこと，患者から聞かれた時には事実に基づいてきちんと応えることを伝える．

- 家族：聞かれたらどうしようと，いつもハラハラしています．
- 医師：隠していると思わなくて良いです．
- 家族：「先生から何か言われていないか？」と聞かれることがあります．
- 医師：何かというのは？
- 家族：怖くて，私からは聞けません．
- 医師：もし聞かれたら，「どうして？」と，聞いてみてはどうでしょうか．何か考えていることがあるのかも知れません．
- 家族：それなら言えそうです．

患者が何を考えているのかを家族が知る意味は大きい．患者が具体的な余命を知りたい理由を聞くと，「孫の入学式まで生きられるだろうか」「墓参りに行ってこようと思う」「生前贈与は早いほうがよいか」などの話をされる．考えていることや，やっておきたいことを患者と家族とで話せるようになると本来の生活が戻ってくる．

Q30 本人に，余命の話をしていただけますか？

家族は自分からは言えないが，患者には残された時間が短いことを伝えたいと相談されることがある．死別後に困らないように準備をしたいと考えている家族もいる．

- 家族：楽観的で，何も先のことを考えてくれない……
- 医師：先のことというのは？
- 家族：遺書を書くとか，カードの暗証番号も（私は）知らないのです．

[医師] それはご家族との相談です．お互いに言っておきたいことや聞いておきたいことなど色々な話ができると良いですね．

家族の意向で患者に余命の話をするのは，患者の思いとはズレてしまうため避けなければいけない．患者に聞かれたことに応えていれば，知りたいことは必ず聞いてくるので，その時に話すほうがよい．

> **POINT**
> *家族の不安として捉え，話をよく聞き，家族の戸惑いや気がかりを受け止める
> *患者本人に具体的な期間で余命を伝える必要はない

❓ 病院にいるほうが，安心ではないでしょうか？

病院は治療の場であり生活の場ではない．治療が目的ではなく病院に入院している患者が，どのように過ごすのかを考える（イメージする）ことができれば，入院による家族の安心感は現実逃避でしかないことに気づくはずである．

Q31 仕事があるので，昼間は1人になるのが心配です

家族が不在の時に何か起こった場合を想定しているのであれば，その具体的な相談をする．家族の生活も，できれば変更せずに，仕事が続けられる方向で考える．

[家　族] 家事も自分でしていました．今は，やっと歩いている状況です．
[医　師] 何か困る症状はありますか？
[家　族] 転んで骨折するのが心配です．病院のほうが安心でしょうか．
[医　師] 病院は転倒しない対策をとっています．1人では歩かないように言われるでしょう．
[家　族] トイレには車椅子ですか？
[医　師] そうかも知れませんが自分の力で立ち上がれなかったり，座っているのも大変だと車椅子でトイレには行けないかもしれません．
[家　族] 今も立ち上がるのがやっとで，トイレに行く以外は寝ています．
[医　師] 家だから，1人でトイレに行けていると思います．

病院には医師や看護師が常にいるが，患者の傍に常にいるわけではない．患者は看護師が来るまで待てないなどの理由で1人で歩いてしまうこともある．入院患者全員にセンサーマットを使う病院も増えているが，それを回避しようとして転倒することもある．

医　師	入院を希望されているのですか？
家　族	母は，家で1人でも大丈夫と言っています．
医　師	病院は，自由には歩けないと理解しておくこと，自宅では転ばないように自分で注意することが必要です．いずれにしても環境や身体の状況に合わせた生活をすることは大切です．
家　族	仕事を休んで，傍にいなくても大丈夫でしょうか？
医　師	電話ができれば，大丈夫です．

　家族の安心のために，患者に入院を勧めることはできない．患者にとって安心できるのは，自分のペースで自由に生活できる自宅なのか，医療環境の整っている管理された生活なのか，選択するのは患者である．

Q32　最期は緩和ケア病棟がよいでしょうか？

　最期とは，どれ位の時期のことなのか，穏やかな生活はどのようなイメージなのか，家族の様々な思いを聞いて，患者本人の意向で現実的な選択ができるように支援する．

家　族	やはり最期は緩和ケア病棟が，よいでしょうか？
医　師	"最期"というのは，どのような状況を考えていますか？
家　族	自分でトイレに行けなくなるとか，介護が必要になった時です．
医　師	緩和ケア病棟の入院は，どのようなケアを望まれていますか？
家　族	庭を散歩したり，演奏会に参加したりして過ごせればと思います．
医　師	「自分でトイレに行けなくなるとか，介護が必要になった時」は，現実に迫る死を実感しながら自身の状況を理解しなければならないので，その時期に新たな環境での生活を始めるのは大変なことです．よく相談しておきましょう．
家　族	父は，できるだけ家にいたいと言っているので，よく相談します．

　今，通院している病院に入院経験があり，患者は"二度と入院したくない"という強い意志がある場合に，家族は他の病院であれば入院してくれるのではないか，緩和ケア病棟であればよいケアが受けられるのではないかと期待するものである．同時に，必要な時にすぐに入院できないことの不安もある．なかなか思い通りの条件が揃うのは難しいが，現実を認識しなければ，よい選択には繋がらない．思いだけでは患者との相談もできないので，家族が現状を捉えられるように一緒に情報を整理していく．
　介護が必要になった時の患者は現実に迫る死を実感しながら自身の状況を理解しなければならない．その時期に新たな環境での生活に心の拠り所を求めるのはかなり難しいだろう．

POINT

＊家族が患者に入院して欲しいと思う理由を知る
①最期まで家にいるイメージは，もてないものである
②何か困ったことが起これば，入院して欲しいと思うのは当然である
＊看ている家族の辛さ（在宅緩和ケアの継続を困難にする最大の理由ともいえる）に共感する
①やせ衰え，変わり果てていくその姿をみている家族の辛さを理解する
②家族にできることをみつける
＊患者にとっての入院の意味を伝える
①安易な入院は患者にとって辛さが増すことになる
②患者の希望ではない入院は，家族の後悔に繋がることがあるので慎重に考える

? どのくらいの費用がかかりますか？

Q33 どのくらいのお金が必要でしょうか

　医師と看護師が定期的に家に訪問し24時間の対応という話を聞くと，一番の気がかりは費用である．往診を何回も頼んだのでは支払いきれないと思うのも無理はないので，医療費は自己負担する金額の限度額が法律で定められていることや実際に支払う金額がわかるように，高額療養費制度について説明をする．

POINT

＊保険診療による算定であることを伝える
在宅緩和ケアへの移行の際に，どのような説明を受けているかによって，患者・家族の費用に関する疑問は様々である．
＊公費負担医療費助成制度について説明する
生活保護・心身障害・被爆者健康手帳等を受けている場合には，診療に関わる医療機関としての指定を受けていれば患者は医療費の助成が受けられる．

? 旅行は，できますか？

　患者の病状如何にかかわらず，旅行は可能である．人生最後のイベントであれば，病状よりも患者・家族の判断を優先する．事前の準備，打ち合わせを十分にして（実行までの時間はかけない），旅先で問題が起こっても後悔しないようにする．

Q34 どうしても，一緒に連れて行きたい所がありますが，大丈夫でしょうか？

患者の意志で出かけた旅行は楽しい時間になり，帰宅後も患者の満足感が続き，家族にとっても良い時間となる．しかし家族の思い出作りのための家族主導のプランは避けなければならない．患者は気が進まないけれども，家族に押し切られる場合や家族に気遣って出かける場合は，疲れだけが残ってしまう．

Q35 旅先で具合が悪くなった時には，どうしたらよいですか？

どこにいても常に連絡がとれるようにし，電話での相談で患者と家族が対応できる準備をしておく．旅行先で受診が必要になった時の医療機関宛ての診療情報提供書と画像資料を用意する．この時に医療機関の医師に，必要があれば電話連絡をして欲しいということを書き加えることも重要である．

Q36 酸素吸入は，ボンベを沢山借りていくのでしょうか？

在宅酸素療法中の患者であれば，滞在先に酸素濃縮器の設置と必要な本数の携帯用酸素ボンベの手配をする．車椅子や杖などの福祉用具を使っている場合には施設環境や設備状況を確認する．

Q37 持続注射をしていても，飛行機に乗れますか？

医師の処方によるものであれば，麻薬も含めて液体を機内に持ち込むことは可能である．医師の診断書があれば機内に持ち込める医療機器は，人工呼吸器・吸引機・吸入器（ネブライザー）・シリンジポンプ（点滴）・パルスオキシメーター・輸液ポンプ・除細動器・搬送用保育器・心電図モニター・睡眠時無呼吸症用ポンプ（CPAP）であり，その他の医療機器は航空会社への問い合わせが必要である．

POINT

＊患者の生活を重視した訪問の予定を立てる
①体調が許す範囲で希望する生活スタイルが継続できることが望ましい
②外出については旅行を含めて，それが患者の希望であれば最大限支援する
③家族の生活のペースはできるだけ変えないということを原則にする

＊旅行に出かける際には，事前の準備を一緒に行う
①旅先で急激な病状変化があっても，後悔をしないように事前に十分な準備をする
②通常より2倍の時間的余裕をもった無理のないスケジュールで計画する
③24時間の連絡体制は，旅行中も同じであるようにする

喪失のプロセスにおける支援

❓ がんは進行しているのでしょうか？

　患者・家族はがんの進行を恐れ，症状の変化に一喜一憂している．痛みなどの症状があると，がんが進行したからではないかと不安を強くするのは，がんの進行と症状の増悪を結びつけて考えているからである．正しい病状の認識を共有するとともに，患者が自身の思いを語ることで，自ら喪失のプロセスを乗り越えられるように支援していく．

Q38 がんが進行すると，どうなっていくのでしょうか

　このような質問は患者が正しい病状認識をもつ機会となるので丁寧に対応する．その時の患者の身体状況にもよるが，症状がない場合には，新たに辛い症状が出現することはないことを伝える．患者には，入院中の同室患者の話や親類が痛み苦しみ亡くなった話など，これまでの見聞きした経験がある．「患者はどうなることを心配しているのか」を意識して話を聞く．

> **患者** がんが進行すると，どうなっていくのでしょうか？
> **医師** 具体的に何か心配されていることはありますか？
> **患者** 腹水が溜まるとか，肝臓に転移しているので黄疸が出るとか……

　患者の漠然とした不安の内容が具体的にわかると，患者が知りたいことの説明ができる．病状は，検査・診察所見などの事実に基づいて説明するが，医療的根拠をもって確実なことはしっかりと，不確実なことは幅を持って伝える．

Q39 よくなっていることは，ないですか？

　症状のない患者が，がんは治ったのではないかと思いたくなる気持ちは理解できる．しかし，先の事を考えずに時間が経過してしまう問題もあるので，患者が自身の体調が良いと感じていることを大切にし事実を共有していく．

> **患者** どこも何ともないのは，よくなっているってことはないですか？
> **医師** 体調が良いのは何よりです．
> **患者** 抗がん剤の効果が，今になって出てきたとか？
> **医師** 時期的に考えると，抗がん剤治療の効果ではないでしょう．

　治療医から「治療の効果はなかった」「治療を続ける意味はない」「病気は治らない」などの説明を受けて納得して緩和ケア医のもとを訪れる患者は増えている．しかし治療

医の説明に納得していた患者も，辛い症状がなく落ち着いていると，がんは進行していないのではないか，「治療がない」と言われたが，そうではなかったのかも知れない，と記憶のすり替えや認知の誤りが起こることがある．再び，"治らない"病気の話は，患者にとって辛いことではあるが，抗がん剤の効果がないために治療を終了した事実をしっかり確認する．

患 者 自然に消えるということはありませんか？
医 師 進行しても症状がないのは，不思議なことではありません．
患 者 どこも何ともないのに，それでも，がんは進行しているのですか？
医 師 時間の経過とともに進行するのは避けられないことです．
患 者 そうだろうなあ，とは思っています．
医 師 体調を整えていくことが，良い状態を維持する上で最も良いです．
患 者 諦めていたつもりなのに，ちょっと調子がいいと，まだ治療があるのではないかと期待して，なかなか諦められないものですね．

　今まで受けてきた治療の効果を信じたいという気持ちと，病気の進行を認めたくないという心理も働いて，病状の理解が曖昧になることがある．患者の求め（問い）に適切な表現で情報を提供し，進行している事実はしっかりと伝える．進行を気にしているだけではなく，治療の手立てを模索している場合もあるので，何か他に理由があるのかを気にかけながら対話をする．

患 者 なかなか諦められないものですね…実は，友人と電話で話をしていたら，「そんなに，あっさり諦めるのか，がんを治す治療は色々あるのだから」と言われて，このまま何も治療をしないで，よいのだろうかと思っちゃいました．
医 師 そうでしたか．
患 者 でも，わからない治療にお金を使って振り回されるより家でのんびりします．話を聞いてもらわなかったら，治療をしてくれそうな所に電話をしていたかも．

　喪失のプロセスは避けて通ることはできない辛い経過であるが，諦めなければならないことがあるから，次にみえるものがあり歩みを進めることができる．
　がん治療やサプリメントなど「がんに効く」といわれているものを勧められる機会は常にある．家族だけではなく，患者のことを心配している親類・友人・知人の良かれと思った対応である．患者をとりまく様々な人的環境の中で，医療者が医療に関する相談を引き受けなければ，患者の気持ちは揺れ，奔走することになる．

> **POINT**
> *がんの進行が"気がかり"となっている患者の思いに関心をむける
> ①がんが進行しているかどうか，という表面的な言葉に囚われないこと
> ②患者が本当に聞きたいことは何かに，耳を傾ける
> ③患者の求めに応じて事実を伝える

❓ 痛いのは，骨に転移しているからですか？

　骨転移があることが，必ずしも痛みに結びつくわけではない．痛みがあると骨に転移しているのではないかと聞かれることは多いが，患者は必ずしも転移の有無を聞いているだけではない．患者が問題にしていることを確認せずに，反射的に「そうです」「違います」と応えるだけでは，患者の"気がかり"にはたどり着けない．

Q40 痛みの原因は，骨の転移ですか？

　医師から骨転移について伝えられていても，患者が聞いていないということもある．説明は受けていても聞きたい事が聞けなかったという場合や検査はしたが結果は聞いていないという場合もある．いずれにしても，患者から聞かれた時には，何度でも説明をする．

患　者 左肩の痛みは，転移でしょうか？
医　師 PET 検査の結果は，聞いていますか？
患　者 いいえ，検査をしただけで，その後は外来に行っていません．
医　師 左肩の痛みは，骨の転移と関係があるかも知れません．
患　者 肩の他にも転移はありますか？
医　師 はっきりした所見は，ありません．
患　者 左肩の痛みは強くなりますか？
医　師 肩は動かした時や腕の重みで痛みが出ますが，安静にしている時の痛みは，確実に取れます．

　検査で骨転移が確認されている場合には，事実を伝える．患者が聞きたいことに沿っていれば，患者は厳しい話（悪い知らせ）であっても，事実を受け止める力を持っている．骨転移が確認されていない場合も，痛みがある場所を丁寧に診察して所見を伝える．

患　者 腰の痛みの原因は転移ですか？
医　師 これまでの検査で骨転移は確認されていませんが，骨転移の存在を完全に否定することはできません．

患者 検査はしなくてよいですか？
医師 （診察して）骨の転移は考えにくいですが，検査をしますか？
患者 がんになる前からヘルニアで，ずっと痛みはありました．
医師 そう聞くと，診察結果とも合います．

　腰の痛みの原因がヘルニアと診断されていても，今の痛みは骨転移ではないかと心配するのは，我慢できない強い痛みが起こるかも知れないという恐れである．

患者 ヘルニアの痛みならわかるから我慢できるけど，骨の転移だとしたら，もっと痛くなるのかなあと．
医師 もし転移があるとしても，もし今よりも痛みが強くなっても痛みは必ず取れるので，痛みを緩和する方法を一緒に考えましょう．検査の手配はいつでもしますよ．
患者 痛みがとれるのであれば，安心です．

　検査をして骨の転移が確認されることに大きな意味はない．痛みの原因が断定できない場合にも，そのまま伝える．原因にかかわらず痛みを緩和する十分な対策がとれることを伝える．骨の転移は強い痛みが起こると誤解しているケアスタッフもいるので認識を改める必要がある．

Q41 骨折しないように動かないほうがよいですか？

　骨転移と診断されると，骨折に対する恐れから動けなくなってしまうこともある．どのような時に痛みを感じるかを聞き，具体的な対策を相談する．

患者 骨折しやすいから，動かないほうがよいと言われました．
医師 動くと痛みがあるのですか？
患者 いえ，動いた時も痛みはありません．

　全く自覚症状がなくても，骨折に対する恐れから1日中ベッドに寝ていることがある．患者の生活行動を確認し薬物だけではなく，患部への負荷を軽減する工夫する．

患者 痛みはないけど，骨折しないように動かないほうがよいですか？
医師 トイレは，どうされていますか？
患者 トイレには歩いて行っていますが，それ以外は寝ています．
医師 急に体重がかからないように注意して，ゆっくり動きましょう．
患者 そうですよね，骨折する前から寝たきりになっちゃっています．

腰椎転移や下肢の骨転移に伴う痛みがある場合には，荷重や運動負荷による痛みなのか，安静時の痛みなのかを区別する．

患者 長く立っていると腰が痛くなります．
医師 それは骨転移だけではなく，筋力低下の影響も考えられます．
患者 だいぶ体力が落ちています．

痛みの理由と対処法がわかると，骨折の恐怖や骨転移に対する漠然とした不安は緩和される．

Q42 足が痛いのは，肺がんだからですか？

患者の病状認識は，医師からの説明だけではなく，同じ疾患を持つ患者の影響もある．医療的な根拠に基づく説明ができれば，患者の誤った理解を修正できるので，まずは話を聞いてみる．

患者 足が痛いのは，肺がんだからですか？ 肺がんで亡くなった人が「足が痛い，痛い」って言っていました．
医師 その人は肺がんだけではなく，足が痛くなる何か原因があったのでしょうか．
患者 それはわからない．
医師 肺がんも，進み方も色々です．
患者 同じ頃に肺がんになって，同じ時期の入院だから同じ肺がんだと思う．

患者が，他の患者の事実を自身のものと重ね合わせることはある．根拠のない思い込みは感情的なものであり，医学的な根拠を示しても払拭するのは難しい．このような場合には「あなたの心配はもっともである」と認めることが肝要である．

医師 今の足の痛みは，肺がんとは関係ないでしょう．
患者 そうは言っても，肺がんだと足が痛くなるのでしょう？
医師 足が痛いのは，肺がんだからと思っているのですね．
患者 そうです．だから，あの人（同室患者）みたいに死ぬ前に，痛み苦しまないようにして欲しいのです．
医師 わかりました，約束します．

患者の話（思い）を肯定すると，話が次に展開する．この場合は，痛みを緩和して欲しいという願いを医師に伝えたかったのである．
一般的にも患者の話を肯定すると話が展開し，噛み合う話がみつかりやすい．患者の話を肯定すると，患者もこちらの話を理解する準備が整うので，医学的な根拠をもった

話が伝わりやすくなる．

> **POINT**
> ＊患者の"気がかり"を整理する
> ①痛みを何とかして欲しい患者に，骨転移の説明をしても問題の解決にはならない
> ②何を心配しているのか，どうしたいと思っているのかを知る
> ③骨転移の診断がされているのか，検査や治療を希望しているのかで対応は異なる
> ＊診察して痛みのある場所・原因を確認して診察の結果を伝える
> ①患者が骨転移の心配をしている理由について話を聞く
> ②骨転移と診断されていない場合は，丁寧な診察と画像資料を患者と一緒に評価し，転移がないことを伝える
> ③骨転移と診断されている場合は，治療の必要性の有無と理由を説明する

❓ 痛み止めの薬は，どんどん増えますか？

患者の多くは薬が増えることに抵抗感がある．「麻薬は安全である」という説明を受けていても，幻覚など人格を脅かされる不安や肝心の時に効かなくなるのではないかという不安はなかなか払拭できないものである．

Q43 「我慢しないで飲むように」と言うけど，中毒になりませんか？

麻薬の副作用は機能的な障害であり器質的な障害はないことを説明する．まずは，患者の経験している事実を確認する．

患者「我慢しないで飲むように」と言うけど，中毒になりませんか？
医師 痛みを我慢しているのですか？
患者 外来のたびに「痛みはありますか？」と聞かれるので「はい」と応えると「我慢しないで飲みましょう」と言われます．
医師 痛みを我慢しているのですか？
患者 ですから，いつ飲めばいいのか，わからないのです．
医師 今は，どのように服用されていますか？
患者 まだ一度も飲んだことはありません．

麻薬を処方されていても服用していない場合がある．麻薬は天井効果がなく痛みの強さに応じて幾らでも増やせるが，なかなかメリットとして伝えることは難しい．患者に

とって，"幾らでも増やせる薬"は，安心よりも不安や恐怖に感じるのは，医療者の認識とは異なる点である．服用したことがない患者に，増量によって鎮痛効果が高まる話をしても意味はないので，まずは麻薬を服用する目的を患者が自分で決められるようにする．

患者 まだ一度も飲んだことはありません．
医師 痛みで困ることはありますか？
患者 起きていると，腕が痛くなります．
医師 そういう時は，どうしていますか？
患者 横になって，しばらく休むと楽になります．
医師 痛みが楽になる対策がとれているので，無理に薬を服用しなくても良いのではないでしょうか．
患者 でも寝てばかりいたら何もできないし，痛いのは辛いです．
医師 起きている時の腕の痛みが楽になることを目的に薬を服用してみてはどうでしょうか？
患者 一度，服用してみます．

生活に支障を来している痛みを具体的に患者が意識することで，麻薬を服用する確かな意味に気付ける．中毒の心配が解決されないままでは，服用するようになっても十分な量の服用ができないので，鎮痛効果が評価できず適切な量を決めることが難しくなる．

患者 一度，服用してみます．でも麻薬は一度でも服用すると止められなくなりませんか？
医師 それはありません．痛みがなければ止めることもあります．
患者 麻薬を止めても，痛くならないのですか？
医師 痛くならないこともあるので，試してみてもよいです．
患者 飲み始めたら，量が増えていくものと思っていました．安心して服用できます．

麻薬は，使い始めと増量時に吐き気などの副作用が出現しやすいので，服用開始時に副作用対策の薬を処方すること，副作用がないこともあるが最大2週間程度で副作用は無くなることを説明すると安心する患者は多い．

Q44 モルヒネが処方されたけど，痛みはないから飲まなくていいですか？

麻薬は痛み止めと理解している患者は多い．咳や呼吸困難に対して処方する時には，モルヒネが咳や呼吸困難症状によく効くことを強調する．

|患者| モルヒネが処方されたけど，痛みはないのです．
|医師| モルヒネは痛みだけではなくて，咳にもよく効きます．
|患者| そうなのですか？　咳止めを飲んでいたけど，咳が止まらないと言ったからですね．
|医師| モルヒネが一番の咳止めです．
|患者| でも，中毒になりませんか？
|医師| 中毒にはなりません．がんの痛みがある時にモルヒネを使用しても，快感とか嗜癖の中枢である側坐核（両側前脳にある）という場所のドーパミン（やる気を出したり快楽を感じたりするホルモン）が過剰に分泌されるのを抑制されるので中毒（精神依存）になるのを防ぐことができます．
|患者| 中毒にならないとは聞いていたけど，不思議に思っていました．上手くできているのですね．安心しました．

　モルヒネ中毒にならない役割を果たすレセプターについて説明すると，医療用麻薬が安全な理由が伝わりやすい．麻薬は非ステロイド性抗炎症薬（NSAIDs）のような臓器障害はないので，使う量の制限がないことや症状の強さに応じた薬量の調整が必要であることを伝え，その理由をきちんと説明する．

|患者| でも副作用はありますよね．
|医師| 服用開始から7〜10日間は副作用が出やすいので，副作用対策の薬を一緒に服用します．
|患者| 処方されています．吐き気止めと聞きました．胃の薬は他に飲んでいますけど．
|医師| 胃だけではなく肝臓・腎臓などの臓器への影響はありません．
|患者| でも吐き気止めですね．
|医師| そうです．症状の起こり方は，車酔いに似ています．
|患者| 他の副作用は？
|医師| みんなに起こる副作用は便秘です．便秘になるようであれば緩下剤を処方します．

　麻薬の副作用の悪心・嘔吐は"車酔いに似ている"という説明をすると，機能的なものであり器質的な（臓器）障害ではないことが伝わりやすい．便秘は継続する副作用であるため対策とともにきちんと伝える．

Q45　薬の量が増えるのは，効かなくなるからですか？

　麻薬の使用を開始する際に，定時鎮痛薬としての徐放剤とレスキュー薬としての速放剤を処方することは一般的であるが，その使い方についての説明が患者に伝わっていないことが多い．

患者 薬の量が増えるのは，効かなくなるからですか？
医師 どれ位の期間で増えていますか？
患者 12時間おきの薬が，4週間で5 mg・10 mg・20 mgと，外来の度に倍に増えているけど，痛みは変わりません．
医師 変わらないというのは？
患者 痛みがないことはないです．
医師 痛みがある時は，どうしていますか？
患者 頓服薬を飲んでいます．
医師 服用すると痛みは楽になりますか？
患者 飲んだ時は楽になります．
医師 12時間おきの薬が増えても，次の服用までに痛くなるのは同じということですか？
患者 そうです．

　モルヒネ以外の医療用麻薬を処方されている患者は，躊躇せずにレスキュー薬を使うことがあるので，痛みが緩和されないまま薬の量だけが増えてしまわないように評価をしっかりする．

患者 痛い時には，何回でも飲んでいいのですよね．
医師 よいです．12時間おきの薬の量が増えたのは定時薬を増やしても頓服の使用回数が変わらなかったからです．教科書通りの方法です．
患者 そうなのですね．だから倍々に増えたということですね．

　まず，レスキュー薬の効果があることを確認する．そのうえでベースの薬の量を増やしてもレスキュー薬の使用回数が減らない時に，留意しなければいけないことは，患者が実際に感じる痛みがあり薬を服用しているのではなく，痛みが強くなる不安から薬を服用しているのではないか，ということである．

患者 痛みは多少，我慢したほうがよいですか？
医師 多少，というのは？
患者 そろそろ痛くなるかなと時間をみて，薬を飲んでいるので……
医師 時間をみているのは，どうしてですか？
患者 薬が切れると痛くなるので，薬が切れる前に飲もうと思って時間をみています．
医師 薬が切れたとしても，痛みは定時に起こりません．他の事に集中している時には痛みを感じないことがありませんか．
患者 便秘で大変な時に薬を飲むのも忘れていたけど，痛みどころじゃなかった．

喪失のプロセスにおける支援　179

「効かなくなる」と思っている患者に理由を聞くと，我慢できない痛みに襲われる恐怖や麻薬が効かない時の持続的な深い鎮静を心配している患者もいる．患者がしっかりと病状認識をもち，痛みを冷静に受け止めることができれば，意識をなくすことなく痛みの緩和が可能であることを医療者も理解する必要がある（p○「がんの痛みと症状緩和」参照）．

❓ リハビリをすれば，もっとしっかり歩けるようになりますか？

　しっかり歩けないのは，悪液質による筋力低下であるため，リハビリテーションによって回復は望めない．この事実を受け止めてもらうためには身体状況をアセスメントし，患者・家族が現状をどのように受け止めているのかを聞き，言葉を選びながら伝える．

Q46 散歩をしたほうが，よいですか？

　何のために散歩をするかである．運動のためであれば，外に出ることの意義は少ない．

- **患　者** ふらつくようになってからは，怖いので外は歩いていません．
- **医　師** 家の中と外とでは違いますので，外を歩く時は注意が必要です．
- **患　者** 散歩をしたほうが，よいですか？
- **医　師** 散歩をしたほうがよい，というのは運動のためにですか？
- **患　者** 歩かないと，歩けなくなってしまうから．
- **医　師** 運動のためであれば，家の中で十分です．

　家で普通に生活していれば，歩行機能は保たれる．無理な運動は疲労回復に時間を要し，逆に臥床時間を長くし筋力低下を早めることになる．気分転換で散歩をする場合には，誰かと一緒に出かけることを勧める．

Q47 少し歩くと息苦しくなるが，散歩はしたほうがよいですか？

　労作時呼吸困難の対応について説明し，息苦しくなる前に休むことができれば屋外散歩も可能である．

- **患　者** 息切れをするのは，運動不足ですか？
- **医　師** どんな時に，息切れをしますか？
- **患　者** 少し歩いただけでも息が苦しくなります．体力をつけるために，散歩はしたほうがよいですか？
- **医　師** 体力をつける目的ではなく，散歩をしたいかどうかで考えましょう．

| 患　者 | できれば外も歩きたいです．
| 医　師 | 緩やかでも坂はきついと思います．
| 患　者 | そうです．
| 医　師 | ゆっくり歩いて休み，呼吸を整えてから歩く．休み休み歩くことができれば，外を散歩するのもよいでしょう．

　散歩をしたほうが良いとか良くないではなく，やりたいと思うことを，どのように工夫すればできるかを一緒に相談していく．

Q48 家でも，病院で受けていたようにリハビリは受けられますか？

　訪問リハビリテーションを利用することはできることを伝え，患者の希望があれば試みるのも良い．しかし患者が落胆しないように，リハビリテーションの効果に過大な期待はできないことを伝える．

　在宅での療養は病院に比べて行動が自由であり，食事・排泄・入浴などの生活行動が保たれやすい．生活の中で，できることを継続することがリハビリテーションそのものになることを伝える．

POINT
＊歩けなくなることへの不安を理解する
①現状の受け止め方を聞き，事実はしっかり伝える
②患者の意欲や希望は大切にする
＊身体状況に応じたリハビリテーションを紹介する
①筋力は回復よりも維持することを考える
②休憩しながら，疲れない程度の運動が良い
＊生活行動の維持を評価する
①その人の生活スタイルを尊重し，できていることを継続する
②自宅での生活がリハビリテーションになる

❓ 食事が摂れませんが，点滴をしなくてよいですか？

　食事が摂れないことは患者にとっても家族にとっても大きな問題である．食欲不振は悪液質の症状の一つであり点滴によって解決できることではない．点滴の意義と適応について説明しながら，病状の認識を共有する機会とする．

Q49 点滴で栄養補給はできますか？

　点滴は水分補給であり栄養にはならないことを実際の数字で伝える．経口からが一番なので，量は少なくても食べたい物，飲みたい物を摂ることがよいことを伝える．点滴をすることで体調の改善を実感できる時には，患者と相談をしながら行う．少なくとも悪液質の状態を改善するという治療的な意味はないこと，栄養状態の改善を目指すことはできないことを理解してもらう．

患　者　食べられないので，点滴をしてもらっていました．
医　師　点滴をすると楽になりますか？
患　者　楽ではないけど，栄養補給のためです．
医　師　普通の点滴は，水分補給が目的です．
患　者　多少は，点滴で栄養補給はできますか？
医　師　500 mL で 84 kcal 程度ですので，キャラメル 4 個位です．
患　者　それなら，キャラメルにします．

　患者が点滴を希望した時には，効果はあまり期待できないかも知れないが点滴をしてみて一緒に評価をする．いつでも点滴を中止してよいことを伝える．点滴は針刺入時の痛みだけではなく拘束感が強いので，希望するのは患者よりも家族が多い．家族との相談だけで決めない．必ず患者と家族と一緒に相談して決めるようにする．

家　族　栄養補給ができる点滴はないのですか？
医　師　ありますが，そのためには太い静脈にカテーテルを留置する必要があります．しかし，食欲低下は中心静脈栄養で補えることはあまりありません．
家　族　そうですか，わかりました．

　悪液質の状態においては，中心静脈栄養の適応は少なく，消化管通過障害や高度の継続する下痢などがなければ行わない．

患　者　点滴をするのは，どんな状態の時ですか？
医　師　肺炎を起こして抗生剤の投与が必要な時には，点滴をするかも知れません．
患　者　今は，まだ少しなら食べられるけど……
医　師　口から摂れる状態であれば点滴はしません．
患　者　水も飲めなくなったら？
医　師　点滴をして気分が良くなるのであれば，やります．
患　者　最後まで点滴をしないこともありますか？
医　師　あります．点滴は，ほとんどの場合は最後までしません．

今は必要なくても，そのうち点滴をする時期は来ると思っている患者もいる．自然の経過でみていくことを，患者が考えていることを聞きながら，具体的に伝える．

Q50 点滴は身体によくないのですか？

点滴による水分補給は，浮腫や腹水・胸水とか低アルブミン血症がある場合には，症状が増強する．家族の希望で行う点滴は，拘束感などの点滴に伴う苦痛が強いストレス因となって身体あるいは精神症状の増悪をきたす場合がある．

Q51 栄養不足で，餓死しませんか？

"餓死"は，食べられる身体状況にあるが，摂取する食物がなく死に至ることである．"食べられない"状況を心配して"餓死"という表現をする家族もいるが，悪液質の状態を説明する．厳しい現実を受け入れたくはない家族の心情を理解するためには，ただただ話を聞くことも大切である．

Q52 脱水で，腎不全になったりしませんか？

このような質問は医療関係者から受ける．自然の経過で過ごせば臨死期には脱水にはなるので，腎障害が生じる可能性はあるが，高度の腎不全による多臓器不全で予後の短縮が起こることは考えられない．それでも心配が解消しなければ，患者とも相談して血液検査を行って結果を共有する．

> **POINT**
> ＊点滴に何を期待しているのかを知る
> ①患者が希望した場合には行う
> ②家族の希望の場合には，点滴をしないことでの家族の不安に耳を傾ける

臨死期のアプローチ

❓ あとどのくらいですか？

生命予後の予測は，断定的に具体的な数値を伝えることは避けなければいけない．予後予測の確実性は高くなく一定の幅を持つものである．とくに緩和ケアの現場では予後予測のツールに振り回されることなく，患者・家族が求めていることに誠実に対応する"率直なコミュニケーション"が必要である．

率直なコミュニケーションとは，ケア側が感じたことや認識していることを一方的に

伝えることではない．患者の考えていることに沿った双方向のコミュニケーションである．患者は，体調の変化から死が近づいていることを感じ，限られた時間の中で，するべきことをしようと真剣に考えている．そのため，通り一遍の対応は無関心さが伝わるばかりではなく「こんなことを聞くのは，迷惑な患者と思われる」と，ケアスタッフに話をしなくなってしまう．

「質問に答えられなかったら，どうしよう」など自分の心配をしている場合ではない．共感的な対応とは，とにかく話を真剣に聞くことである．

Q53 あと，どれくらい生きられますか？

患者から「あと，どれくらい生きられますか？」と聞かれて戸惑うケアスタッフも多いのではないだろうか．この時に「どのように言えばよいのだろう？」と質問の答えを考えても患者の求めている解答にはならない．患者の気持ちに寄り添うためには，患者は何を考えているのだろうか，と自分の気持ちを落ち着けて，具体的な患者の"気がかり"について，話を聞くことである．

患者 あと，どれくらい生きられますか？
医師 何か，予定されていることや考えられていることがありますか？
患者 息子が結婚を考えている女性が来るというけど，早く来てもらったほうが良いのかなあと．来月と言っているけど，どうでしょうか？

話を聞いてみると「あと，どれくらい生きられますか？」という質問の具体的な内容を知ることができる．患者も話しながら，「早く来てもらったほうが良いのかなあと」と自身の考えを整理していく．患者よりも先に医療者から，「早いほうが……」などの意見を述べることは避けたい．そう言われても，息子の都合も挨拶に来る人の都合もあるので，患者は自分一人の都合で決めることはできない．また，医療者から「早いほうが…」と言うのは，この場合，来月では遅いということであり，患者は1か月未満の余命を告げられたと受け取ることにもなる．

医師 息子さんとは，相談ができそうですか？
患者 今週末に来ると言っています．
医師 あと，どれくらいかは，わからないことですが，ご家族との相談は，その都度されるほうがよいかと思います．
患者 それで「あとどれくらい生きられるのか」を聞いてから，息子に話をしようと思ったんですけど，1か月後に，どうなっているかはわからないし，できれば元気な姿で会いたいと思う．
医師 息子さんにそのまま話されてみてはいかがでしょう．
患者 そうですね，結果はわからないけど，話をしてみます．

家族の都合など，患者が自分の都合だけで決められない時に，"気がかり"として問題になることが多い．患者が自身の考えを率直に話すことができれば，"気がかり"は解決の方向に向かうので，ケア側が言葉を発するのではなく患者自身で解決の糸口を見つけられるように患者の話を聞いていく．

Q54 だいぶ具合は悪いですか……もうそんなに長くはないですよね？

病状の悪化を感じた時に，家族はさまざまなことを考え，複雑な心情で「あと，どれくらい？」と聞いてくる．家族の認識が医療者の認識とかけ離れている場合には，その距離を少しずつ近づけられるように伝える．そのためにも「あと，どれくらい」を家族が，どれくらいと考えているのかを知る．例えば，医療者が日にち単位での余命を考えている状況で，家族から「2年は無理でしょうか？」と聞かれる場合もある．かけがえのない人を失う家族にとって1年，2年も，かなり短い余命であることを忘れてはならない．

- **家族** だいぶ具合は悪いですか？
- **医師** そうですね．
- **家族** あと，どれくらい……
- **医師** どれくらい……というのは？
- **家族** もう，そんなに長くはないですよね．
- **医師** そうですね．
- **家族** あと3か月くらいでしょうか？
- **医師** 考えているよりも短いかも知れません．
- **家族** もっと短いということですか？
- **医師** 短いかも知れないし，もっと長いかも知れません．何か予定しているのであれば短いことを想定した計画がよいです．

"死"を現実のこととして考えられない家族の気持ちに配慮し，「考えているよりも短いかも知れません」と伝えると家族は患者の状況を現実的に考えるようになる．

- **医師** 考えているよりも短いかも知れません．
- **家族** そうですよね，ほとんど食べられていないし…
- **医師** ご本人が一番，身体の変化を感じているのではないでしょうか．
- **家族** 昨日「もう，そんなに長くないかも知れない」と言っていました．
- **医師** 今，話をしておきたいこともあると思います．
- **家族** そうですね，話をしたいと思っているのがわかります．

医療者の考えを先に伝えるよりも，家族の考えていることや患者とどのような話をしているのかを先に聞き，事実に基づいて話すと伝わりやすい．

Q55 今日，明日ということはありますか？

自宅での看取りを患者と相談してきた家族も，臨死期になると"死"に直面する緊張感が高まる．医療者不在の自宅で看ている家族が不安になるのは，今の状況がわからないことである．

家族 今日，明日ということはありますか？
医師 そういうこともあるかも知れません．
家族 わかりました，仕事は休んで傍にいます．

状況がわかれば，今何をすべきかを考えられる．しかし「今日，明日ということはありますか？」と聞く家族は，親類に連絡したり葬儀の準備を始めることもある．それは，患者にとってどうなのかを一緒に考える必要がある．

医師 今日，明日ということもあるかも知れません．
家族 親類に連絡したほうがよいですか？
医師 ○○さん（患者）は？
家族 こんな姿で会いたくないから呼ばないで，と言っていました．
医師 その気持ちは大切にしましょう．
家族 でも，もう会えないのであれば，会いたいかも知れません．
医師 親類への気遣いで，無理をしないようにしましょう．よく相談されてください．
家族 わかりました，本人の気持ちを大切にします．

? 意識がないのでしょうか？

亡くなる前は，"意識がなくなる"という認識が一般的である．家族は"意識がない"と思ってみていることで，痛みや苦しみがないと思える安堵感から臨死状態を受け入れられるのかも知れない．しかし"意識がない"という評価は，関わる側の客観的なものである．意識があっても，呼びかけや問いかけに応じないこともあるだろう．

"意識がない"という関わる側の判断で対応されることは，患者にとってどうであろうか．人生の最終段階にある患者に痛み刺激を与えて意識があるかないかを確認することは当然しない．しかし"意識がない"と判断することに意味はなく，"意識がある"ことを前提にした対応こそが患者の尊厳を護ることになる．

Q56 目を開けないし，返事もしない……意識がないのでしょうか？

患者が目を閉じたままで言葉を発しないと，家族は対応に困ってしまう．どうすることもできない辛さから，傍にいられなくなることもあるので，患者の意識は保たれていることを伝え，患者と家族がコミュニケーションをとり続けられるようにサポートする．

家 族 目を開けないし，返事もしない．
医 師 わかっていると思います．
家 族 そうでしょうか？

このような話は，家族からの電話や患者が傍にいない場面なので，家族との話だけで終わってしまいがちである．しかし，意識があるという話だけでは，なかなか伝わらないので，実際に患者とのやりとりを家族が見て感じて，患者の状況を理解できるようにする．

家 族 （患者に）痛い？ 苦しいの？
患 者 ……
看護師 目を閉じているほうが楽ですか？
患 者 （うなずく）

患者は言葉を発することが大変になっているので，意に沿わない話に対して，目を閉じ，返事をしないこともある．ケアスタッフには返事をするが，家族が声を掛けても目を開けないことはよくある．しかし，患者の希望と一致した声かけには返事をする．

家 族 何が食べたい？
患 者 ……
家 族 メロン食べる？
患 者 ……
看護師 何か飲みましょうか？
患 者 水
家 族 ジュース？
患 者 ……
看護師 お水を飲みましょうか？
患 者 （うなずく）

患者の「水」と言っている声が，栄養を摂って欲しいと願う家族には届かず，ジュースを勧める気持ちは理解できる．水を飲みたい時に，他の物を勧められても返事はしな

いが「水を飲みましょうか？」と希望に沿う言葉をかけると，患者はうなずく．

患者が返事をしなくなるのは，意識障害を来すような身体的状況や薬物の影響と考える前に，不適切な（患者の好まない）対応になっていないか振り返ってみることである．

患者の意識が保たれていること，家族と患者のコミュニケーションがとれることの意義は大きい．息を引き取る間際まで患者と話ができていた家族は，死別後の後悔が少ない．それは患者の意向を患者の言葉で聞いているからである．「〇〇（患者）が……と話していたから」と，死別後も生前に残してくれた患者の言葉によって家族は生きられる．

筆者らのチームではほとんどの患者が最後まで言葉で話していたように，意識がない人はほとんどいない．

Q57 手足が冷たいのに布団を剥いでしまうのは，意識がないのでしょうか？

患者の手足が冷たくなると，家族は掛け物を掛け，患者は掛け物を剥ぐ……これが何度も繰り返される場合がある．家族は患者が無意識に掛け物を剥いでしまう，これは意識がなくなっていく状況なのだろうかと医療者に聞くことがある．

家族 手足が冷たいのに，布団を掛けても剥いでしまう．わからなくなってしまったのでしょうか？
看護師 "わからなくなってしまった"というのは？
家族 寒いのに間違えて，剥いじゃうのでしょうか？　それとも暑さ寒さを感じなくなっているのでしょうか？

家族は自分の感覚とは異なる患者の状況が理解できず，患者が"わからなくなってしまった"混乱状態ではないかと心配していることがある．患者が感じていることが家族に伝わるためには，医療者の説明よりも患者の言葉が力になる．

看護師 （患者に）寒いですか？
患者 （首を横に振る）
家族 暑さ寒さを感じなくなってしまったのでしょうか？
看護師 （患者に）暑いですか？
患者 暑い

患者は，寒くても言えないのではなく，看ている家族が患者の感じている事実にたどり着けない．家族の体験していることと患者の体験していることとの違いを区別して，家族の良かれという思いが患者に辛い思いをさせないようにする．家族の対応は，患者を大切に思ってのことであると，患者に伝えながら話を聞く．

看護師　「寒いのに布団を剥いでしまう」と心配していますよ．
患者　暑いし…重い
家族　この布団は重くないですよ．
看護師　軽いですけど，今の○○さんには，重く感じるのかも知れません．
患者　空気も重い

　原因は感覚の変化と筋力低下が考えられる．患者の感覚を大切にして，寒い場合や家族が寒さを心配する時には，部屋の温度を調整するなどの方法で解決する．
　臨死期にかかわるのは，ほとんどの家族にとって初めての体験である．自分の体験している感覚とは異なる患者の体験している感覚を理解することは難しい．そのため経験のあるケアスタッフが状況を説明するだけでは，なかなか実感がもてない．患者が体験している事実を患者の言葉で聞くことで，家族は医療者の説明と合わせて状況を理解し納得できる．

❓ 最後は苦しまないですか？

Q58　息ができなくて苦しむことはありますか？

　呼吸器疾患の患者や手術後など治療経過中に吸引操作を経験している患者・家族は，痰が詰まって息ができずに呼吸が止まるなどの誤ったイメージをもっていることがある．心配しているのは患者なのか家族なのか，何を心配しているのかを理解してから正しいイメージをもてるように修正する．

患者　息ができなくて苦しみますか？
医師　息ができない，というのは？
家族　痰が詰まって息ができないと，苦しいですよね．
医師　これまでに，そういう状況になったことがあるのですか？
患者　手術の後に吸引されていた．あれは辛かった．
医師　辛かったのは吸引？
患者　そう吸引．
医師　吸引が必要になることは，ありません．
患者　じゃあ，入院しなくていいですね．
家族　今は自分で出せているけど，私は吸引できないから，そうなったら入院してもらうという話をしていました．

　この場合の「息ができなくて苦しみますか？」は"痰が詰まる"→"吸引"のイメー

ジであり，自分にはできないので入院して欲しい家族と，入院したくない患者からの質問である．

　家族は，家で必要な対応が自分にできるか，できないことで患者を苦しませるのではないかと，経験したことのない状況に強い不安を感じている．家族の考えていることを具体的に聞いて説明することで心配事は解決される．患者には，痰が詰まる心配は要らない理由を説明し，現実的な対応ができるようにする．

［医師］ 痰が詰まって息ができない状況にはなりません．
［患者］ 痰は出すように言われていた．
［医師］ 口から出さなくても咳だけで十分です．
［患者］ 出さなくていいなら，楽かも知れない．

　臨死期に，"吸引が必要"と思っているのは患者・家族ばかりではない．医療・介護スタッフも，痰は出さなくてはいけないので出せなければ"痰の吸引が必要"という誤った認識のもとに，吸引操作を行うことがある．しかし，喉に溜まるのは痰ではなく，嚥下力の低下で溜まる唾液であり，吸引操作では問題は解決しないばかりか，患者の辛さを増すばかりである．

［患者］ 唾液が粘つく感じで口が渇くので，水を飲んでいる．
［医師］ 唾液は粘りが強いので，水や氷で薄めるのは，とても良いです．
［患者］ 喉に溜まって，いつもスッキリしない感じがあるから水をちょこちょこ飲んでいる．
［家族］ 吸引器は用意しなくてもよいですか？
［医師］ 今の対応が良いです．今後も吸引器のことは考えなくて良いです．
［家族］ 吸引しなくていいなら安心です．

　患者の自覚している症状に合わせて対処法を伝えていく．痰ではなく唾液であること，出そうとするよりも上手く嚥下できる方法を相談していく．

Q59　息が止まる時は，苦しいですか？

　患者には，呼吸停止の際に息苦しさを伴うことはないことを伝える．家族には呼吸停止までの呼吸の変化について具体的な経過を説明する．

［患者］ 息が止まる時は，苦しいですか？
［看護師］ ご家族から「苦しみませんでした」という話は，よく聞きます．息を引き取る間際に「苦しくない？」と聞いたら微笑んで頷いたという話や，一緒にいたけど，いつ呼吸が止まったのか，わからなかったと．息をしていないことに気づ

かない場合もあります．

患者 眠るように？ 苦しまないということですか？

看護師 そうです．ご家族からよく聞きます．誰にとっても初めて経験ですが，看てくれる家族がいるからできることです．

患者 ちゃんとみてもらえるように頼んでおかないと．

　呼吸が停止する前の死前喘鳴や努力呼吸は，苦しみの表現ではないが苦しそうにみえる状況である．看ている家族に「苦しくはない」と説明しても，なかなかそうは思えない．死前喘鳴は姿勢の工夫で対応が可能であり，呼吸法やリラクゼーションのケアが提供されていれば努力呼吸にはならない．息を引き取る間際の患者の状況には，臨死期に至るまでのケアの質が大きく影響を及ぼすといえる．

❓ 亡くなる時に（医師は）来てくれるのですか？

　臨死期の患者を看ている家族は，張り詰めた気持ちで過ごしているので，家族の不安が解決できなければ，医療者不在の自宅での療養は継続できない．臨終の場に医師がいなければ法的な問題が生じるのではないか，自分たちだけで大丈夫なのだろうかと不安を抱えている家族もいる．患者の症状が落ち着いていても，家族は自身の不安から救急車を呼んでしまうことにもなるだろう．臨死期の具体的な対応は，"死"が目前にあることを意識してからではなく，事前に機会ある毎に伝えておくと良い．

患者 何人くらいの患者を診療していますか？

看護師 そんなに沢山の患者さんの診療はしていません．

患者 具合が悪い人が重なると大変でしょう？

看護師 具合が悪くなった時の対応を事前に相談しておくので，緊急事態で困ることは少ないです．患者さんとご家族で対応できるようにお手伝いします．

　患者・家族から，診療体制や他の患者について質問されることがある．「24時間体制は大変ですね」や，訪問している看護師への「お住まいは，どちらですか？」などの質問は，必要な時に対応してくれるのかという心配が背景にあると考えて話を聞く．患者・家族が心配していることについて伝えるよい機会である．

Q60 死にそうな時に電話をすれば，先生が来てくれるのですか？

　臨終の時に医師が立ち会うものと思っている患者は，"死"を意識するたびに「先生を呼んでくれ」と家族に言うことがある．そのたびに往診するのも大変ではあるが，医師が来る前に死んではいけないと落ち着けない患者は，もっと大変である．

呼吸停止した時の対応は，家族にだけ説明しがちであるが，患者にも事前にケアチームの対応を伝えておくとよい．そのタイミングは難しいが，患者は常に"死"を意識しているので，ケア側がその話題を避けなければ，患者から聞いてくる．聞かれた時を逃さずに説明する．

- 患　者）死ぬ時は，先生は来てくれるのですか？
- 看護師）具体的に，どういう時ですか？
- 患　者）ご臨終の時．
- 看護師）痛いとか苦しいという時ではなくて，ですか？
- 患　者）そう，死にそうな時に電話をすれば，来てくれるのですか？
- 看護師）その瞬間に居合わせることは，ほとんどありません．
- 患　者）じゃあ，その時は家族だけで大丈夫ということですね．
- 看護師）そうです．大丈夫ではない場合には，もちろん訪問しますが，ご家族とだけで過ごせることが何よりです．
- 患　者）そうですよね，静かに逝けるといいです．気になっていたので，なにか，ほっとしました．

　患者は常に"死"を意識してはいても，"死ぬ時""ご臨終""看取り"などの言葉を自分から話すことと，他者から言われる場合とでは大きな違いがある．相補的なやりとりで患者が使った言葉をそのまま復唱しても「看護師に言われた」と傷心されることがある．そのため，必ず患者から言葉が出るのを待ち，症状緩和がされて落ち着いている場合には医療者は訪問せずに，呼吸停止時にも家族で対応できるようにすることを伝える．

　医師・看護師の滞在中に呼吸が止まりそうな状況に遭遇した場合でも，患者が家族と過ごせる最後の別れの時間は大切にしたい．患者の意識は呼吸が止まるまで保たれていることを家族に伝え，患者の傍にいられるようにする．

Q61 どんな時に，電話をすればよいですか？

　家族は，これから何が起こるのかわからない不安を抱えている．しかし具体的な経過を伝えることで不安を増強してしまうこともあるので，家族から具体的に聞かれたことについて，しっかり説明する．

- 家　族）どんな時に電話をすればよいですか？
- 医　師）電話しようか，どうしようか迷った時には電話をしてください．
- 家　族）熱が出たりしますか？
- 医　師）出るかも知れません
- 家　族）熱が出たら，どうしたらよいですか？

|医　師| まず冷やしましょう．熱が辛いようであれば電話してください．
|家　族| 何度以上になったら電話したほうがよいですか？
|医　師| 38.5℃以上にしましょう．
|家　族| 熱は測ったほうがよいですか？
|医　師| 身体に触れて，熱がありそうな時だけ測りましょう

　死を意識している家族は，考えることが色々あり集中して話が聞けないこともあるので，長い説明にならないように，一問一答を心がけると良い．

Q62 苦しがっている時は，来てもらえますか？

　心配な時には，いつでも訪問することを伝える．家族から「心配なので診て欲しい」と連絡があれば往診する．しかし定期的な診療で家族の不安が解決されていれば，ほとんど往診依頼の連絡はなく，電話での話で家族が対応できる場合が多い．

（家族からの電話）
|家　族| 眠っていて目が覚めた時に「苦しい」と言う．「先生に来てもらう？」と聞いてみたけど，呼ばなくていいと言う．「苦しい」と言うけど，私が，どういう状態なのかがわからなくて……
|医　師| 腕も足も重いので，自分で動かすのは大変です．
|家　族| 言ってくれるので，言われた通りにしています．
|医　師| 思ったように動けない辛さは，目覚めた時に，とくに強く感じます．
|家　族| 足の位置を換えたりしたら落ち着いています．
|医　師| 傍にいる家族にだからできることです．

　このように家族が対応できている時は，患者は落ち着いている．しかし家族が患者の話を聞こうとしない場合や患者が家族に上手く伝えられない場合には，患者の苛立ちや不安が大きくなるので，往診が必要になる．
　家族が臨死の患者のそばに落ちついて居られるためには，患者の変化していく様子を理解し受け止め，死に至るプロセスを自然の経過として認識できるように支援することが必要である．呼吸の変化などをあらかじめ具体的に説明するなどして，死に至る患者の変化が事前にわかるように伝える．家族は起こる変化がわかり，そのことが患者の苦しみの表現でないことが理解できれば，落ちついて対応ができるからである．

Q63 脈をとったりしなくて，よいですか？

　家庭に血圧計やパルスオキシメーターがあることが一般的になっているが，バイタルサインの測定は誰のために行うのかを医療者も考える必要がある．

[家族] 脈をみようと思ったら，手を払われました．
[医師] 脈を測ったりしなくて，よいです．
[家族] 息をしているか確認しようと，顔の前に手をかざしたら「まだ死んでないよ」って言われました．

　患者にとっては，このような確認は不快に感じることを忘れてはならない．しかし，呼吸停止に気づかずに時間が経過すると何が問題なのか，家族が困る事態になると心配していることが解決されなければ，家族は生きていることの確認をせずにはいられない．

[家族] ずっとみていたほうがいいですか？
[医師] ずっと，というのは？
[家族] 眠ってしまったら，息が止まっても気づけないので．
[医師] ずっと，見ていなくてよいですが？
[家族] 時間が経つと，身体が硬くなって着替えができないと聞きました．
[医師] 朝まで気づかなくても大丈夫です．
[家族] それなら安心です．夜も寝られます．

　呼吸が停止する瞬間に気づかないことは普通のことである．時間が経過すると死後硬直を起こすが，2時間くらいから始まり，20時間くらいで最大となるため，10時間以内であれば筋肉に力を加えると軟らかくなり着替え等で問題になることはないと伝える．

Q64 呼吸が止まったら，すぐに電話したほうがよいですか？

　呼吸が止まっても慌てて傍を離れずに，また呼吸がすでに止まっている状態に気づいた場合にも，どの時点で医師を呼ぶかは家族の判断に任せていい．

[家族] 呼吸が止まったら，すぐに電話をしたほうがよいですか？
[医師] すぐでなくて，よいです．呼吸が止まっても，すぐに全てが停止するわけではありません．感じたり聞こえていたりしますので，その時間を大切にしましょう．連絡はゆっくりでよいです．

　家族からの電話で，「今，息を引き取りました」と連絡があった場合にも，家族の状況によって訪問するまでの時間を考える．「すぐに訪問します」という対応が必要な場合と，ゆっくりとお別れをする時間があったほうが良い場合がある．日常の生活の中での死として受け止められるように関わる．

Q65 静かにしていたほうが，よいですか？

　死という極めて非日常的な場にこそ，日常の家族の話し声や生活の音が心やすらぐものであると教えてくれたのは，死を目前にしていた多くの患者である．それまでと変わらない生活の中で，いつもと同じ生活音が聞こえているほうが良いようであることを家族に伝える．

III章 参考文献

- 千葉県がん対策審議会緩和ケア推進部会．介護スタッフのための緩和ケアマニュアル（監修：鈴木喜代子）．2017
  http://www.pref.chiba.lg.jp/kenzu/gan/gankanwa/kanwakea-manual.html
- 大岩孝司，鈴木喜代子．在宅緩和ケアでのリハビリテーション．終末期リハビリテーションの臨床アプローチ（安倍能成 編）．メジカルビュー社，2016．pp 112-126．
- 東京バリアーフリー協議会HP．［旅のために］
  http://www.t-bftc.org/advise.html
- 日本緩和医療学会 緩和医療ガイドライン作成委員会（編）．がん疼痛の薬物療法に関するガイドライン（2014年版）．金原出版，2014．
  https://www.jspm.ne.jp/guidelines/pain/2014/index.php

付録 さくさべ坂通り診療所の在宅緩和ケアの実績

患者背景

- 2001年9月15日の診療開始以来，当院で在宅緩和ケアを行い，在宅死であったがんの患者は1,216名である（2017年12月31日現在）．

❶ 年齢分布

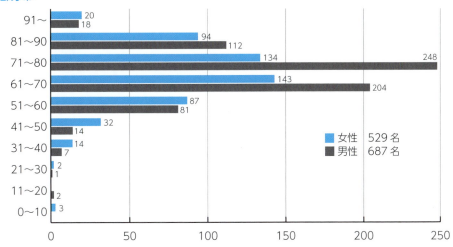

- 年齢の平均は70.0歳（男性70.9歳，女性68.8歳），中央値は71歳（男性71歳，女性71歳）である．

❷ 原発臓器

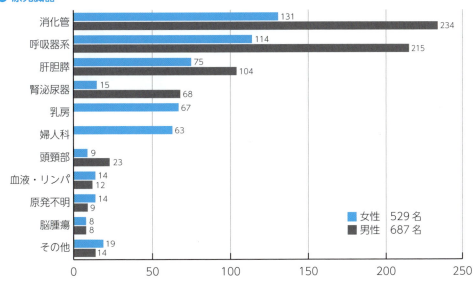

- 男女共に肺がん・消化器系（消化管＋肝胆膵）がんが多かった．
- 肺がんは呼吸器系329名中288名（87.5％，全体の23.7％）であり，男性190名（男性の27.7％），女性98名（女性の18.5％）であった．消化器系がんは544名（全体の44.7％）であり，男性388名（男性の49.2％），女性206名（女性の38.9％）であった．

❸ 訪問開始時の症状（複数記載）

- 2011年1月1日～2017年12月31日までの在宅死414名のうち訪問期間が8日以上の359名を対象とする．

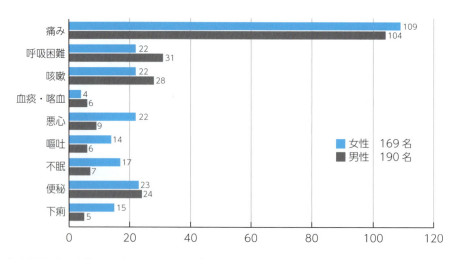

- 診療開始時の症状は，痛みが213名（59.3％），呼吸困難は53名（14.8％）である．

❹ 訪問期間
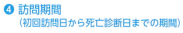
（初回訪問日から死亡診断日までの期間）

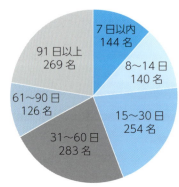

❺ 転帰

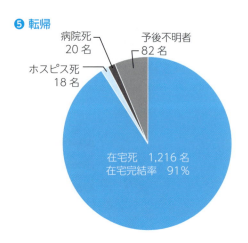

- 2001年9月～2017年12月の在宅死1,216名では，訪問期間の平均は71.8日（中央値37日），538名（44.2％）が30日以内であった．
- 在宅完結率＝訪問中断者数（予後不明数＋病院死数＋ホスピス死）／訪問患者数とすると，この期間の在宅完結率は91％である．

日常動作

- 2011年1月1日～2017年12月31日までの在宅死414名について，診療開始時から終了時までの在宅緩和ケアの状況と症状緩和について示す．

❻ 診療開始時の活動

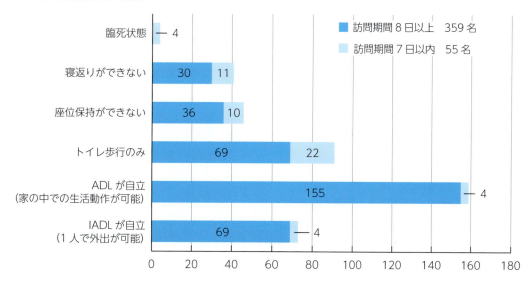

- 在宅死414名のうち，診療開始時にADLおよびIADLが自立していた患者は233名（56%）で，訪問期間が8日以上の患者359名では224名（62.4%），訪問期間が7日以内の患者55名のうち8名（15%）である．また，訪問開始時に歩行していない患者は91名（21.9%）で，訪問期間が8日以上の患者359名のうち66名（18.4%），訪問期間が7日以内の患者55名のうち25名（45%）であった．また，訪問期間が7日以内で歩行していない25名のうち4名は臨死状態であった．

❼ 歩行機能の維持

- 診療開始時にADLが自立していた224名（訪問期間8日以上）について，いつまで歩行が可能だったかを示す．

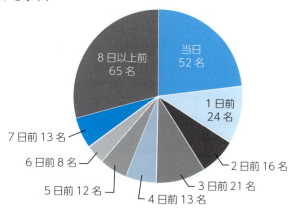

- 死亡7日前まで歩行していた患者は159名（71.0%）で，死亡当日も歩行していた患者は52名（23.2%）であった．

◻意識

❽ コミュニケーションのあり方

自立	言語的なコミュニケーションで意思の疎通が図れる
サポートを要するコミュニケーション	短期記憶力の低下等の理由で，言葉を補う必要はあるが言語的なコミュニケーションが可能
諾否によるコミュニケーション	選択肢を提供することで，諾否（Yes，No）で返事があり，コミュニケーションが図れる
意思疎通困難	問いかけに対する表現はあっても，明らかな意思の確認はできない

❾ 診療開始時のコミュニケーション力

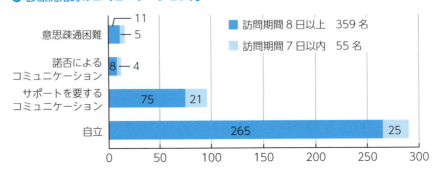

- 診療開始時には，諾否によるコミュニケーションを含めると，414名中398名（96.1%）の患者とのコミュニケーションが可能であった．
- 意思疎通困難な患者16名中10名は，言葉掛けに対する言語での応答はなかったが，表情の変化（非言語的なコミュニケーション）があった／意識があった．

❿ コミュニケーション力の維持

- 診療開始時に会話が可能だった340名（訪問期間8日以上）について，いつまで会話が可能であったかを示す（会話可能＝自立＋サポートを要するコミュニケーション）．

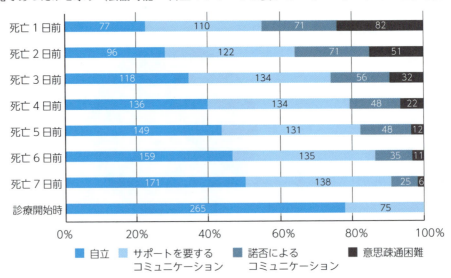

- 340名中，死亡前日まで言葉によるコミュニケーションが可能であったのが258名（75.9%）で，そのうち諾否によるコミュニケーションが71名であった．

症状緩和

- 2011年1月1日〜2017年12月31日までの在宅死414名のうち訪問期間が8日以上の359名を対象とする．

⓫ 麻薬の使用目的

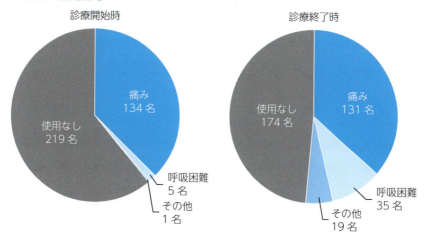

- 診療開始時に麻薬を使用した患者は140名（39.0％；140／359）で，このうち痛みの緩和が目的だったのは134名（95.7％；134／140）を占めた．診療開始時に痛みのあった患者213名の63％である．
- 診療終了時に麻薬を使用した患者は185名（51.5％；185／359）で，このうち痛みの緩和が目的だったのは131名（70.8％；131／185）である．
- 呼吸困難の緩和が目的で麻薬を使用した患者が死亡前日〜当日に増加しており，病状の進展とともに呼吸困難症状が強くなることを示している．

⓬ 麻薬使用量の経過

- 診療開始時から終了時までの麻薬使用量を示す．

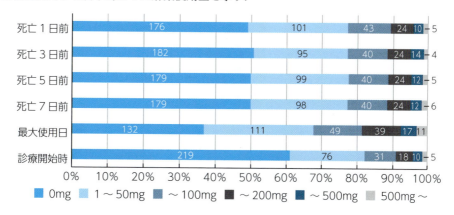

◻疼痛緩和

❸ 痛みに対して麻薬を使った患者の STAS1 のスコア

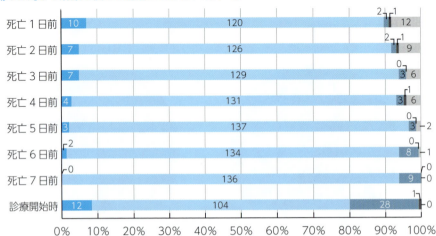

- スコア＜0＞：薬物を使用せずに，痛みがない
- スコア＜1＞：薬物によって痛みがコントロールされている
- スコア＜2＞：定期訪問での痛みコントロールが必要
- スコア＜3＞：痛みのコントロールが不十分で往診要請
- スコア＜9＞：意思疎通が困難で評価ができない

● 診療終了時に痛みの緩和を目的に麻薬を使用した患者 145 名中，死亡前 7 日間で STAT 1 のスコアが＜3＞，すなわち痛みの緩和が不十分な患者は 3 名（2.1％；3／145）であったが，耐えがたい痛み（スコア＜4＞）の患者はいなかった．

● スコア＜9＞（コミュニケーションがとれないために痛みのコントロールの評価〈スコアリング〉ができなかった患者）は死亡 7 日前で 0 名（0％），死亡 3 日前で 6 名（4.1％），死亡前日で 12 名（8.3％）だった．

⓮ 痛みに対する麻薬使用量の日差変動（死亡前7日間）

- 診療終了時に痛みの緩和を目的に麻薬を使用した患者 145 名について，死亡前の 7 日間に使用した麻薬使用量の日差変動について示す．

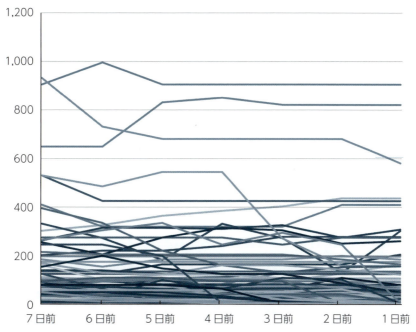

- 診療終了時の痛みに対して麻薬を使用した死亡前 7 日間のモルヒネ使用量を 1 日毎に 1 人の患者毎に示している．各折れ線は患者 1 人 1 人の麻薬（モルヒネ経口換算）の使用量をプロットしたものである．1 日使用量の経時的推移の変動はほとんどなかった．

呼吸困難緩和

⓯ 呼吸困難の患者の内訳

	診療開始時			診療終了時		
		HOT 有	HOT 無		HOT 有	HOT 無
呼吸困難	45 (5)	22 (3)	23 (2)	39 (28)	19 (10)	20 (18)
SaO₂ 89%以下	11 (2)	11 (2)	0 (0)	23 (17)	14 (9)	9 (8)
SaO₂ 90%以上	34 (3)	11 (1)	23 (2)	16 (11)	5 (1)	11 (10)

- 診療開始時に呼吸困難があったのは45名であり，HOTを行っていたのは22名（48.9％；22/45），そのうち酸素飽和度89％（RA）以下および90％以上はともに11名（各50％）であった．
- HOTを導入していない23名は全員が酸素飽和度90％（RA）以上であった．

⓰ 呼吸困難に対して麻薬を使った患者のSTAS2のスコア

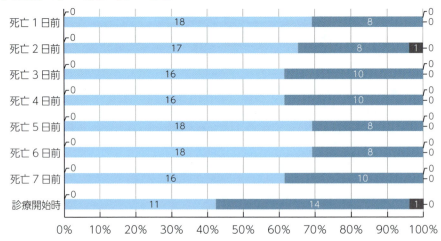

■ スコア＜0＞：薬物を使用せずに，症状（呼吸困難）がない
■ スコア＜1＞：薬物によって症状（呼吸困難）がコントロールされている
■ スコア＜2＞：定期訪問での症状（呼吸困難）コントロールが必要
■ スコア＜3＞：症状（呼吸困難）のコントロールが不十分で往診要請
■ スコア＜9＞：意思疎通が困難で評価ができない

- 対象は死亡7日前に呼吸困難の緩和を目的に麻薬を使用した患者26名である．
- 死亡前の7日間ではスコア＜2＞は8～10名で，スコア＜3＞の1名は本文p 105のLさんである．
- 呼吸不全（RAで酸素飽和度89％以下）患者の17名を含めて呼吸困難は緩和され，入院が必要になるなどスコア＜4＞の患者はいなかった．
- 対象となった26名全員が意思の疎通が可能であり，スコア＜9＞すなわちコミュニケーションがとれないために症状コントロールの評価（スコアリング）ができない患者はいなかった．

⑰ 呼吸困難に対する麻薬使用量の日差変動（死亡前7日間）

- 死亡7日前に呼吸困難の緩和を目的に麻薬を使用した患者26名について，7日間に使用した麻薬量の日差変動を示す．

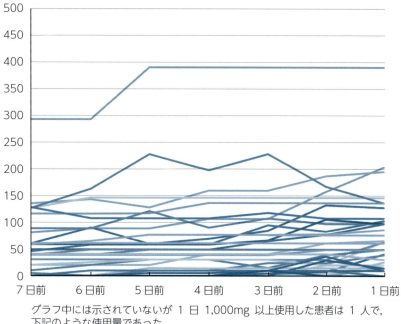

グラフ中には示されていないが1日1,000mg以上使用した患者は1人で，下記のような使用量であった．

7日前	6日前	5日前	4日前	3日前	2日前	1日前
1,180	1,180	1,300	1,140	1,040	1,448	2,256

- 死亡前の7日間で麻薬の使用量はほとんど増加せず，1日使用量の経時的推移の変動もなかった．

おわりに

　緩和ケア医は，がんの総合医である．その役割は，がん患者の苦しみを受け止め，生きること，生ききることの支援である．その支援は人がより良い状況で生きるために必要なことを医療を通して行うのである．がんの最終段階における緩和ケアはしばしば看取りの医療として扱われる．緩和ケアで"看取り"という表現は，人の死をケア側から見た行動の表現である．しかも"死"に焦点が当てられている．

　WHO は緩和ケアの目標を QOL の向上と明示した．QOL は生きていることが前提の評価であり，"死"に焦点を当てたケアに QOL の向上はない．

　緩和ケアを受ける側の患者は常にそのときを生きている．死は生き抜いた結果であり，"人"は生きている限り死が避けられない状況にあっても医療を求めている．死を強く意識したとしてもなお生きることに意味を見出すのが人の本来のあり方であり，厳しい状況においても意味ある人生を生き続けることを医療的に支援するのが緩和ケアである．

　死にたくなるのは辛いことがあるからである．辛いという思いが伝わらないからであり，辛いことの解消策が見えないからであり，この先もこの辛いことが増しながら続くという思いに耐えられないからである．

　がんと診断されると衝撃を受けると同時に治る手立てを求めて自身の命を医師に委ねる．がん治療が始まり，その辛さに打ち砕かれそうになりながらも命が長らえるために歯を食いしばって医療の力を信じて医師の言うとおりに治療を続ける．がんの最終段階に至る人はがん治療はできないといわれ，緩和ケアでの診療を勧められることになり，決定的な状況にあることを知らされる．

　がん患者の身体状況も精神のあり方も，診断時からがん治療の経過の中のあらゆる関わりの結果である．筆者が在宅緩和ケアの診療で出会った患者の多くが自身の病状も治療の意味も理解していない．その人なりに理解をしているが，医学的ながん治療の考え方と大きな開きがある．これは患者の理解が悪いのではなく，医療側の伝え方の問題である．医師から「何も聞いていない」という患者も「病状や治療の内容はわかるが，自分に何が起こっているのかがわからない」という．医師の説明が「ネットで得た情報と変わらない」とわかりやすい表現をされた患者もいる．

　Z さんは肺がん脳転移の 70 代の男性である．化学療法は有害事象が強く中止となり，脳転移に対して全脳照射を行った．「ところで大腸ポリープはどうなっているの？　大腸ポリープの手術をすることになって検査をしたら肺がんといわれそのまま入院だよ．でも途中から肺がんといわなくなったから，肺がんじゃなかったのかな？　大腸ポリープは忘れられちゃったのかな」と病院主治医に強い不信感を抱いていた．医療的には，がんの最終段階で大腸ポリープは問題にならない．主治医は脳転移の重大さに

ついては伝えているが抗がん剤治療を継続しない状況であえて肺がんの話はしなかったのかも知れない．しかし患者にとっては大腸ポリープと肺がんについては"全く説明を受けていない"ことになり，"わからない"という思いだけが大きくなる．

　患者と主治医との病状理解のギャップが解消しない限り，症状緩和や心理社会的な支援の成果には限度がある．患者が求めているもの，患者なりの理解を整理することが緩和ケア医としての大きな役割である．

　がん患者の最終段階は，がんが治らないという現実と悪液質の症状が顕在化することによって自立した生活が困難になることに加えて，がん治療の過程で積み重なってきた不足感が患者の苦しみを更に大きくする．緩和ケアはこの段階に対する具体的な支援のプログラムをもてず，患者は生きる意味を見失う．

　一方で，多くの患者は死を見すえながらも，必死に生きることを模索している．死を覚悟して，もうなにも望まないという人であっても痛みなどを和らげる医療を求め，必要であれば薬を飲み続ける．水が飲めなくなっても水を飲まないでいいという人はいない．水が一口でも飲めれば，飲む工夫ができれば，一滴の水であっても「美味しい」と喜びの声を上げる．あと数時間の命だと思っている人が一口の水を飲むことで「美味しい」と笑顔になるのをみている家族はもちろん，筆者も心から幸せな気持ちになる．

　「死にたい」と言い続ける人も「痛いから死なせて」と言う人もいなかった．本当に死にたいと思った人は，『息苦しい』『痛い』と言わない．ただ［死なせて］『死にたい』というのではないか．『息苦しい』『痛い』と言われると，「生きたいから，この辛さを何とかして」と生きることを前提にした言葉だと感じ受け止めてきた．緩和ケアは『息苦しい』『痛い』という患者が［死なせて］『死にたい』と生きる意欲を失わせないように支援するのが本来的な役割である．

　がんの最終段階にある患者はもろもろの気がかりが解消されないと精神的にさらに追い詰められ，ものごとを認知したり理解したりする力が落ち，その人自身でいることが難しくなる．ほんの少し患者側に立って考えただけで，死の影におびえながら生きている患者のことがわかるのではないか．混乱気味の患者が夜間に家族の声を聞きたくなって電話をしようと病室から出ると怒られるし，それを繰り返すとセンサーマットを敷かれることはよくあるようだ．

　胆嚢がんの患者Ｙさんは，センサーマットを敷かれ「監視されているみたいで怖くなり訳がわからなくなった」と話してくれたが，その一方で，家族は主治医から『異常な行動ですから，夜は寝てもらいます』と言われていた．家族は「歩かないように言われても歩いてしまうのでオムツになっていて縛られて…」と声を詰まらせた．家族に「夫が壊れていくのを見るのは辛い」とまでいわせてしまう現実がある．決して特別な場面ではなく，同じような話を患者・家族の両方から聞くことはしばしばある．Ｙさんは自宅に帰ると，軽度の意識の変容はあるが注意力も認知力もほとんど問題のない対応であった．

　大きな問題がない状況での日常の中で，ルールが守れないなどの社会常識に反する行

為に対するのと同じ規範で，精神的に追い詰められた患者の思いを顧みることなく患者の行動を評価している．健康である医師が，医療スタッフが，健康であるべきイメージを求めて，疾患の治癒を目指した医療を，あるいは穏やかに死ぬために眠ってもらうほうが良いという看取りの視点を阻却しないでいる限り，個別性をうたい患者中心を目指す医療である緩和ケアのあるべき姿に近づけない．

　がん患者の精神症状の捉え方にも，緩和ケアが医療として十分に機能していないと思われる．本書ではがん患者の精神症状をいわゆる心因反応とし，尋常ではない非日常的な状況における当たり前の反応であるという考え方を前面に打ち出した．

　つまりがん患者の精神の症状には合理的な理由があるので，患者の発した言葉・行動を診断のための症状として評価をする前に，言葉・行動そのものを患者の思いを共有するために受け止め対応するということである．がんの療養の経過の中ではどのような場面であっても患者にとっては崖っぷちに立たされている心境なので，言葉の一つ一つに強いメッセージが込められている．

　どの場面をとっても極限状態といえる中で，現状に耐え，状況を打開しようとしている中での精神的な葛藤がもたらすもろもろの言葉・行動の乱れは，決して病的な混乱ではなく，必死に自身を保とうとする必然の"正常"ともいえる反応である．だとすれば，必要なことは薬で興奮あるいは不安を鎮めたり，寝かしたりすることではない．こうした思いに対して真正面から向き合い一緒に相談し，気がかりがもたらす不安の解消に努めることである．

　精神科的な考え方がわかっていない，乱暴すぎるという厳しい批判があることを覚悟して，本書ではがん患者の精神の状態は一義的には正常な心理反応である[1]と位置づけ，精神の症状を個別的に論ずるのではなく，うつ状態をはじめとする一連の症状とせん妄の二つに分けて論じた．

　緩和ケアにおける現状のせん妄診療のあり方は深刻である．僅かな意識変容，精神運動性興奮の出現があるとせん妄と診断されて，その人の意思とは無関係に向精神薬の投与で眠る方向の治療が行われている状況を緩和ケアのスタッフ，家族などから聞くことが多い．がんのせん妄の多くは最終段階に起こるが，この時期はがん治療の終了，身体症状の増強，悪液質の顕在化など，がん療養の負の成果が集約される時期でもあり，さらに社会活動の制限，家族との関係の変化などが加わる．

　悪液質の進行は生理的な変化を引き起こし，代謝障害をはじめとする各種機能の低下，不全を引き起こし，脳の生理的状態が変化して精神的・身体的症状として発現する可能性はある．しかし緩和ケアの現場では個々の患者の病状について確証の得られない生理的な側面を考える前に，目の前にいる患者がこうした現象に死を強く突きつけられていることの重大さに目を向けるべきではないか．生理的な変化に対する対応を否定するものではない．この場面において，提供した医療を見つめ直し，治療の結果としての患者が現前していると認識する必要があるということである．

がんの最終段階においてせん妄という精神科的な診断をする前に，意識変容を来した患者が，がんの治療，治療終了後にがんの最終局面にいたる一連の負の連鎖の中で日常の生活が成り立たないという苦難に一挙に襲われている状況に目を向ける必要がある．衝撃をうけ，恐怖におののき，混乱するのはこうした状況に自力で向き合うことができなくなったということである．ある程度の混乱は当たり前のことではないか．適切なケアがなされて来なかった結果，精神の異常を来したとしてせん妄という診断をされ薬物投与をされることで，がんの療養の経過の中で必死に自身を保とうと努力をしてきたことが霧消してしまう．

　患者の側に立つと，「何が起こっているかちゃんと教えて」「どうすれば良いか教えて」「死んじゃうということなのか教えて」と助けを求めているのではないか．まさにムンクの叫びである．こうした状況に患者と向き合うというのはどのようなことなのか．適切なケアとはどうすることなのかというまさに緩和ケアのあり方が問われる場面である．

　緩和ケアが，がんの本当の最終段階に対する具体的な支援のプログラムをもち，共有できれば患者は生きる意味を見失うことなく生ききることができる．本書で述べた終末期緩和リハビリテーションの重要性を再検証してほしい[2,3]．

　自験でいうと，基本的な視点を共有したケアを積み重ねてきたが，診療のはじめからせん妄状態の人もいるし，診療を始めてからせん妄状態になった人もいる．しかし全ての患者についていえることは，医療関係者・知人，時には家族の関わりのなかで，患者にとってかみ合わないあるいは意に沿わないコミュニケーションが繰り返されることで，次第に混乱し意識の変容が起こるという事実，衝撃的な言葉あるいは出来事を一度にあるいは継続的に受けていたという事実である．麻薬の使用，電解質をはじめ器質的・機能的な異常よりも確実で共通した事実である．

　本書で意図したことは，緩和ケアの基本的な概念であるトータルペイン・全人的ケアをケアの現場で実践し活用できるようにすることを目指した．ある程度の目標は達成できたのではないか．

　Ⅱ章に示した症状緩和においてもトータルペインを基本に据えて対応することを貫き，その成果の一端を付録の実績データで示すことができた．筆者らのチームが在宅緩和ケアで関わったがんの最終段階の患者のほとんどが，意識のある状態，すなわち合理的な言葉によるコミュニケーションが可能な状態で症状緩和ができ，医療用麻薬を含む薬の使用量も増量することなく，穏やかな最期を迎えたのである．

　Ⅱ章の，痛みの緩和と呼吸困難（安静時）の緩和の項で，「痛みの治療の考え方」（p87 7）と「呼吸困難（安静時）の治療の考え方」（p100 11），および「がん疼痛緩和ロードマップ」（p93 9）と「がんの呼吸困難（安静時）緩和ロードマップ」（p101 12）の2組の図は，ほぼ同じ内容の繰り返しである．理由は，がんの症状の緩和はどの症状でも考え方はトータルペインとして捉えることであり全人的ケアを提供するための手順は共通であること，それが実践できれば症状緩和の可能性が大きいことを

理解して欲しいと考えたからである[4]．

　この実績の一覧で示した結果のエビデンスレベルは高くないが，緩和ケアの理念を共有し，NBMを活用するためのSTAS-SOAPモデルを実践することを徹底しているケアチームが，共通のプロセスに従い，一定のレベルのケアを提供した結果である．緩和ケアは，疾患の治療効果を評価する研究とは異なり，医療提供の手法・プロセスが共有されていないため施設間のケア提供のプロセスさらにはケアレベルの格差が大きい．こうした現状の中での多施設共同の多くの研究の結果と比べても，その意義は遜色がないと考えている．

　緩和ケアは，個別性を重んじ患者その人の生きる意味を支えることであることに異論はないであろう．がん患者に限らずほとんどすべての人が，自身の価値観を満足する形で関わることができればストレス因は少なく，精神的に穏やかでいられる．

　かつて，筆者のチームが在宅緩和ケアで関わった患者を対象にがんの痛みの調査をしたときに，「痛みはあるけど痛み止めは飲まない．痛いと感じることで生きている実感が持てる」と言った患者がいた．

　痛みはとらなければいけない，痛みがあると精神的にも悪影響があるという医療側のエビデンスに基づいた常識と対立してしまい，鎮痛剤の使用を促すなど痛みをとることが必要だと説得にかかる医療者も少なからずいる．医師の使命感あるいは善意の表れであるが，患者の価値観を尊重することにならない．ここはまず患者の考え方を尊重することであり，「そう考えているのですね，わかりました．しかし痛みを少しとりたいと思った時は鎮痛剤Xを2錠飲んでみたらどうでしょう．」と患者の判断（物語）に従う．つまりここでは医療側の疼痛緩和の方針を保留するのである．

　本書で述べた患者の物語（自己決定）を医療側の物語（治療方針）で変えない，患者の物語を変えるのは患者自身であるというNBMの原則にまさに符合する．これは医療側にとっては自身のよって立つ基盤が崩れる感じでもあり辛い話である．実際に医療における医師・患者関係のパラダイムの変更をするためには，地道な努力とかなりの時間がかかるかも知れない．しかし，患者の判断をどこまで広く許容できるかが，緩和ケアというよりも医療としての専門性が問われ緩和ケアのアイデンティティを確立するために必須であると考えている．

　その人の価値観を大切にして個別性を重んじる緩和ケアは，一人一人の患者の経過（物語）を丁寧に分析することがケアの質の向上に欠かせない．事例研究の重要性を認識して欲しい[5]．「はじめに」でも述べたが，ソンダースはセント・クリストファーホスピスを開設するにあたって，セント・ジョゼフ病院の患者1,100人の記録を分析したこと[6]を思い起こして欲しい．また，岸本が近著[7]の中で緩和ケアにおけるNBMの意義とEBMの関わりについて優れた考察を行っている．

　NBMを尊重することと診療のフレームを構築し，患者の話を分析するツールを使うことは，相容れないようにも見えるし時にはそれぞれのあり方を壊すことになる．しかし一人でも多くの人に緩和ケアの基盤であるNBMを日常のケアで実践してもらうた

めには概念的なプロセスだけではなく具体的な手順を一つのあり方として提示することも必要と考えた．現実的にはケアの方針を決める根拠として，患者を主語にしたフレーズを用いることを徹底するだけで，必然的に NBM を実践することになりひいてはトータルペインを受け止め全人的ケアを提供することに繋がる．

　今，医師・看護師をはじめ若い緩和ケアスタッフには，シシリー・ソンダースを知らない人が増えている．ソンダースが強調していることは，患者の話を聞くこと，事実を伝えることである．そして症状緩和には，痛みの緩和には，医療用麻薬の使用だけではなく，トータルペインの視点こそ重要であることがあらゆる場面に貫かれている[8]．

　本書はシシリー・ソンダースの言葉を色々な場面で引用しているし，思い上がっていえば筆者らの在宅緩和ケアの軌跡は結果としてその思想に重なる部分が多いと感じている．現在の緩和ケアが忘れかけているホスピス・緩和ケアの原点を，"シシリー・ソンダース"を思い起こしたい．

　がん対策基本法で緩和ケアが国策医療となって 10 年余．この間緩和ケアの普及はめざましいものがある一方で，岸本が近著のタイトルを『迷走する緩和ケア』としたように，本来のホスピス緩和ケアのあるべき姿がみえなくなっている．

　本書の出版をまとめる過程で，今までの在宅緩和ケアの診療で患者・家族から教えてもらった緩和ケアのあり方と筆者のチームのトータルペインをはじめとする緩和ケアの概念形成とが化学反応を起こし，自らのケアのあり方の言語化が一層進んだと考えている．しかし，筆者らのチームの緩和ケアもまだまだ発展途上であり，本書の論理展開，思考性についての批判も多くあることは覚悟をしている．読者の忌憚のないご批判を賜り，あるべき緩和ケアを求めて歩き続けるつもりである．

　今回の出版に際して，長期間にわたり忍耐強く待ってくれた中山書店編集部の皆さまには大変お世話になった．ここに心より感謝申し上げる．

　本書を，医療にたずさわりはじめてから今までにお会いすることができたすべての患者さん・ご家族の皆さん，そして，あるべき緩和ケアを求めて 20 年近くにわたって一緒に歩き続けてくれた看護スタッフの牧野裕子さん，岡田順子さん，事務スタッフの大森裕子さんに捧げる．

大岩孝司　鈴木喜代子

文献

1) 岸本寛史．緩和ケアという物語－正しい説明という暴力．創元社，2015．
2) 千葉県がん対策審議会緩和ケア推進部会．介護スタッフのための緩和ケアマニュアル（監修：鈴木喜代子）．2017
   http://www.pref.chiba.lg.jp/kenzu/gan/gankanwa/kanwakea-manual.html
3) 大岩孝司，鈴木喜代子．在宅緩和ケアでのリハビリテーション．終末期リハビリテーションの臨床アプローチ（安倍能成 編）．メジカルビュー社，2016. pp 112-126．
4) 大岩孝司．在宅医療における鎮静．日本在宅医学会雑誌 2017；18（6）：203-208．

5）斎藤清二．事例研究というパラダイム－臨床心理学と医学をむすぶ．岩崎学術出版社，2013．
6）Cicely Saunders ; with an introduction by David Clark. Cicely Saunders : Selected Writings 1958-2004. 39. Origins : International Perspectives, Then and Now. Oxford University Press, 2006 ; pp 245-250.（Published in *Hosp J* 1999 ; 14（3-4）: 1-7）.
7）岸本寛史．迷走する緩和ケア－エビデンスに潜む罠．誠信書房，2018．
8）Cicely Saunders ; with an introduction by David Clark. Cicely Saunders : Selected Writings 1958-2004. Oxford University Press, 2006.

索引

和文索引

あ
悪性胸水	106
悪性心囊水	108
悪性腹水	111

い
痛みの閾値	74
痛みの定義	81
痛みの評価	85
痛みの評価ツール	86
医療用麻薬	89, 104
インフォームド・コンセント	20

う
うつ	128

え
嚥下リハビリテーション	61

お
往診	51
嘔吐	112, 113
悪心	112, 113

か
介護保険	154
咳嗽	108
家族ケア	43
家族面談	48
喀血	116
がん患者の精神症状の特徴	127
がん性心外膜炎	108
がん性疼痛	82
がん性リンパ管症	109
がん対策推進基本計画	54
がん治療に関わるズレ	75
がん治療の経過と心理的反応	56
がんと HRQL	15
がん疼痛緩和ロードマップ	92
がんと診断された時からの緩和ケア	53
がんの痛み	81
がんの最終段階と QOL	17
がんの最終段階の身体変化	58
緩和ケアサイクル	31
緩和ケアと一般医療	17
緩和ケアにおける QOL	18
緩和ケアにおける症状緩和	72
緩和ケアのガイドライン	54
緩和ケアの質	106
緩和ケアの諸相	53
緩和ケアの診療プロセス	24
緩和ケアの診療モデル	17
緩和ケア評価ツール	22
緩和リハビリテーション	59, 125

き
"気がかり"の解決	45
気分障害	128
急変	156
胸痛	107
恐怖回避モデル	84, 86, 93

く
苦しみを生むもの	74

け
ケアの評価	51
下血	117
血尿	119
言語機能の低下への対応	62

こ
高額療養費制度	168
抗不安薬	104
誤嚥	122
コーピング	130
呼吸困難	95, 107
——の治療の緊急性	104
——の評価	99
呼吸困難緩和ロードマップ	100

呼吸停止	158
心の揺れ	127
骨転移	172
コミュニケーション	20

さ

最終段階における緩和ケア	57
在宅緩和ケアの意義	37
在宅緩和ケアの準備	45
在宅緩和ケアの理念	36
在宅死率	34
在宅療養期間	38
嗄声	122
酸素吸入	102
三段階ラダー	88

し

自己決定	42
死前喘鳴	65
死に至る経過	63
死の意識	40
死の恐怖	55
死亡診断	66
出血	116
消化管出血	117
消化管通過障害	112
初回訪問診療	48
褥瘡	124
自律	16
自立	16
心因性の疼痛	84
侵害受容性疼痛	83
神経障害性疼痛	83
神経症状	121
神経ブロック	91
身体機能低下の規則性	60
心タンポナーデ	108

す

ストレス	128
ストレス反応	128
スピリチュアルケア	13
スピリチュアルペイン	10

せ

生活支援	40
精神症状	126
世界疼痛学会	81
脊髄圧迫症状	122
脊髄横断症状	123
舌根沈下	65
摂食嚥下機能低下への対応	62
せん妄	131

そ

早期からの緩和ケア	53
相談外来	48
ソンダース（Cicely Saunders）	5, 81

た

退院前カンファランス	48
体性痛	83
タイトレーション	90
多次元現象	82
他者評価	24

ち

中枢気道の狭窄	109
昼夜逆転	134
鎮静率	34
鎮痛剤使用に際しての5つの原則	89

つ

対麻痺	123
辛さの重層化	58

て

定期訪問看護	50
定期訪問診療	50
適応障害	128

と

トータルディスニア	100
トータルペイン	4
——の図式化	6
吐血	117
努力呼吸	65

な
内臓痛 83

に
尿閉 124

は
パニック症状 128
反回神経麻痺 121

ひ
非がん患者の在宅療養 40
悲嘆ケア 45
病院緩和ケア 40

ふ
不安 128
腹水 152
腹部膨満 111
ブロンプトンカクテル 81

へ
便秘 112

ほ
放射線治療 91
訪問開始までの手順 49

め
免疫細胞療法 148

も
モルヒネ 90, 176

よ
予期悲嘆 45
予防的グリーフケア 45
余命 163

り
リハビリテーション 180
リラクゼーション 91, 103
臨死期の緩和ケア 63

れ
レスキュー薬 90

ろ
労作時呼吸困難 179

欧文索引

C
continuous deep sedation（CDS） 34

F
Fear-avoidance model 84, 86, 93

H
health-related QOL（HRQL） 14
　——と健康概念の変換 16

M
multidimensional phenomenon 82

N
NBM（Narrative Based Medicine） 19
non-health related QOL（NHRQL） 14

P
Patient Reported Outcome 17
percutaneous endoscopic gastrostomy（PEG） 114
Problem Oriented System（POS） 22

Q
QOL 14
　——と健康 15

S
SOAP 22
STAS 23
STAS-SOAP モデル 22

W
WHO 三段階ラダー 88
WHO の緩和ケアの定義 2

著者略歴

◆ 大岩孝司（おおいわ たかし）

1972年3月	千葉大学医学部卒
1972年4月	千葉大学医学部肺癌研究施設外科部門
	以後，勤務医として呼吸器外科（おもに肺癌）の診療に従事
2001年9月	在宅緩和ケアの診療開始
2002年4月	医療法人社団修生会さくさべ坂通り診療所開設
	現在に至る

【著書】
「がんの最後は痛くない」文藝春秋，2010
「もしもあなたががんになったら」晩聲社，2011
「その鎮静，ほんとうに必要ですか—がん終末期の緩和ケアを考える」中外医学社，2014（鈴木と共著）
「チーム医療に活かそう！ 緩和ケア評価ツールSTAS」診断と治療社，初版2016（鈴木と共著），改訂第2版2018（鈴木と共著）

◆ 鈴木喜代子（すずき きよこ）

1979年3月	国立千葉病院附属看護学校卒業
1979年4月〜2000年3月	国立病院に勤務
2000年4月〜2001年8月	株式会社ヘルシーサービスに介護支援専門員として勤務
2001年9月	在宅緩和ケアの訪問看護開始
2002年4月	医療法人社団修生会さくさべ坂通り診療所勤務
	現在に至る

【著書】
「新看護学8 基礎看護［3］—臨床看護概論」医学書院，2010（分担執筆）
「その鎮静，ほんとうに必要ですか—がん終末期の緩和ケアを考える」中外医学社，2014（大岩と共著）
「チーム医療に活かそう！ 緩和ケア評価ツールSTAS」診断と治療社，初版2016（大岩と共著），改訂第2版2018（大岩と共著）

中山書店の出版物に関する情報は，小社サポートページを御覧ください．
https://www.nakayamashoten.jp/support.html

緩和医療 がんの痛みは必ずとれる
在宅緩和ケアの現場から

2018 年 10 月 1 日　初版第 1 刷発行 ⓒ　　〔検印省略〕

著者　　　大岩 孝司／鈴木喜代子
発行者　　平田　直
発行所　　株式会社 中山書店
　　　　　〒112-0006　東京都文京区小日向 4-2-6
　　　　　TEL 03-3813-1100（代表）　振替 00130-5-196565
　　　　　https://www.nakayamashoten.jp/

本文デザイン・DTP　株式会社 Sun Fuerza
装丁　　　南　貴之（4U design）
印刷・製本　図書印刷株式会社

Published by Nakayama Shoten Co., Ltd.　　　Printed in Japan
ISBN978-4-521-74738-5
落丁・乱丁の場合はお取り替え致します

本書の複製権・上映権・譲渡権・公衆送信権（送信可能化権を含む）は株式会社中山書店が保有します．

JCOPY〈(社)出版者著作権管理機構　委託出版物〉
本書の無断複写は著作権法上での例外を除き禁じられています．複写される場合は，そのつど事前に，(社)出版者著作権管理機構（電話 03-3513-6969，FAX 03-3513-6979，e-mail：info@jcopy.or.jp）の許諾を得てください．

本書をスキャン・デジタルデータ化するなどの複製を無許諾で行う行為は，著作権法上での限られた例外（「私的使用のための複製」など）を除き著作権法違反となります．なお，大学・病院・企業などにおいて，内部的に業務上使用する目的で上記の行為を行うことは，私的使用には該当せず違法です．また私的使用のためであっても，代行業者等の第三者に依頼して使用する本人以外の者が上記の行為を行うことは違法です．